Cyndi Lee

Möge ich glücklich sein

Über Yoga, Mitgefühl und den Mut, sich selbst zu lieben

Aus dem Amerikanischen
von Claudia Seele-Nyima

CYNDI LEE

Möge ich glücklich sein

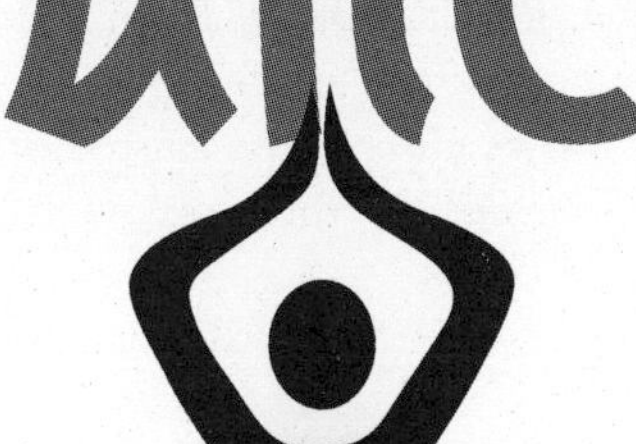

ÜBER YOGA, MITGEFÜHL UND DEN MUT, SICH SELBST ZU LIEBEN

THESEUS

Die englische Originalausgabe
May I Be Happy – A Memoir of Love, Yoga and Changing My Mind
ist erschienen bei Dutton, member of Penguin Group (USA) Inc.,
375 Hudson Street, New York, NY 10014, USA

ISBN [Print] 978-3-89901-786-1
ISBN [E-Book] 978-3-89901-922-3

Übersetzung ins Deutsche: Claudia Seele-Nyima
Lektorat: Susanne Klein, Hamburg [www.kleinebrise.net]
Gestaltung: Kerstin Fiebig [www.ad-department.de] – unter
Verwendung einer Illustration von www.fotolia.de (© jiris)
Druck & Verarbeitung: Westermann Druck Zwickau GmbH

www.weltinnenraum.de

1. Auflage 2014

Bibliografische Information der Deutschen Nationalbibliothek:
Die Deutsche Nationalbibliothek verzeichnet diese Publikation in der
Deutschen Nationalbibliografie; detaillierte bibliografische Daten
sind im Internet über http://dnb.d-nb.de abrufbar.

Dieses Buch wurde auf 100 % Altpapier gedruckt und ist
alterungsbeständig. Weitere Informationen hierzu finden Sie
unter *www.weltinnenraum.de.*

Für Mary und Dzolly
und meine schöne Millie

entstehen

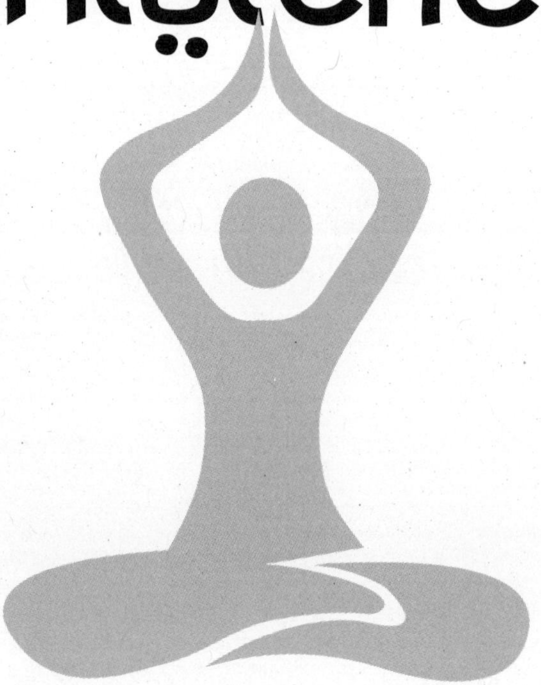

Vinyasa umfasst drei Teile: Entstehen *bzw.* Hineingehen, Halten *und* Auflösen. *Und die Auflösung einer Sache ist die Entstehung der nächsten. Jeder Tag wird zur Nacht, die wieder zum Tag wird. Winter wandelt sich zum Frühling, der zum Sommer wird, der zum Herbst wird, der wiederum zum Winter wird. Wellen wogen ans Ufer und ziehen sich wieder ins offene Meer zurück; Ebbe und Flut lösen einander ab. Jeder Atemzug ist so. Alles Leben ist so.*

Jede Blume treibt Knospen, entwickelt sich und erblüht, welkt und stirbt. Die Blätter fallen herab auf die Erde und schaffen die Grundlage dafür, dass eine neue Pflanze wachsen kann.

Das Sanskrit-Wort Vinyasa bedeutet „in besonderer Weise platzieren". Es bedeutet, dass alles miteinander verbunden ist und dass die Reihenfolge der Abläufe wichtig ist. Es bedeutet, dass alle Handlungen, Gedanken oder Worte, die jetzt entstehen, die Saat einer künftigen Frucht säen. „In besonderer Weise" bedeutet, dass das Leben in seiner Entfaltung einer Logik folgt. Säen wir Tomatensamen, dann erhalten wir Tomaten. Säen wir Apfelsamen und warten lange genug, dann wächst ein Apfelbaum. Und wenn wir einen harten Gedanken pflanzen, dann erhalten wir ein hartes Herz.

***

„Mit meinen Knien stimmt etwas nicht." Der Gedanke blubbert in mir hoch wie eine Blase in einer Lavalampe, abgeklemmt vom Rest meines Bewusstseins, das immer noch in den Tiefen des Jetlag-Schlummers versunken ist. Es ist normal für mich, dass ich nach der Überquerung der internationalen Datumsgrenze tief schlafe und geistig umnebelt bin, aber auf beiden Seiten eine Furche in meinen Knien zu haben – das ist nicht normal, und außerdem tut es weh. Bei meinen buddhistischen

Studien habe ich gelernt, dass Denken zu Handeln führt, und noch während mein Geist den Gedanken an Schmerz registriert, reagiert mein Körper automatisch: Aus meiner Embryohaltung heraus strecke ich einen Arm aus, um die empfindliche Stelle zu reiben, und schlafe wieder ein.

Ich wache auf, die Hand immer noch am Knie, und blicke mich im Zimmer um. Die Möblierung wirkt englisch auf mich. Ich rolle mich bequem auf den Rücken und strecke meine Beine zur Decke. Das mag zwar für die meisten Menschen nicht normal sein, aber ich bin fast jeden Morgen irgendwo auf der Welt mit den Füßen in der Luft anzutreffen. Ich bin Yogalehrerin, und oben und unten zu vertauschen gehört für mich dazu. Ich lasse die Fußknöchel, die auf Langstreckenflügen meist anschwellen, langsam kreisen. Dann strecke ich meine Arme zur Decke, damit auch der Bauch ein bisschen zu tun bekommt. Ich greife nach dem Gummiband an meiner Hose auf Höhe der Knöchel und ziehe meine Jogginghose bis zu den Oberschenkeln hinauf, um einen prüfenden Blick auf meine angeschwollenen Knie zu werfen. Mit einer Hand immer noch an den Knöcheln lange ich mit der anderen Hand hinüber zum britisch anmutenden Nachttisch und greife nach meiner roten Schmetterlingsbrille, um mir die Sache genauer anzusehen.

Aha. Wenn meine Beine nebeneinander nach oben gestreckt sind, erkenne ich eine waagerechte Einkerbung, die beide Kniescheiben durchzieht. Ich bin zwar nur 1,66 Meter groß, aber offensichtlich waren diese Beine westlicher Größenordnung immer noch zu lang gewesen für die Beinfreiheit, die ein Ticket der Cathay Pacific in der Touristenklasse vorsieht. Fünfzehn Stunden lang meine Knie gegen die Metallbefestigung an der Rückseite des Sitzes vor mir zu pressen hat offensichtlich die

Topografie meiner Knie verändert. Mir fällt ein, wie meine flach gedrückten Brüste nach einer Mammografie immer wieder in ihre Form zurückspringen, und das lässt mich hoffen, dass meine eingedrückten Knie sich ebenfalls entknittern und bald wieder ihr normales Aussehen haben. Sich so zu erholen, dass man seinen Normalzustand zurückerlangt, gehört ebenfalls dazu, wenn man eine reisende Yogalehrerin ist.

Die Leute meinen, als Yogalehrer(in) sei man stets locker und entspannt, nie mürrisch, zeichne sich geistig durch unerschütterliche Zufriedenheit aus und körperlich durch eine ungeheure Gelenkigkeit, die auch noch sexy wirkt. Das trifft jedoch nicht zu – jedenfalls nicht auf diese Yogalehrerin. Nun, tatsächlich bin ich äußerst gelenkig. Das stimmt schon. Doch die anderen Sachen kommen und gehen, je nachdem, wie viel ich geschlafen habe, was ich zum Frühstück esse, wie viel Geld ich auf der Bank habe, was zwischen mir und meinem Mann David passiert oder wie viele Zeitzonen ich in den letzten vierundzwanzig Stunden überschritten habe. Vielleicht klingt das ziemlich gewöhnlich und eindeutig „un-yogisch", doch ohne all diese ganz normalen Dinge in meinem Leben wäre ich keine sehr gute Yogalehrerin. Wie kann ich anderen helfen, zu wachsen und sich zu wandeln, wenn ich selbst die entsprechenden Erfahrungen nicht gemacht habe?

Ein weiterer Umstand, den viele sich nicht klarmachen, ist der, dass Yogalehrer nicht als Yogalehrer zur Welt kommen. Sie werden nicht im Handstand oder Spagat geboren – obwohl ich als Kind all das in unserem Garten geübt und dann einfach damit weitergemacht habe. Viele amerikanische Yogalehrer sind, wie ich, ganz normale Menschen, denen das große Glück beschieden war, in ihrem Leben den Weg des Yoga kennenzulernen.

Yoga zu üben war für mich immer schon Spaß pur. Ich liebe es, mich auf meiner Yogamatte zu verdrehen und zu verbiegen, Umkehrhaltungen einzunehmen und zu springen. Ich blühe auf bei der mühsamen Aufgabe, auf einem Bein zu stehen und dabei einen entspannten und offenen Gesichtsausdruck zu behalten. Mich zu verbiegen und zusammenzufalten empfinde ich als köstliche Befreiung. Besonders genieße ich es, wenn der oder die Lehrende uns am Ende der Stunde anweist, uns hinzulegen und zu entspannen, und uns erklärt, dies sei der wichtigste Teil der Praxis. Das saubere, verschwitzte Gefühl, das ich beim Yoga habe, durchdringt den gesamten Körper, reinigt mich innerlich und äußerlich. Jeder Teil meines Körpers wird geöffnet und dann wieder zusammengesetzt, in einer besseren Form wiedereingegliedert als vor dem Yoga.

Vom ersten Tag an spürte ich beim Üben, wie meine inneren Organe fitter wurden, mitsamt meinen Waden- und Oberschenkelmuskeln. Mein Herz wurde stärker, meine Ausdauer steigerte sich, und eines Tages entdeckte ich, dass es leicht geworden war, Gegenstände über den Kopf zu heben, wie zum Beispiel im Flugzeug eine Reisetasche in das Fach über meinem Kopf zu befördern.

Und sehr überraschend: Ich fokussierte mich allmählich darauf, meine unmittelbare Erfahrung im Yoga wahrzunehmen, während ich diese machte – ich bekam also eine umfassendere Sicht auf die Praxis, anstatt mich mit eher kurzfristigen Zielen zufriedenzugeben, wie zum Beispiel, dass ich meine Zehen berühren, mich auf den Kopf stellen oder mich sonst wie verbiegen konnte. Seit meinem siebten Lebensjahr hatte ich Ballettunterricht gehabt, daher waren mir extreme Haltungen und Bewegungsabläufe sehr vertraut. Yoga unterscheidet sich allerdings vom Ballett insofern, als es eigentlich nicht um die äußere Aktivität geht, sondern um das innere Geschehen; weniger um das, was wir tun, sondern eher darum, wie wir es tun. Ich begann zu verstehen, dass dies der Teil des Yoga ist, auf den es wirklich ankommt.

Ich lernte Yoga bei so vielen Meistern wie möglich, darunter auch bei dem großen Yogameister B. K. S. Iyengar, der mir und den anderen 899 Yogaschülern, die an jenem Tag im Unterricht anwesend waren, sagte: „Ich habe fast mein ganzes Leben damit verbracht, zu beobachten, was mit meinem Brustbein geschieht, wenn ich den großen Zeh nach unten drücke." Mit anderen Worten: Yoga bedeutet mehr als körperliche Bewegung. Er ist die Grundform oder Vorlage, um zu verstehen, dass jeder Gedanke wirklich zu Rede wird, die wiederum zu Handlung wird. Wenn die Yogapraktizierende mit diesem Bewusstsein übt, wird sie auch neugierig auf die Folgen ihres Handelns und ist sich dieser Folgen bewusst, und das macht sie zu einer besseren Ehefrau, Mutter, Freundin und Geschäftsfrau.

Als ich solche Dinge bei meinen Yogalehrern hörte, führte mich dies zum Weg der buddhistischen Meditation. Beim Meditieren lernte und praktizierte ich spezielle Fähigkeiten, wie ich mit all den unterschiedlichen Geisteszuständen umgehen konnte, die sich jeden Tag wieder ergeben – was nicht heißt, dass mir das immer gelingt. Es bedeutet, dass ich daran arbeite, ebenso, wie ich fortwährend daran arbeite, die Yogahaltungen immer geschickter auszuführen. Ich will, dass mein Geist genauso beweglich ist wie mein Körper und mein Herz so offen wie meine Hüftgelenke. Und ist man erst einmal beweglich und stark, kann man nicht mehr einfach so mit der Arbeit aufhören. Man muss weiter praktizieren, sich weiter vervollkommnen, noch bewusster, noch geschickter werden, um das, was man kann und versteht, zu erhalten oder zu steigern. Ich weiß das alles und habe es mir als langfristiges Ziel gesetzt – und im Yoga bedeutet das: lebenslang. Aber dennoch habe ich, wie alle anderen auch, das Gefühl, ein Opfer der Umstände zu sein.

Heutzutage stehen Yogalehrer unter großem Druck. Wir können Praktizierende nicht einfach durch eine Asana-Abfolge hindurchführen. Von uns wird erwartet, dass wir stets konstruktiv handeln, smart sind und dass wir, wenn schon nicht glamourös, so doch wenigstens besonders gut aussehen. Zum einen werde ich ständig fotografiert, und zwar normalerweise gerade dann, wenn ich mich nach vorn beuge, um die Yogahaltung eines Schülers zu korrigieren, und mein Gesäß sich breit abzeichnet; oder wenn ich erschöpft bin und meine verschlissensten Yogaklamotten trage, die ich in den Tiefen einer Schublade ausgegraben habe; oder wenn ich eine präzise Anweisung gebe und dabei die Stirn zu einem strengen, unsympathischen Ausdruck runzle. Und diese unbemerkt aufgenommenen Handy-Schnappschüsse werden dann auf irgendeiner Facebook-Seite gepostet, sodass alle sie teilen können. Okay, okay, das war eine kleine Schimpftirade über den Druck, den ich empfinde. Bitte verstehen Sie mich nicht falsch! Ich liebe meine Arbeit und fast alles, was damit zu tun hat.

In den letzten achtzehn Jahren war ich Vollzeit-Yogalehrerin, und ich bin dankbar für die zahlreichen günstigen Gelegenheiten, die mir über den Weg gelaufen sind. Dazu gehört zum Beispiel, dass ich von der bekannten amerikanischen buddhistischen Nonne Pema Chödrön eingeladen wurde, für 900 Meditierende, die an ihren inspirierenden Lehrvorträgen teilnahmen, „Yogapausen" abzuhalten. Oder dass ich vom Fernsehsender HBO angeheuert wurde, mich in einem New Yorker Ballsaal voller rüpelhafter, verkaterter Vertriebsmitarbeiter vorne hinzustellen und ihre störenden Zwischenrufe in fünf Minuten stille Meditation zu verwandeln – und es gefiel ihnen!

Einmal gab ich sogar Prinz Andrew, der zufällig genauso beweglich ist wie ich, Einzelunterricht. Er wohnte bei einer meiner Privatschülerinnen in ihrer vornehmen Wohnung am Sutton Place in Manhattan. Zuerst war ich nicht sicher, ob ich ihn – einen Angehörigen des Königshauses – wirklich berühren sollte, doch dann entschied ich, dass es in Ordnung sei, weil ich in diesem Moment seine Lehrerin war und er mein Schüler. Es war mein Job, seine Haltung zu korrigieren. Also legte ich die Hände an seine Rippen und half ihm, seine Drehung zu vertiefen. Er war sehr höflich und dankte mir für diese Korrektur, was ich sehr nett und normal für einen Prinzen fand. Vielleicht kann die königliche Etikette lockerer gehandhabt werden, wenn er sich auf dieser Seite des großen Teichs aufhält.

Mein Zuhause ist New York City, wo ich lange im OM Yoga Center unterrichtete. Das Studio habe ich 1998 gegründet. Ich bin davon überzeugt, dass der sofortige Erfolg des Studios sich aus der Kombination der rechten Zeit, des rechten Ortes und meines speziellen Stils, Yoga auf rigorose, vernünftige und unterhaltsame Weise zu unterrichten, erklärt. Innerhalb weniger Jahre kam auch meine Karriere als Lehrerin außerhalb des Studios in Gang. 2007 stand ich zwar noch am Anfang meiner internationalen Lehrtätigkeit, doch allein in jenem Jahr unterrichtete ich Yoga auf vier Kontinenten, in sechs Ländern, zwölf US-Staaten und vierzehn amerikanischen Städten – und besuchte meine Mutter in Dallas fünf Mal. Mein Bekanntheitsgrad wuchs, und ich war dauernd im Jetlag.

Ich glitt aus dem Bett und schaffte es, bis zum Fenster zu schlurfen, indem ich meine Knie nur minimal beugte. Ich rieb mir die Augen und fuhr mir mit den Fingern durch die Haare, die sich fettig und kraus anfühlten, aufgeschwollen, gerade so wie meine Knöchel. Selbst im klimatisierten Hotelzimmer spürte ich einen „Bad Hair Day" herannahen und erinnerte mich dann, warum das so war: Ich war in Hongkong.

Meine Schülerin Margie hatte mich gewarnt, Hongkong sei im Juni wahnsinnig feucht; sie betonte das Wort *ekelhaft*. In Hongkong geboren, empfahl sie mir, mich stets nur drinnen aufzuhalten. Doch von meinem hohen Fenster über dem Hafen aus bezauberten mich die Sampans und Dschunken aus Holz mit ihren bunten Segeln. Solche Boote hatte ich bislang nur in Schwarzweißfilmen gesehen. Ich wollte nach draußen und das magische alte Hongkong sehen. Mein Hotel war zwar bequem, aber es war nicht das echte Leben. Es wimmelte von ultrakultivierten chinesischen Männern und Frauen in westlicher Kleidung, die aussahen, als hätten sie niemals einen „Bad Hair Day".

Ich hätte auf Margie hören sollen. Die beißenden Gerüche aus den Kochtöpfen der Straßengarküchen und des penetranten, süßlichen Weihrauchs aus den Tempeln verschmolzen miteinander zu einer widerwärtigen Mixtur, die unbewegt und beinahe sichtbar in der stickigen, verschmutzten Luft hing. Mir drehte sich sofort der Magen um. Die Luftfeuchtigkeit betrug neunzig Prozent, was bewirkte, dass die Sandalenriemen schon nach einem halben Block Fußmarsch meine Füße wundgerieben hatten. Es war ohnehin ein Fehler gewesen, neue Sandalen anzuziehen, aber für mein großes Abenteuer in Asien hatte ich gut aussehen wollen. Auch mein Haar war frisch geschnitten und gefärbt, und ich hatte mir außerdem auch neue Sommerkleider zugelegt, wie das Kleid, das jetzt gerade an meinen verschwitzten Schenkeln klebte.

Nachdem ich mich bröckelige Treppen hinauf- und hinuntergeschleppt hatte, ließ ich mich schließlich auf eine Bordsteinkante zwischen Reihen aufgehängter Hühner und Wäsche plumpsen. Ich schlüpfte aus den Sandalen und legte den Kopf in meine Hände. Als Yogalehrerin kenne ich mich sehr gut mit Atemtechniken aus. Ich überlegte, ob es möglich wäre, langsam und tief einzuatmen, ohne dabei etwas von der stinkenden, feuchten Luft in mich aufzunehmen. Ich versuchte es, während David die Gasse entlangging auf der Suche nach einem Taxi, das uns wieder zur hygienischen Zuflucht unseres Hotels zurückbefördern würde.

Überraschenderweise hieß es in den *South China News*, die Luftqualität sei diese Woche so gut wie seit Langem nicht. Ich war nach Hongkong gekommen, um auf der allerersten internationalen Yogakonferenz in Asien einen Vortrag zu halten. Obwohl mindestens fünfunddreißig andere Lehrende auf dem Programm standen, war es dennoch eine Auszeichnung, dass man mich zu dieser Auftaktveranstaltung eingeladen hatte. Es bedeutete, dass meine Arbeit für wertvoll genug erachtet wurde, um in den neuen Yogamix, der sich in Asien ausbreitete, mit aufgenommen zu werden.

Da Yoga schon eine Weile nicht mehr nur indischen Gurus vorbehalten ist, bot das vollgepackte Konferenzprogramm fünf Tage lang fließenden Yoga, statischen Yoga, Fusion Yoga, Paaryoga, Power Yoga, Slow Yoga, Yoga in Stille und Hot Yoga. Es gab spezielle Vorträge über Anatomie, Atmung, Chakren und Meditation und Workshops zur Verletzungsprävention oder -therapie für jene, die bereits Verletzungen haben. Yogaschüler konnten ihre Eingeweide in einem Detox-Tagesprogramm reinigen oder ihre Ängste durch Umkehrhaltungen überwinden.

Am Vorabend war ich beim Empfangsdinner für die Lehrenden von einer Frau im Sari begrüßt worden, die mein drittes Auge berührte und einen heiligen Punkt zwischen meinen Augenbrauen anbrachte. Ich wurde an einer Reihe roter Lotuskerzen vorbeigeführt und trat auf die Terrasse, gerade rechtzeitig für die hinduistische Puja: ein Feueropfer und ein Bittgebet an die Götter für einen glücklichen Verlauf der Konferenz. Noch ganz benommen vom Jetlag, plumpste ich auf ein Seidenkissen in der letzten Reihe und versuchte mich zu entspannen, ohne bei den sanften, eintönigen Rezitationen der Mönche einzuschlafen. Nach den Gebeten und einer Zeit der Stille erhob sich der Gastgeber der Konferenz und wies mit seiner Handfläche in Richtung Speisezimmer. „Bitte bedienen Sie sich am Büfett." Nur zu bereit, der Hitze zu entkommen, löste ich meinen verschwitzten Körper vom Terrassenboden und wurde auf meinem Weg hinein von Schwaden an Räucherwerk umwabert.

Drinnen wurde ich durch den Kälteschock der Klimaanlage wieder munter und merkte, dass ich wahrscheinlich etwas zu essen brauchte. Nachdem ich das Büfett geplündert hatte, nahm ich meinen Teller mit indischem Essen hinüber zu einer Couch und setzte mich, um mit meinen Yogalehrerkollegen zu plaudern. Für einige von uns war das der dritte „Auftritt" bei einer Yogakonferenz in ebenso vielen Monaten, und wir witzelten herum, wir seien eine Yogalehrer-Band auf Tour. Umarmungen, Küsse und ein wenig harmloses Schulterklopfen: „Na so was, dass wir uns hier begegnen!" – „Haben wir uns nicht schon letzten Monat getroffen?" Ja, hatten wir, und mir wurde klar, dass eine Party in einem weit entfernten Land mit Mönchen und Yogis allmählich etwas ganz Normales für mich wurde.

Es waren auch viele Vortragende gekommen, denen ich noch nicht begegnet war: aus Australien, Thailand, Indonesien. Es war bemerkenswert zu sehen, wie unterschiedlich die Anwesenden sich präsentierten. Sie trugen alles Mögliche, von luxuriösen Seidensaris bis hin zu engen Jeans mit Ganesh-T-Shirt oder safrangelben Mönchsroben. Manche Nasen hatten winzige Diamant-Piercings, und es gab Knöchel mit tätowierten Schlangen, die das Potenzial der erwachten Energie symbolisierten. Eine Frau war in mehrere Lagen weißer Gewänder gehüllt, und ich dachte, dass sie unter all diesem Stoff sehr schwitzen müsse. Ich richtete die Träger meines neuen Sommerkleides und gab angesehenen Gelehrten des Sanskrit, Vedanta und des Tibetischen Buddhismus die Hand.

Schließlich schlugen unsere einheimischen Kollegen den Gong und hießen uns offiziell willkommen. Sie fühlten sich durch unsere Anwesenheit in Hongkong geehrt, sagten sie und scherzten, diese Woche sei die Luft besonders gut wegen der reinen, frischen Energie, die wir Yogi-Besucher in die Stadt brächten.

Es war etwas beängstigend, zu solch einer Star-Yogalehrerriege zu gehören, und natürlich hoffte ich, dass ich einen guten Eindruck hinterließ. Ich wusste, dass man mich eingeladen hatte, weil ich den Ruf hatte, Weisheit und Humor in meinen durchdachten, gefühlvollen und schweißtreibenden Yogaunterricht einzubringen. Doch meine Popularität vermittelte mir kein Selbstvertrauen. Äußerlich wirkte ich zwar freundlich und positiv, doch innerlich fühlte ich mich nicht gut; ich war mürrisch und aufgewühlt, ganz und gar nicht yogafrisch! Es lag nicht nur an dem für mich schwierigen Klima. Das Problem hatte eher etwas mit dem Wetter in meinem Kopf zu tun; ein Sturm tobte darin! Ich steigerte mich in Gedanken über meinen Körper hinein und darüber, was die Leute von ihm halten mochten. Es waren diese verdammten Spiegel überall – sie hingen in den Restaurants und in der U-Bahn, säumten den Korridor im Hotel, umgaben mich an drei Wänden im Badezimmer. Jedes Mal, wenn ich mich umdrehte, blickten mir mein Gesicht, mein Haar, mein Bauch entgegen, und das, was ich sah, gefiel mir nicht.

Auch im Aufzug, der mich nach unserem Besuch in Alt-Hongkong am Vortag wieder zurück zum Hotelzimmer befördert hatte, war ich von meinem Spiegelbild umgeben gewesen. Es zeigte mir, dass mein Körper einfach nicht gut genug war. Kriseliges Haar war nur die Spitze des Eisbergs. Mein Äußeres konnte eindeutig nicht mit den Yoginis auf dem Titelblatt des *Yoga Journal* mithalten. „Vielleicht sind diese Models retuschiert", dachte ich und versuchte vergeblich, mich damit aufzumuntern.

Auf unserem Flur angekommen, presste ich die Hände auf den Magen, den ich mir verdorben hatte, und stürzte ins Bad. Beim Händewaschen sah ich erneut mein Spiegelbild, von vorne, von der Seite und von hinten. Das bedeutete, ich sah meinen Hintern, der irgendwie gewaltig wirkte. Ich konnte meine Arme anschauen, die schwammig wirkten, obwohl ich mit meinem Trainer Extra-Workouts gemacht hatte!

Yogapraktizierende brauchen normalerweise keinen anderen Sport zu treiben, doch für mich war das Fitnessstudio eine Gelegenheit, in einer anonymen Umgebung zu trainieren. Danach sehnte ich mich in jener Zeit. Nach dem Tod meines Vaters hatte ich zugenommen. Mir war bewusst, dass dies Teil des Trauerprozesses war, aber ich wusste, es war an der Zeit, darüber hinwegzukommen. Dafür musste ich jedoch in einem anderen Umfeld sein als in meinem Yogastudio; an einem Ort, wo niemand mich kannte, wo ich müde sein, müde aussehen und mich schlapp fühlen konnte, ohne dass es mich zu kümmern brauchte. Am allerersten Tag im Studio wurde mir ein persönliches Gratistraining mit Smith angeboten. Der Haken an der Sache war, dass ich Smith kannte. So viel zur Anonymität! Er war seit Jahren ein OM-Yogaschüler. Es ging jedoch gut, weil auch er eigentlich nicht mit mir sprechen wollte. Er wollte mich nicht kennenlernen oder sich mit mir anfreunden. Er wollte nur dafür sorgen, dass ich toll in Form war.

Smith widmete sich mir als einem ernsthaften Projekt und bot mir Trainingssitzungen im Austausch gegen Yogastunden an. Vier Stunden pro Woche ließ er mich Bizeps-Curls und Trizeps-Dips ausführen, etliche Kilometer auf dem Band laufen und im Stehen radfahren. Er ließ mich sogar auf den Ellenbogen herumkriechen und meinen Bauch wie eine Eidechse am Boden entlangschleifen. Ich bin ziemlich sicher, dass er sich diese Übung selbst ausgedacht hat, aber sie war sehr effektiv, um die Trizeps- und Bauchmuskeln zu trainieren. Von seinen Workouts hatte ich tagelang Muskelkater, was ich als positiv ansah, denn schon in meiner Kindheit hatte mir meine Ballettlehrerin eingebläut, „Schmerzen, die sich lohnen" wertzuschätzen.

Einen Trainer zu haben war auch in anderer Hinsicht gut für mich. Ich unterrichte täglich von morgens bis abends so viele Menschen, dass ich es als aufbauend empfand, einmal jemand zu haben, der mir sagte, was ich tun sollte, und dann darauf achtete, dass ich es richtig machte. Ich war eine willige und gehorsame Schülerin, völlig offen für alles, was Smith vorschlug, vor allem deswegen, weil ich annahm, dass es funktionierte. Jetzt war ich mir dessen allerdings nicht mehr so sicher.

Stets bereit, meine selbstkritische Natur zu „füttern", inspizierte ich mich näher im Vergrößerungsspiegel, wo ich eine unerwünschte graue Stelle entdeckte, die meine honigfarbenen

Strähnen durchzog. Die ultimative Beleidigung! Mein Haaransatz zeigte sich bereits, und dabei war ich erst kurz vor dieser Reise beim Friseur gewesen. Grrrr!

Ich war frustriert und wütend – wütend auf meinen Körper, weil er sich nicht an seinen Teil der Abmachung gehalten hatte. Vor allem, weil ich alles getan hatte, was ich konnte:

- Haare färben – erledigt
- Maniküre – erledigt
- Kosmetische Gesichtsbehandlung – erledigt
- Keine Milchprodukte, kein Gluten – erledigt
- Yoga – erledigt, erledigt, erledigt!

Warum also sah ich nicht besser aus? Warum konnte ich nicht wenigstens eine Weile genau *so* aussehen, wie ich aussehen wollte?

Als ich meine Augen im Spiegel sah, war ich nahezu schockiert von den Schuldgefühlen, der Scham und dem Versagen, das sich in ihnen widerspiegelte. Whoa! Diese angespannte Verfassung machte mich verrückt.

Ich ging zurück ins Schlafzimmer. David spürte meine Stimmung und fragte: „Was hast du?"

„Ich fühle mich so fett! Ich habe Falten, und meine Haare sind einfach das Letzte!" Ich spuckte die Worte aus. „Ich kann meinen Anblick nicht mehr ertragen."

„Ach so, deswegen bist du so gemein zu mir in letzter Zeit", erwiderte David. „Und zu dir selbst auch."

Ein Jammer, dass ich damals nicht wusste, was ich heute weiß: dass lange Reisen aufschwemmen. Ich wusste nicht, dass Jetlag das Denken vernebelt und Schlafmangel den Cortisolspiegel nach oben treibt, was wiederum um die Taille herum dick macht. Ich wusste nicht, dass die ganze Angelegenheit nur wenige Tage später schon völlig anders aussieht, wenn man sich einfach nur entspannt und viel Wasser trinkt. Alles ist unbeständig.

Ich wusste nicht, dass diese Dinge ohnehin keine Rolle spielen, wusste nicht, dass mein Bemühen, weiterhin gut auszusehen – gefärbte Haare, ein fester Körper, gemilderte Falten –, mich keineswegs glücklicher machen würde. Es machte Menschen wie mich nicht besser und würde meine Karriere in keiner Weise maßgeblich fördern. Ich würde dadurch für meinen Mann nicht attraktiver, und es brächte mir zudem noch nicht einmal ein winziges Quäntchen Freude. Ich hatte keinen blassen Schimmer, dass die Sorge um all diese Dinge im Grunde meine persönliche Form der Selbstquälerei war und dass ich mich nur schlechter und keineswegs besser fühlte, wenn ich mich darauf fokussierte. Ich wusste nicht, dass mich selbst pflegen nicht gleichbedeutend war mit wahrhaftiger Fürsorge für mich selbst. Ich erkannte nicht, dass die Strategien meines Lebensstils lediglich meiner gewohnten Art entsprachen, das zu erleben, was mein buddhistischer Lehrer als Leiden bezeichnet.

Wie sich herausstellte, war David, wie alle guten Ehemänner, ein besserer Spiegel als alle Spiegel, die an den Wänden hingen, denn er reflektierte sowohl mein äußeres Handeln als auch meinen geistigen Zustand so, dass es mich endlich aufweckte. Argh! Ich sah das gesamte Szenario als etwas, das mir nur zu vertraut war.

Mein ganzes Leben lang war ein zu großer Teil meines Selbstwertgefühls damit verknüpft, wie es mir mit meinem Körper ging, einem Körper, der mir nie gut genug erschien. Neulich sagte ein Freund: „Du hast so hübsche, knackige Hüften. Warum versteckst du sie unter Umhängen und Schlabberpullovern?" Zuerst ging ich in die Defensive und schwafelte etwas davon, wie sehr ich das Gefühl lockerer Kleidung und den geraden, weiten Schnitt der asiatischen Mode mit ihren Drapierungen mochte. „Schon klar“, sagte er, „aber ich wüsste trotzdem gerne, warum du deinen schönen Hintern versteckst.“ So unter Druck gesetzt, platzte ich heraus: „Weil mir, seit ich denken kann, gesagt wurde, dass ein dicker Allerwertester niemals zu sehen sein sollte. Und obwohl mich das wütend und traurig macht, obwohl ich es nicht glaube und ich jede Frau bewundere, die sich nicht an diesen Quatsch hält, ist es bei mir trotzdem so …“ Dann ging mir die Luft aus. Es war ein vertrautes Gefühl für mich, dass ich erst auf dieses Thema einstieg und es dann doch zu nichts führte, denn wie gewöhnlich ließ ich meinen Worten keine Taten folgen. Ich gebe es nur sehr ungern zu, aber mir fehlt der Mut, der erste dicke Hintern in meinem Häuserblock zu sein, der sich nicht darum schert, was jemand anders über ihn denkt.

Seit Gloria Steinem in den Siebzigern meiner Highschool einen Besuch abgestattet hatte, wusste ich, dass eine solche Einstellung das Hinterletzte war. Die Queen Anne Highschool thronte über Seattle, zuoberst auf dem höchsten Hügel der Stadt. Eines der zahlreichen Ziegelgebäude, die man nach dem Brand im Jahr 1889 erbaut hatte, war so alt, dass die Treppenstufen von dem jahrzehntelangen Auf und Ab der Studenten mit ihren Sattelschuhen ausgetreten waren und Einkerbungen aufwiesen. Dieses efeuberankte markante Gebäude, erbaut im neoklassizistischen Stil, sollte, wie ich annehme, allen – vom Queen Anne Hill ganz oben bis hin zur Skid Road und zur Elliot Bay ganz unten – zu verstehen geben, dass Seattle sich klassischer öffentlicher Bildung rühmen konnte. Die Schule war kilometerweit aus allen Richtungen zu sehen. Weniger Stolz rief wahrscheinlich die Tatsache hervor, dass auch die Schüler jeden Abend in den lokalen Fünf-Uhr-Nachrichten zu sehen waren. Der Vorspann zeigte protestierende Schüler der Queen Anne Highschool beim Verbrennen der amerikanischen Fahne vor dem Speisesaal, während als Erkennungsmelodie der Nachrichtensendung die eindringlichen Geräusche eines Morsegeräts abgespielt wurden. Bis 1967 war eine klassische Ausbildung das Standardprogramm, doch das änderte sich, als Mr. Hall Direktor wurde.

Ich besuchte von meinem zweiten Jahr an und bis zum Abschluss die Queen Anne Highschool, und jene drei Jahre fielen zufällig zusammen mit dem größten Teil von Mr. Halls kurzer Amtszeit. Die Eltern fanden ihn ein bisschen zu radikal, doch für uns war gerade das einer der Hauptgründe, warum wir Mr. Hall mochten. Uns gefiel auch, dass er die sogenannte „Study Hall", den für Hausaufgaben und Lernen vorgesehenen Zeitraum, abschaffte. Er wandelte ihn ab in „Zeit für freies Lernen", was ich so interpretierte, dass es einem freistand, zu tun und zu lassen, was man wollte. Bis zum zweiten Jahr hatte ich meinen Stundenplan so weit abgeändert, dass er völlig unbeleckt war von allem, was auch nur entfernt an Naturwissenschaften oder Mathe erinnerte, ging dagegen gerne morgens zum Journalismus-Unterricht, wo ich mit Tina abhing. Sie war die Leitartikelredakteurin der Schülerzeitung und ich war die Redakteurin der letzten Seite, und gemeinsam trieben wir unseren Journalismus-Lehrer in den Wahnsinn. Er beklagte sich, dass wir zu albern seien und ständig kichern würden. Natürlich brachte uns das nur noch mehr zum Lachen. Nach der Journalismus-Stunde hatte ich meine erste „Stunde für freies Lernen", gefolgt vom Mittagessen, auf das wieder eine „Stunde für freies Lernen" folgte, was sich insgesamt auf etwa drei Stunden summierte, in denen ich tun konnte, was ich wollte. Gewöhnlich stiegen Tina und ich in mein Auto und fuhren zum Universitätsviertel, um uns eine Pizza zu holen, und dann weiter in den Perlen-Shop, um uns Hippie-Armbänder aus kleinen, gänseblümchenförmigen Perlen zu fertigen.

Unser erstes Jahr an der Highschool war 1968, und wir standen noch sehr stark unter dem Einfluss unserer Eltern: Ihre waren streng katholisch und meine liberale Protestanten. Im Gegensatz zu dem Eindruck, den unser Journalismus-Lehrer von uns gewonnen hatte, waren Tina und ich eigentlich nachdenkliche Mädchen, und zu jener Zeit gab es viel Nachdenkenswertes für junge Frauen an der Highschool.

Das hieß nicht, dass es uns nicht in Aufregung versetzt und geschmeichelt hätte, als wir gebeten wurden, für die Highschool-Modenschau zu modeln. In einer Umkleidekabine im Jay Jacobs, einem coolen Geschäft in Seattle, das die Kleidung zur Verfügung stellte, probierten wir zusammen Röcke und Oberteile an und machten uns wechselseitig Komplimente oder kritisierten uns. Ich zog mir ein Kleid mit Blümchenaufdruck über den Kopf und posierte vor dem Spiegel.

„Das ist niedlich! Du siehst so süß darin aus!", schwärmte Tina. Ich fand ebenfalls, dass ich in dem Kleid süß aussah, sagte das aber nicht. Das wäre einfach nicht akzeptabel gewesen.

Stattdessen sagte ich etwas wie: „Wirklich? Meinst du, ich kann das tragen?" Und dann antwortete sie in etwa: „Ja, das Kleid solltest du auf jeden Fall vorführen."

Solche Gespräche gingen zwischen uns hin und her, ich sagte ihr, worin sie gut aussah, und sie sagte mir, worin ich gut aussah, und wir legten gerade die Outfits, die wir in der Show tragen wollten, zusammen, als mordsmäßiger Lärm von draußen zu uns drang. Der Umkleideraum war im zweiten Stock und hatte ein kleines Fenster, das über den Hauptplatz des Stadtzentrums in

Richtung der Einschienenbahn zeigte. Wir zogen den Vorhang zur Seite, schauten hinaus und sahen eine riesige, aufgewühlte Menschenmenge auf dem Bürgersteig unter uns. Die intensive Energie war gleichzeitig aufregend und furchteinflößend.

„Es ist eine Antikriegsdemo", sagte Tina.

„Oh ja, ich glaube, mein Vater ist irgendwo da unten."

„Dein Vater ist bei einer Demonstration?"

„Ja!" Ich war stolz auf meinen Vater und prahlte sogar damit, wie er als Pfarrer bereitwillig Schreiben zur Kriegsdienstverweigerung für jeden Jungen verfasste, der ihn darum bat.

Genauso schockiert war Tina, als ich ihr erzählte, dass nicht nur mein Vater mit Martin Luther King jr. demonstriert hatte, sondern auch meine Mutter! Das war im selben Jahr, in dem die reproduktiven Rechte der Frauen als grundlegendes Menschenrecht anerkannt wurden. Ihr Katholizismus und mein Protestantismus prallten hier hart aufeinander.

„Geh nach Hause und frag deine Mutter, ob sie eine Abtreibung machen lassen würde, wenn sie herausfände, dass sie schwanger ist", forderte Tina mich heraus.

Das tat ich, und meine Mutter sagte, ja, sie würde eine Abtreibung durchführen lassen.

Okay, vielleicht hat sie es nicht ganz genau so ausgedrückt. Ich würde sie gerne heute noch einmal dazu befragen, aber sie ist schon zu weit fortgeschritten in ihrer Demenz. Selbst wenn ich sie vor ein paar Jahren gefragt hätte, als sie sich noch an das eine oder andere erinnern konnte, hätte sie wahrscheinlich gesagt: „Oh Cyndi!", so wie damals, als ich noch im College war und ihr erzählte, dass ich LSD genommen hatte. Dieses spezielle „Oh Cyndi" bedeutete, dass sie mir nicht glaubte. Sie dachte, ich wolle sie nur schockieren, was tatsächlich stimmte, obwohl das, was ich sagte, der Wahrheit entsprach. Ich muss also die Möglichkeit in Betracht ziehen, dass diese Erinnerung nicht hundertprozentig genau ist. Vielleicht spielte es sich so ab, dass sie auf meine Frage, ob sie eine Abtreibung durchführen lassen würde, etwas antwortete wie: „Oh Gott, ich will nicht noch ein Kind!" Doch was auch immer sie wirklich gesagt hat, die Botschaft, die ich hörte, war klar: Niemand kann oder sollte einem sagen, was man mit dem eigenen Körper zu tun und zu lassen hat.

Meine Mutter äußerte diese Meinung oft, obwohl sie ihre jüngeren, „hipperen" Arbeitskolleginnen kritisierte, weil diese niemals einen BH trugen. Und ich glaube, Mr. Hall wollte, dass seine Schüler sich mit solchen Gegenwartsthemen auseinandersetzten, denn er nutzte sein neues Konzept der „Zeit für freies Lernen" dazu, umstrittene Referenten für Vorträge einzuladen und den Schülern eine wirkungsvolle, weltlich geprägte Erziehung zu bieten. Als ich sechzehn, siebzehn Jahre alt war, machten diese Vortragenden einen tiefen Eindruck auf mich. Ich boykottierte die Supermarktkette Safeway eine Woche lang, nachdem ich César Chávez über Arbeitsmigranten hatte sprechen hören, und als Gloria Steinem unsere Schule besuchte, änderte dies mein Leben für immer. Doch auch hier es könnte sein, dass meine Erinnerung nicht hundertprozentig zuverlässig ist. Ich glaube, es war Gloria. Ich weiß ganz sicher, dass sie eine bemerkenswerte, wichtige Frau war, die zur „Stunde für freies Lernen" in unsere Schule kam. Daran erinnere ich mich.

Sie war schön und klug und drückte sich sehr klar aus. Sie sprach darüber, wie die traditionelle Rolle der Frau sich erweiterte, und inspirierte uns, jede sich uns bietende Gelegenheit wahrzunehmen. Sie sagte uns, keine Entscheidung sei schlecht, außer einer, die uns aufgezwungen wurde. Sie sagte, wofür auch immer wir uns in Zukunft entscheiden würden – Hausfrau sein, das College besuchen, heiraten, Kinder haben oder Karriere machen –, für uns als junge Frauen seien all das zulässige Wege. Ich hatte zwar keine genauen Vorstellungen, aber ich wusste, dass ich noch nicht Hausfrau und Mutter sein wollte. Ich wollte nicht um Babyspielzeug und Dreiräder herumlaufen, wie bei meinen Babysitter-Einsätzen. Ich wollte weg von zu Hause, die Welt sehen. Ich wollte mich hübsch und schick anziehen und mit Menschen zusammenarbeiten, die mich respektierten und mir das Gefühl gaben, klug und nützlich zu sein, so wie meine Mutter, wenn sie täglich ins Büro ging. Ich hatte große Ideen, kreativen Schwung und eine Art ungerichteten Ehrgeiz. Ich war siebzehn und meinte, ich könne alles tun, was ich wollte. Tatsächlich habe ich seitdem das meiste von dem, was ich wollte, getan – allerdings ist tun, was man will, und sich fühlen, wie man will, nicht dasselbe.

Irgendwie blieb ich an einem Punkt stecken, an dem es zwar wichtig war, für das, was ich zu tun in der Lage war, respektiert und gemocht zu werden. Das war aber nicht genug. Denn nie war ich vollkommen zufrieden mit einem positiven Feedback, wenn darin nicht auch enthalten war, wie ich aussah. Ein Kompliment allein über mein Aussehen war allerdings auch nicht genug. Ich wollte nicht nur ein hübsches Gesicht sein, wollte aber, dass man mein hübsches Gesicht bemerkte. Ich wollte nicht wegen meines Körpers umworben werden, beneidete aber andere Frauen um ihren, weil ich ihn für besser hielt als meinen. Und da Neid ein Fass ohne Boden ist, gab es immer einen besseren Körper, der in meine Komfortzone eindrang. Schließlich lernte ich, meinen Körper durch Tanzen, Yoga und Politik zu kontrollieren, hatte jedoch nicht verstanden, dass es eigentlich darauf ankam, meinen Geist zu kontrollieren.

Gloria Steinem wusste, dass die wichtigste Veränderung, die wir brauchten, eine andere Einstellung war. Darum wurde sie ein Playboy Bunny. Sie war als zu hübsch kritisiert worden – als ob das bedeutete, dass sie als treibende Kraft für Frauenrechte nicht ernst zu nehmen sei – und verkehrte deswegen entsprechende Kommentare ins Gegenteil, indem sie eine Arbeit annahm, bei der ihre Uniform aus einem Trikot mit Häschenschwanz und -ohren bestand. Indem sie das Sexistische an dieser Darbietung offenlegte, zeigte sie, dass Frauen selbst über ihre Schönheit, Sexualität und ihr Denken bestimmen können.

Natürlich ist sie nicht von ungefähr Gloria Steinem. Es hat etwas mit Weitblick, Tapferkeit und dem Willen zu tun, unermüdlich die Botschaft zu verbreiten, dass niemandes Körper – sei es der einer Frau, eines Mannes oder eines Tieres – als Kampfzone der Politik benutzt werden sollte.

Vierzig Jahre später habe ich das verstanden. Ich liebe das. Ich liebe Gloria. Doch damals war ich in einer Strömung gefangen, die in zwei gegensätzliche Richtungen verlief: Eine Welle wogte vorwärts, trug meine Freunde und sogar meine Mutter mit sich, hin zu einem Leben als Menschen, die in der Welt mit mehr Selbstvertrauen auftraten. Ich richtete den Blick auf ein Leben, das mir etwas bedeutete, und empfand Respekt für alle Frauen, auch für jene, die sich ihre Zukunft anders vorstellten als ich. Ich war klug und erwartete, als intelligenter und wertvoller Mensch behandelt zu werden, selbst wenn ich eine Karriere als Tänzerin anstreben würde und hoffentlich davon würde leben können, wie ich meinen Körper durch den Raum bewegte. Und natürlich wollte ich einen BH, als ich zwölf war, doch zu meiner College-Zeit war das Ding schon seit Langem verschwunden, und ich schaffte mir nie mehr einen neuen an, bis ich fünfundfünfzig war und bemerkte, dass ich allmählich einen Hängebusen bekam. An jenem Punkt dachte ich: Warum eigentlich nicht? Ich war immer noch von Gloria geprägt. Es war mir egal, ob man meine Nippel durch meine Pullover hindurch sah. Dennoch wollte ich nicht, dass jemand dem eine bestimmte Bedeutung zumaß, die es nicht hatte. Ich war zwar frei, aber nicht billig zu haben!

Und dann war da noch diese andere Strömung, dieser Sog, der mich zurückzog, meine Selbstachtung zerfraß und mir einflüsterte, dass es wichtig sei, was andere über mich dachten. Mein Problem mit der Selbstwahrnehmung war so typisch, dass es zu einem ganz normalen Teil meines Lebens wurde. Meine Freundinnen und ich sprachen über das, was wir an unserem Körper nicht ganz in Ordnung fanden, dass wir dieses oder jenes nicht tragen könnten, weil wir nicht die richtigen Beine dafür hätten oder weil es wegen des Hüftumfangs nicht ging oder weil es uns dick machte, obwohl wir nicht dick waren. Wir alle sind viel zu gut darin, uns selbst niederzumachen, wie Tina und ich es im Jay-Jacobs-Umkleideraum mit fünfzehn Jahren getan hatten, als aufgeweckte Göttinnen mit dem immensen Potenzial, alles zu sein, was wir wollten. Unser einziges Hindernis war, dass wir uns mit unserem Aussehen – und dadurch mit uns selbst – nur wirklich wohlfühlten, wenn es von anderen bestätigt wurde.

Das war keine Kleinigkeit, denn die Saat, die damals in meinen Geist gepflanzt wurde, hat sich inzwischen zu einem regelrechten Groll auf meinen Körper ausgewachsen. Die meisten meiner Freundinnen kennen dieses Syndrom gut und betrachten es als normal, dass unser Selbstwertgefühl darauf basiert, wie wir uns damit *fühlen,* wie unser Körper *aussieht.* Es beruht nicht auf der Erfahrung, die wir verkörpern – zum Beispiel, dass wir stark, geerdet oder leistungsfähig sind –, sondern darauf, was wir über unser physisches Selbst denken: über die Größe und Form unserer Brüste, die Festigkeit unserer Bauchmuskeln, unsere Kleidergröße und unser Gewicht im Vergleich zu anderen.

Selbst ich, die von jeher körperlich aktiv war – die auf Bäume kletterte, Cheerleaderin war, Modern-Dance-Tänzerin, Aerobic-Trainerin und Yogalehrerin –, habe mir mein Leben lang das Selbstvertrauen abgegraben, indem ich meinen Körper mit einem fiktiven Ideal verglich, das auf Prominenten- und Modefotos basierte. Obwohl ich weiß, dass diese Bilder nicht die Realität wiedergeben, haben sie sich zu tief eingeprägt, als dass sie leicht beiseitegewischt werden könnten.

Warum mache ich mir so viele Sorgen um solche Belanglosigkeiten? Es ist ja durchaus nicht so, als hätte ich den ganzen Tag lang nichts anderes zu tun, keine anderen Dinge, über die ich nachdenken muss. Ich habe echte Interessen, ein eigenes Unternehmen, eine spirituelle Praxis, die mir sehr wichtig ist, und etliche Schülerinnen und Schüler, die Anleitung und Inspiration bei mir suchen. Sie wissen allerdings nicht, dass im Hintergrund stets eine nörgelnde, klagende Stimme in meinem Kopf rumort, die mir sagt, dass mein Körper überarbeitet werden muss.

***

Als kleines Mädchen dachte ich nie wirklich über meinen Körper nach. Ich war mein Körper, und mein Körper war ich. Ich hatte keine Geschwister, fühlte mich aber wohl mit mir, weil ich einen guten, starken Körper hatte, der mich auf viele Abenteuer mitnahm. An einem typischen Tag kletterte ich auf den Apfelbaum im Garten, flog auf meinem Skateboard die Hügel hinunter oder stand auf den Füßen meines Vaters, wenn er mit mir im

Walzertakt durchs Wohnzimmer tanzte. Höhe und Geschwindigkeit zogen mich an, und obwohl ich mir die Ellenbogen ausrenkte, mir die Knie aufschürfte und einmal ein Loch im Kopf hatte, konnte mich nichts jemals bremsen. Ich war dazu geboren, mich zu bewegen.

Mit sieben war ich heimlich verliebt in Bill Sutton, einen Tambourmajor im Spielmannszug der Highschool. Unsere Familien waren befreundet, und Bill fand es lustig, mich als sein kleines Groupie zu haben. Als ich hörte, dass der Spielmannszug auf dem Sportplatz der Schule gegenüber von unserem Haus probte, war ich so aufgeregt, dass ich ohne nach rechts und links zu blicken über die Straße rannte und von einem Auto angefahren wurde. Es endete damit, dass meine rechte Wade mit sechsundfünfzig Stichen genäht wurde und der Arzt die Anweisung gab, ich dürfe für den Rest des Sommers nichts auch nur geringfügig Anstrengendes mehr tun. Das hielt ich jedoch nicht lange durch.

Im Zimmer festgesetzt, machte ich mein Bett zum Trampolin. Das dehnte nicht nur meine Wundnaht und hinterließ für immer eine breite Narbe, sondern ließ auch den Bettrahmen zerbrechen. Meine Mutter hatte mich zwar schon eine Million Mal angeschrien, ich solle nicht mehr auf dem Bett hüpfen, doch letztendlich war sie dankbar dafür, dass ich noch lebte. Unablässig wiederholte sie: „Du hättest bei dem Unfall umkommen können", gefolgt von zahlreichen dramatischen Stoßseufzern. Sie wusste ohnehin, dass es von vornherein sinnlos war; ich würde nie stillhalten.

Später sollte ich mir weitere Verletzungen zuziehen: Als ich bei einem Skiausflug der Highschool mit abgeschnittenen Jeans unterwegs war und aus einer Haarnadelkurve flog, landete ich in der Notaufnahme mit einer tiefen, klaffenden Wunde am Knie.

In einer aufregenden Nacht in den Canyons von Südkalifornien während meiner Collegezeit machte ich mir mehrere Zehen kaputt, als ich nach einem LSD-Trip stolperte. Ballettstunden und Modern-Dance-Auftritte führten zu verstauchten Knöcheln, Ischiasbeschwerden, gerissenen Wirbelsäulenbändern, Schleudertraumata und knubbeligen lila Prellungen an jeder nur erdenklichen Stelle. Eine kleine Beule zwischendurch stellte keine große Sache dar – wenn ich etwas war, dann widerstandsfähig.

Meine Freunde in der vierten Klasse beschlossen eines Tages, ich solle nicht so viel trainieren. Sie hielten mich für zu dünn, ließen mich bei unserem Lieblings-Schulessen, Chili und Zimtrollen, einen Nachschlag nehmen und weigerten sich, mit mir Brennball zu spielen. Stattdessen hielten sie sich zu zweit gegenseitig an den Handgelenken fest, um eine Art Sänfte für mich zu bilden, und bestanden darauf, mich überall hinzutragen, damit ich auch nicht eine einzige Kalorie verbrannte.

In Wirklichkeit war ich eigentlich nicht zu dünn, und ganz gewiss war ich nicht dick. Ich war nur ein sehr lebhaftes Kind, energiegeladen und abenteuerlustig. Ich wollte sehen, was hinter der nächsten Ecke oder auf dem höchsten Ast war. Ich wollte auf dem Wind reiten und mit dem Kopf nach unten hängen, und ich vertraute voll und ganz darauf, dass mein Körper mich stets überall hinzubringen vermochte, wo ich hingehen wollte.

Wenn ich meine Augen schließe und in Stille sitze, dann erinnere ich mich, welches Gefühl es damals war, ich zu sein. Mein Körper war mein bester Freund. Wir hatten sehr viel Spaß zusammen, und wie bei meinen anderen Freunden ging es nicht ums Aussehen, sondern um Gefühle. Ich entsinne mich nicht, dass ich mich jemals zu dick oder zu dünn fand. Ich hatte das Gefühl, gut zu sein, in Ordnung zu sein. Ich fühlte mich frei, voller Freude und Bewegung. Zu jener Zeit konnte ich mir nicht vorstellen, dass es je anders sein könnte.

***

Meine Yogaschüler sitzen mit gekreuzten Beinen auf Decken in einer besonders schwierigen Position. Ihre rechten Knöchel liegen auf den linken Knien und ihre linken Knöchel direkt unter ihren rechten Knien, in einer Haltung namens Doppelte Taube. Manche mögen diese Haltung, doch die meisten blicken mich an, als hätten sie eben in eine Zitrone gebissen. Zeit, ihnen ein umfassenderes Bild zu vermitteln.

Ich frage: „Ist es schon einmal vorgekommen, dass ihr jemanden unsympathisch fandet, den ihr noch nicht einmal kanntet? Vielleicht jemanden im Büro, den ihr aus der Entfernung gesehen habt und aus unerfindlichen Gründen nicht mochtet?“

Sie nicken, ein verlegenes Geständnis, dass es ihnen allen schon einmal passiert ist.

„Und ist es euch dann auch schon mal passiert, dass ihr danach mehr miteinander zu tun hattet und euch am Ende wirklich gemocht habt? Ihr vielleicht sogar gute Freunde geworden seid?“

Ein paar Augenbrauen heben sich, Köpfe nicken, als sie die Botschaft verstehen: Die „doppelte Taube“ mag zwar im Moment nicht ihr Freund sein, aber wenn sie es entspannter sehen, könnte sich das ändern.

Ich spreche dieses Thema im Yogaunterricht immer an. Jeder Mensch ist anders, daher ist es gut nachvollziehbar, dass manche Menschen bestimmte Haltungen von Natur aus können, während andere ihnen ganz unmöglich erscheinen. Vielleicht müssen sie verzweifelt kämpfen, um ihr Bein auch nur drei Zentimeter vom

Boden abzuheben, während der ganz normale Mensch auf der Yogamatte neben ihnen es irgendwie geschafft hat, ohne Tamtam ein Knie auf Schulterhöhe hochzuschwingen. Ich möchte Yogapraktizierende ermutigen, das, was sie über sich und eine bestimmte Haltung zu wissen meinen, nicht festzuschreiben, sondern stattdessen ihre Beziehung zu den Stellungen, die sie bereits als Feinde etikettiert haben, noch einmal zu überdenken.

Viele Schüler in meinem Yogastudio in New York, dem OM Yoga Center, sind Stammkunden und haben mich schon über das Thema reden hören. Vielleicht lächeln sie mich an, weil sie erkennen, dass dies eine Lektion ist, die ich mich selbst zu lehren versuche.

***

In der sechsten Klasse veränderte sich mit meinem Hormonhaushalt auch die unschuldige Einstellung zu meinem Körper. Die Jugendzeitschrift *16* und die schmächtige Tochter der Schauspielerin Donna Reed, besonders aber meine Freundin CeeCee Carlott und ihre große Schwester vermittelten mir einige neue Vorstellungen. Die Hauptbotschaft war die: Wenn ich dazugehören wollte, musste ich meinem Aussehen große Aufmerksamkeit widmen.

Ich tat mein Bestes, um den richtigen Look hinzukriegen, aber irgendwie passte ich nie dazu. Mit elf hatte ich immer noch den kurvenlosen Körper eines kleinen Mädchens, obwohl ich darauf brannte, so sinnlich auszusehen wie Barbie. Dann, gerade als mein Teenagerkörper sich etwas rundete, war der Look der flachbrüstigen Twiggy mit ihren jungenhaften Hüften und ihrer Jungenfrisur „in". Ich traf nie ganz ins Schwarze, war aber bereits eine Sklavin der Botschaft der Junior Highschool: Egal, wie mein Körper aussah, es gab stets Raum für Verbesserung.

Der Busen war ein guter Ausgangspunkt. Schon seit wir die Zeitschrift *True Confessions* („Wahre Geständnisse") unter den Sofakissen im Haus von Gil Larkey entdeckt hatten, versuchten CeeCee und ich, unsere Brüste zum Wachsen zu bringen. Wir wussten mit Sicherheit, dass das Magazin Gils Großmutter gehörte, die unsere Lieblingszuschauerin war – eigentlich unser einziges Publikum. Die suggestive Ausstrahlung dieser sinnlichen, locker-entspannten Dame mit verwuschelten Haaren törnte uns Zwölfjährige, die wir gerade an der Schwelle zur Sexualität standen, völlig an. Dinge, mit denen unsere Mütter nicht einverstanden gewesen wären, lösten bei ihr nur Gelächter aus, zum Beispiel gewagte Tänze mit Stoßen, Reiben und fließenden Schals oder gespielte Ausschnitte verbotener Liebesgeschichten aus *True Confessions*, die auch Küsse auf den Mund beinhalteten. Auf der Rückseite der Zeitschrift befand sich eine geschmacklose Anzeige für Brustverschönerung, eine Art Gerät, das man in der Hand halten und drücken sollte. Wir wollten wirklich eins bestellen, aber natürlich hatten wir kein Geld – ebenso wenig wie Brüste, die wir hätten verschönern können. Doch als wir die siebte Klasse der Junior High erreicht hatten, verstanden wir, wie das Ding prinzipiell funktionierte. Wer brauchte da noch das Gerät? Wir fanden heraus, dass wir unsere Hände wie zum Gebet aneinanderlegen und in einem Rhythmus drücken, drücken, drücken konnten, der unsere Brustmuskulatur beanspruchte. Die Ergebnisse waren nicht eindeutig, was bedeutete, dass es sich lohnte, es weiter zu versuchen.

1968 waren wir in der Highschool, und die Strömung, die unsere natürliche Freude an unserem Kleinmädchenkörper unterlief, hatte ihre volle Kraft entfaltet. Körper, Bewegung und Gefühle zu erforschen machte uns keinen Spaß mehr. Jetzt waren wir klar auf ein Ziel ausgerichtet: Wir wollten, dass unser Busen größer und der Rest von uns kleiner wurde. Vor der Schule tranken wir Instant-Frühstücksgetränke, statt etwas zu essen, und nach der Schule streckten wir uns auf dem Fußboden des elterlichen Wohnzimmers aus und bewegten Teigrollen an unseren Oberschenkeln auf und ab – nur für den Fall, dass das Gerücht stimmte und unsere Beine dadurch wirklich dünner würden.

Als Tochter des Pfarrers einer großen Kirche im Zentrum von Seattle stand ich zusätzlich unter Druck, die „Reinheitsquote" meiner gesamten Generation aufrechtzuerhalten. Es gab Kommentare seitens einiger älterer Gemeindemitglieder, als ich begann, den Bund meines Rocks in der siebten Klasse nach oben zu rollen – eine beliebte Methode, den Rock zu verkürzen. Glücklicherweise war meine Mutter eine ziemlich coole Pfarrersfrau und erklärte den alten Schachteln der Kirchengemeinde: „Ein kurzer Rock ist kein Verbrechen!"

In ihrer heftigen Art duldete Millie es nicht, dass irgendjemand mich, ihr einziges Kind, kritisierte. Ich fiel zwar vielleicht in geringfügigen, nebensächlichen Dingen aus dem Rahmen eines „guten Mädchens", doch das steigerte ihren Stolz auf mich als ein Kind mit Chuzpe nur noch mehr. Derweil zählte sie darauf, dass ich zuverlässig Angst hatte vor dem, was sie und mein Vater mir eingeimpft hatten, wie zum Beispiel ältere Jungen und Motorräder. Sobald sie meinen Vater davon überzeugen konnte, dass ich alt genug sei, um allein zu Hause zu bleiben, nahm meine Mutter ihre Arbeit als Chefsekretärin wieder auf.

Jeden Morgen, bevor sie ins Auto stieg und zur Arbeit fuhr, hob sie sich mit den Fersen aus ihren hochhackigen Schuhen und stellte sich auf die Zehenspitzen, um den Hausschlüssel auf dem Sims über dem Garagentor zu verstecken. Jeden Nachmittag, wenn ich aus der Schule kam, stellte ich mich in meinen Sportschuhen auf Zehenspitzen. Ich erreichte knapp die Kante des Schlüssels, schnippte ihn vom Vorsprung und fing ihn im Fallen auf. So konnte ich aufschließen. Meine Mutter hegte nie einen Verdacht, dass ihre brave Tochter an den meisten Tagen ihren Freund mit nach Hause brachte. Mein Schlafzimmer im Souterrain war neben der Garage, daher hörte man sofort, wenn ein Auto die Auffahrt entlangfuhr. Im Laufe der drei Jahre an der Highschool wurden Mick und ich ziemlich schnell darin, unsere Glieder zu entflechten, die Kleidung zu glätten und uns zu sammeln, bevor sie das Haus betrat. Weil meine Mutter dachte, ich täte nichts, was nur weniger brave Mädchen tun, nahm sie einfach an, dass ich mit meinem Freund nichts anstellte, das sie nicht guthieße. Und freitags hatte sie recht.

Freitag war Zahltag. Der Beitrag meiner Mutter zum Familieneinkommen bestand darin, dass sie für die ganze Woche einkaufte. Ich half ihr, indem ich sie zum Geschäft begleitete und dann Papiertaschen voller Rice-a-Roni[1], Pop-Tarts[2], Eisbergsalat und Eiscreme auf den Rücksitz lud. Dann wandte sie sich mir zu und sagte: „Na ja, ich habe noch ein bisschen von meinem Gehaltsscheck übrig, und weißt du was? Dieses Geld brennt mir ein Loch in die Tasche!"

Sie fuhr zur Northgate Mall hinaus, berühmt als erstes Einkaufszentrum in Amerika (und weniger berühmt als Einkaufszentrumsparkplatz, auf dem mein Vater mir Autofahren beibrachte). Wir hielten geradewegs auf das Textilgeschäft zu, wo

[1] Packung mit Trockenmischung an Reis, Nudeln und Würze [Anm. der Lektorin]

[2] Vorgebackenes, gefülltes Gebäck [Anm. der Lektorin]

wir Seite an Seite den Mittelgang hinunterwanderten. Reihen von Stoffen rechts und links von uns, fuhren wir beide jeweils mit einer Hand an der Oberseite der Stoffballen entlang. Wir gingen langsam, und wenn wir etwas fühlten, das uns gefiel, blieben wir stehen und rollten es aus. Wir ließen es mit so viel Genuss durch unsere Hände gleiten, als sei es etwas zu essen. Stoffe nährten uns. Wenn wir die Farbe mochten, kauften wir ihn vielleicht. Wenn uns die Beschaffenheit gefiel, kauften wir ihn vielleicht. Wenn uns Beschaffenheit und Farbe gefielen, kauften wir ihn ganz bestimmt. Wir brauchten nicht zu wissen, was wir daraus machen würden. Wir kauften einfach Stoffe wie andere Leute Schuhe.

Wir fanden es toll, neue Kleider zu haben, die niemand anders besaß. Das war sogar unsere Taktik. Meine Mutter hatte ein gutes Gespür für Stoffe. Intuitiv erkannte sie, wie er gefaltet werden musste und wie er dann in dreidimensionaler Form aussehen würde. Das konnte sie mit oder ohne Schnittmuster, sogar binnen kürzester Zeit. Als ich überraschend zu einer Mädchen-Club-Party eingeladen wurde, waren meine Mutter und ich uns einig, dass ich unbedingt ein neues Kleid brauchte. Wir durchwühlten unsere Vorräte und zogen einige Meter Stoff mit blaugrünen Madras-Karos und einen halben Meter türkisfarbene Baumwolle heraus. Genau eine Stunde später legte meine Mutter letzte Hand an, indem sie das Saumband zum Aufbügeln fixierte, das nur bei dieser Art von Mode-Notfall zum Einsatz kam, und ich zog ein tolles neues Kleid an, wie es keine andere bei dieser Party tragen würde.

Millie und ich hatten fast jeden Sonntag neue Outfits, einschließlich Mutter-und-Tochter-Kleider mit einem dazu passenden Sporthemd für Vater, das er nach der Kirche tragen konnte.

Ich war immer stolz auf die Kleider, die sie für mich anfertigte, bis auf einmal, als ich etwa zwölf Jahre alt war.

Als Mutter mir ein Hemdkleid im Carnaby-Street-Style[3] gemacht hatte, mit Abnähern an der Brust, und mich anschließend in der Kirche herumführte, wäre ich fast gestorben. Direkt vor dem Altar sagte sie: „Zeig Mrs. McHargue das neue Kleid, das ich dir genäht habe!" Langsam drehte ich mich im Kreis und hätte mich am liebsten in den Boden hineingedreht in der Gewissheit, dass alle auf meine nicht vorhandenen Brüste starrten. Was mich betraf, so hätte meine Mutter ebenso gut der gesamten Gemeinde zurufen können: „Guckt mal die Brust von Klein-Cyndi an!"

Obwohl ich meine Brustmuskeln ein Jahr vorher, als sich gerade die ersten Knospen entwickelten, regelmäßig trainiert hatte, war mir die ganze Angelegenheit extrem peinlich. Ich wusste nicht, ob ich sie wollte oder nicht. Was ich aber auf jeden Fall haben wollte, war ein BH.

Meine arme Freundin Carol hatte gerade ihren ersten BH zum Üben als Weihnachtsgeschenk erhalten, und wir sprachen alle darüber, wie peinlich es für sie gewesen war, ihn vor der ganzen Familie – einschließlich ihres großen Bruders! – auszupacken. Das war schrecklich, aber wenigstens hatte sie endlich ihren BH, was ihren Coolness-Quotienten in unserer kleinen Gruppe eindeutig erhöhte.

[3] Einkaufsstraße in London, die vor allem für ihre Mode der Swinging Sixties bekannt ist.

Ich wollte außerdem auch Feinstrumpfhosen, Schuhe mit Absätzen und einen Rüschenkragen. Es gefiel mir, ein richtiges Girlie zu sein, genauso wie auf Bäume zu klettern, aber ich verstand Kurven einfach nicht. Und es ärgerte mich bereits, dass jeder Beliebige mich wegen meines Körpers wahrnahm oder anhand meines Aussehens beurteilte. Ich wusste nicht, dass dies als „zum Objekt machen" bezeichnet wird, und hatte keine Ahnung, wie ich zweideutige Botschaften erkennen sollte. Ich wusste nur, dass Aufmerksamkeit für mein Aussehen zu erhalten der Weg war, akzeptiert zu werden, dass es aber gleichzeitig für ein „braves" Mädchen nicht akzeptabel war, auf diese Art von Aufmerksamkeit aus zu sein.

In der achten Klasse veranstalteten meine Freunde eine Überraschungsparty für mich, und meine Mutter tat das Ihrige, indem sie mir eine neue Jeans kaufte, sie mit ins Nähzimmer nahm und enger machte, sodass sie perfekt passte. Wie heute waren hautenge Jeans äußerst wichtig, wenn man cool sein wollte. Es war lange vor der Erfindung von Jeggings und Stretch-Jeans. Wir alle brachten also Stunden damit zu, den seitlichen Saum zuzunähen, damit die Jeans supereng saß. Wir ließen sogar am unteren Rand des Saums eine kleine Öffnung, um das Problem, wie die Füße durch die Hosen hindurchpassten, zu lösen. Ich hatte jedoch noch ein anderes Problem mit meinen Jeans. Meine Hüften waren breiter als meine Taille. Jeans, die in der Taille passten, passten nie an den Oberschenkeln, und umgekehrt. Hätte meine Mutter nicht die Taille eingenäht, hätte meine Hose zwar an der Hüfte die richtige Größe gehabt, aber der Hosenbund hätte herausgestanden wie ein Hula-Hoop-Reifen.

Eindeutig: Ich musste eine Missgeburt sein, wenn Hosen so an mir aussahen. Ich hatte keine Ahnung, dass Jungen-Jeans – die einzigen, die damals hergestellt wurden – an der Taille nicht enger werden. Ich war wie besessen von dem Teil meines Körpers, der herausstand, weil er so dick schien. Und wie jeder weiß, entspricht dick nicht gerade dem, wie man sich seinen Körper wünscht, nicht wahr?

Ich wusste kaum etwas darüber, dass eine der angesagtesten Ikonen dieser Zeit genau dasselbe Problem hatte. Dreißig Jahre später fand ich mich auf einem runden Podest im Armani-Umkleideraum auf der Fifth Avenue wieder. Es war kurz vor meiner zweiten Heirat, und ich hatte ungefähr zehn Kilo abgenommen. Das war gut – nur war meine Taille immer noch beträchtlich schmaler als meine Hüfte.

Vor mir kniend, mit Stecknadeln im Mund, sagte mir die Schneiderin des Hauses: „Sie brauchen sich keine Sorgen zu machen, weil Ihre Hüften breiter sind als Ihre Taille. Genau deswegen habe ich hier eine Vollzeitstelle. Alle haben dieses Problem. Sogar Sophia Loren! Ihre Sachen muss ich dauernd einnähen. Sie sagt Armani immer: ‚Daahling, ich trage deine Sachen nicht mehr, wenn du nicht dafür sorgst, dass sie einer echten Frau passen.'"

In der Highschool verstand ich allmählich, dass manche Kurven gut waren, doch leider waren es nicht die, die ich hatte. Ich hatte erkannt, dass Kerle Brüste mögen, aber auch, dass sie meine nicht groß genug fanden. Auch meine Schauspiellehrerin war dieser Ansicht und schlug vor, dass ich für das Mieder meines *Hello-Dolly*-Kostüms künstliche Brusteinsätze verwendete. Gleichzeitig ermunterte mich meine Tanzlehrerin auf nicht gerade subtile Art zum Abnehmen, denn: „Weißt du, Schatz, auf der Bühne sieht man gleich so aus, als hätte man fünf Kilo mehr auf den Rippen." Ich war 1,65 m groß, wog gerade mal 54 Kilo und Größe S schlabberte an mir. Trotzdem hatte ich offenbar an einigen Stellen zu viel und an anderen zu wenig – wahrhaftig eine Lose-lose-Situation! Die Beziehung zu meinem Körper machte einfach keinen Spaß mehr. Als etwas, an dem so vieles nicht stimmte, war mein Körper nicht mehr mein Freund.

***

Wenn ich auf Sophia Lorens Glanzzeit zurückblicke, wundert es mich, dass ich nie auf den umgekehrten Gedanken gekommen bin: dass ich eine besonders schlanke Taille und einen durchschnittlichen Hüftumfang hatte. Doch das kam mir nie in den Sinn. Zusammen mit meinen Freundinnen hatte ich bereits die typisch amerikanische kritische Selbsteinschätzung des eigenen Körpers entwickelt, die stets mit irgendetwas aufwarten konnte, das nicht in Ordnung war. Für mich war das Wort *Kurven* gleichbedeutend mit „fett".

1984 dachte ich immer noch so. Es war Larry Kirwans Geburtstag, und wir waren alle in der St. Marks Bar an der Ecke Eighth Street und First Avenue, um ihm bei seiner Party zu helfen. Larry Kirwan und Pierce Turner hatten eine Band namens Major Thinkers, die bei Cyndi Laupers Tour *Ready in Five Minutes* die Vorgruppe war. Ich tanzte für beide Bands, und Pierce schrieb die Musik für meine Tanzgruppe, die den Namen XXY Dance/Music trug. Wir alle waren Tänzerinnen und Musiker, die am Hungertuch nagten und nie Geld hatten, dafür aber jede Menge Ideen, Energie und Freude.

Wenn ich an diese Zeit zurückdenke, scheint mir, als wären wir immer entweder in dieser Bar oder in Blanche's auf der Avenue A oder im Holiday auf St. Marks zwischen First und Second gewesen, und ich frage mich, wie ich all diese Tanzerei überhaupt auf die Reihe gekriegt habe. Ich meine mich aber zu erinnern, dass es mit zum kreativen Prozess gehörte, verkatert zu sein.

Wir fühlten uns ganz wohl damit, in Bars herumzuhängen, und als eine von uns auf die Idee kam, sich als Geburtstagsgeschenk für Larry auszuziehen, beschlossen wir sofort, alle mitzumachen.

Wir drängten uns in der Damentoilette zusammen – es gab nur eine Kabine und ein Waschbecken, und die Wände waren schwarz gestrichen – und begannen, uns auszuziehen. Unsere Hinterteile prallten gegeneinander, als wir uns vorbeugten und unsere Unterhosen auszogen, und wir stießen mit den Ellenbogen an, als wir uns umdrehten, um uns gegenseitig mit den Reißverschlüssen unserer Kleider zu helfen, und die ganze Angelegenheit versetzte uns in eine hysterisch-aufgekratzte Stimmung. Und dann kamen uns, einer nach der anderen, Bedenken. Obwohl wir alle Ende zwanzig waren und tolle Tänzerinnenkörper hatten, gab es für jede von uns einen Bereich, den wir nicht offen zur Schau stellen wollten. Wir waren bestimmt nicht prüde. Doch etwa die Hälfte von uns wollte ihren Busen verstecken, und die andere Hälfte wollte den Allerwertesten verbergen. Die Mädchen mit größeren Brüsten wollten ihre BHs anbehalten, denn obwohl größere Brüste stets beliebt sind, hatten all meine „brustbetonteren" Freundinnen eine kritische Einstellung gegenüber ihren Brüsten – sie seien zu schlaff, hingen zu sehr herunter; oder was ihnen sonst dazu noch einfiel.

Das überraschte mich, zumal ich mir meine gesamte Pubertät und die Jahre als junge Erwachsene hindurch größere Brüste gewünscht und insgeheim gehofft hatte, dass sie auch noch weiterwachsen würden, nachdem ich die zwanzig überschritten hatte. Ich versuchte, meine Freundinnen mit großen Brüsten nicht zu hassen, doch ich beneidete sie zweifellos, und ein Teil von mir freute sich, dass ihnen ihre Brüste nicht gefielen. Hatte ich unbewusst das Gefühl, es mache meinen Körper in irgendeiner Weise besser, wenn sie ihren Körper nicht mochten? Oder wurde das negative Bild, das ich von meinem Körper hatte, dadurch akzeptabel?

An jenem Abend machte es mir zwar nichts aus, meine kleinen, kessen Brüste zu zeigen; keinesfalls aber würde ich mit nacktem Hintern da hinausgehen, obwohl mein Slip praktisch ein Nichts war. Es hatte den Anschein, als fiele es uns allen leichter, den Teil zu zeigen, der aus unserer Sicht klein und fest war. Alles, was rund oder weich war, musste bedeckt bleiben.

Büstenhalter und Stöckelschuhe, Höschen und Doc Martens – so stolzierten wir zurück in die Bar, in Hochstimmung angesichts der Ungeheuerlichkeit des Ganzen und auch ein bisschen angetörnt. Ich bin mir sicher: Auf einer gewissen Ebene war uns bewusst, dass wir eine Art Macht ausübten, die Macht der weiblichen sexuellen Energie, doch im Wesentlichen war, wie ich meine, die Beziehung zu unserem Körper davon geprägt, welche Größe oder Form gerade in war. Das Zurschaustellen meines Körpers war für mich keine Quelle der Macht, auf die ich stolz sein und die ich mir zu eigen machen konnte, sondern war eher damit vergleichbar, etwas wegzugeben. Herzlichen Glückwunsch zum Geburtstag, Larry!

Wahrscheinlich hatten wir im Waschraum zu lange gebraucht, denn als wir Larrys Barhocker erreichten, war er nicht mehr da. Er übergab sich gerade auf dem St. Marks Place und verpasste die gesamte Vorführung, was das Ganze sozusagen in sich zusammenfallen ließ. Dafür erhielten wir allerdings viel unerwünschte Aufmerksamkeit von den anderen Gästen, und so huschten wir schnell in den Waschraum zurück, um uns wieder etwas überzuziehen. Dabei fällt mir auf, dass wir auf einer gewissen Ebene wirklich genau wussten, was wir taten. Die magischen Kraftpunkte unseres Körpers, der Sitz unserer weiblichen Energie – das war es, was wir zu geben hatten, aber selbst damals, halb betrunken, halb zugedröhnt und halb im Delirium vor East-Village-Verrücktheit, wussten wir, dass wir nicht bereit waren, alles aufzugeben. Ich hatte praktisch alles andere in einer Bar getan: Kokain geschnupft, auf der Theke getanzt, aus vollem Halse gesungen, andere befummelt, mich befummeln lassen, und ich hatte mittlerweile den Ruf, ganz und gar nicht prüde zu sein, also warum nicht gleich alles ausziehen? Doch es gab Grenzen.

Vielleicht wussten wir, dass wir scharf aussahen, aber nicht, dass wir geradezu magisch waren. Wir wussten nicht, dass unsere natürliche Schönheit und Sinnlichkeit wertvoller waren als die Größe oder Festigkeit eines speziellen Fleckchens Fleisch. Ich würde gerne sagen, dass wir damit bewusst etwas ausdrücken wollten, doch in Wirklichkeit war es nur ein spontaner Ausdruck jener ausgelassenen Zeit meines Lebens – voller roher, organischer, sexueller, jugendlicher, hochgeputschter Lebensenergie. Doch so viel Spaß es auch gemacht haben mag: Unterschwellig gab es doch Gefühle der Unzulänglichkeit, Eifersucht und mangelnden Selbstwerts, verborgen unter dem Mantel jeder heißen Nacht mit einem Typen aus der Band.

Als ich die Geschichte meiner alten Freundin Mary erzählte, sagte sie mir, sie sei neidisch auf ihren eigenen früheren Körper. Ich lachte – mehr oder weniger. Ehrlich gesagt, sind wir wohl beide ein bisschen traurig, dass wir damals nicht stolzer auf unsere schönen, jungen Körper waren – Körper, um die wir uns heute reißen würden.

Die Sache ist die, dass ich noch nicht einmal wusste, wie negativ meine Einstellung gegenüber meinem Körper war. Es war nicht offensichtlich, größtenteils deswegen, weil es dieselbe Einstellung war, die auch all meine Freundinnen gegenüber ihrem Körper hatten. Nichts hatte sich geändert, seit Tina und ich Models an der Highschool gewesen waren. Keine von uns beiden würde jemals laut aussprechen: „In diesem Outfit sehe ich gut aus" oder „Ich mag meinen Körper, meine Figur." Die Freundinnen mochten einem vielleicht sagen, man sähe gut aus, aber wenn das alle zu allen sagen, ist das natürlich kein zuverlässiges Kompliment. Es war einfach die übliche Art und Weise, wie Frauen untereinander über sich selbst sprachen. Dieses Verhalten war so normal, dass ich viele Jahre brauchte, bis mir klar wurde, wie sehr ich mir damit selbst schadete. Es war übel und doch so subtil, dass ich deswegen nicht aufhörte zu essen oder anorektisch, bulimisch oder süchtig nach Sport wurde. Ich fühlte mich einfach wie eine uncoole Frau mit einem unförmigen Körper, die nicht gerade verrückt nach ihrem Anblick im Spiegel war.

***

Als Background-Tänzerin mit Cyndi Lauper auf Tour zu gehen erforderte wirklich Kreativität im Bereich Körper, Haar und Kleidung. Wir Mädels wollten tatsächlich einfach nur Spaß haben, und um das zu beweisen, trugen wir tomatenrote Ponyfransen oder Haarwirbel in Neonpink, die zu unseren Kampfstiefeln und Petticoatschichten passten. Die Tour nannte sich *Ready in Five Minutes* – „In fünf Minuten einsatzbereit", weil wir immer zu spät dran waren. Einer der Gründe dafür lag darin, dass Cyndi und ich gerne einkaufen gingen.

„Hey, Cyndi!"

„Ja, Cyndi?"

Sie zeigte mir etwas mit Rüschen. „Ich kann das nicht tragen, aber ich glaube, bei dir sähe es süß aus." Ich weiß nicht, wie sie diesen Vintage-Laden im Umland von Philadelphia ausfindig gemacht hatte. Überall lagen Stapel alter Kleider herum, wie wir sie mochten, mit vielen Rüschen, Umschlagtuch und weißen Petticoats, oder altmodische Badeanzüge und Männershorts. Paradiesisch! Trage niemals nur einen einzigen Rock, war unsere Maxime. Ein guter Look erforderte mindestens drei Röcke über einer Caprihose oder Männershorts mit einem Mieder darüber und einem ganz langen Ohrring. Ich häufte so viele Taftröcke über mehrere Reifröcke, dass ich mir vorkam wie das Michelin-Männchen. Obwohl ich mich für dick hielt, war ich so dünn, dass fast alle Vintage-Kleidung mir zu groß war, aber wenn es etwas gab, das mir passte, dann fand Cyndi es für mich.

„Hier, probier mal diesen Rock über diesem Badeanzug an. Niedlich!"

Cyndi Lauper war Expertin darin, süße, ausgeflippte Sachen auszugraben, und wenn sie dachte, dass mir etwas gut stand, gab sie es großzügig an mich weiter. Uns blieben immer ein paar Stunden zwischen der Ankunft am Zielort und dem Zeitpunkt, zu dem wir zum Soundcheck zurück sein mussten. Wir dachten, wir hätten sehr viel Zeit. Doch am Ort unseres Auftritts dauerte es eine Weile, bis wir all diese Schichten richtig angezogen hatten, und wenn die Show mit Verspätung begann, weil wir mehr Eyeliner auflegen oder die Schnürsenkel in unseren Doc Martens wechseln mussten, wartete das Publikum nur umso gespannter. Der Manager musste mit den Leuten von der Gewerkschaft verhandeln, und weil er auch der Manager für

Lou Albano vom „World Wide Wrestling fame“ war, machten wir uns nicht zu viele Sorgen deswegen.

Im Grunde machte ich mir ohnehin kaum Sorgen wegen irgendetwas, außer natürlich wegen meiner Haare und meines Körpers. Mein Lieblingshaarschnitt war „Der kleine Lord“ auf einer Seite und auf der anderen fast rasiert. In der Mitte fiel eine lange Strähne ganz herab bis auf meine Oberlippe. Erstaunlicherweise sah ich damit ziemlich sexy aus.

Die gesamte Erfahrung, auf Tour zu gehen, war sexy, und ganz besonders die heiße Affäre mit dem Bassisten. Er legte sehr viel Wert auf seinen Look. Auf der Bühne trug er immer eine Sonnenbrille und eng anliegende T-Shirts, die seine supermuskulösen Arme und seine Brust zur Geltung brachten. Ich war zwar nicht die Einzige, die seinen nackten Oberkörper zu Gesicht bekam, aber ich gehörte zu den wenigen, die nach dem Auftritt seine unbedeckten Augen sah. Er hatte auch eine sehr aufwendige Rock-'n'-Roll-Frisur und brachte gerne einen ganzen Tag damit zu, auf einem Stuhl zu sitzen und sich lange, schwarze Zöpfe flechten zu lassen, die ihm bis zur Hüfte reichten.

Die meisten Kerle, die ich kenne, sind allerdings nicht so. Ich weiß, dass einige meiner männlichen Freunde diese Meinung nicht unbedingt teilen, aber ich habe den Eindruck, dass Männer nicht so besessen von ihrem Körper sind wie wir Frauen. Beim dritten Date wusste ich, dass ich verrückt nach David war, doch ich war zu schüchtern, es zu zeigen. Und da die Scheidung von meinem ersten Mann erst eine Woche zurücklag, war ich Verabredungen nicht mehr gewohnt und erinnerte mich nicht mehr so recht daran, wie die Dinge in diesem Bereich abliefen. Gegen Ende unserer Verabredung, als ich mir nicht mehr zu helfen wusste, streckte ich mutig meine Hand aus und berührte seine. Er schien es zu mögen. Als ich sanft die Haare auf seinen großen Fingern streichelte, fragte ich ihn, ob er einen behaarten Rücken habe.

„Einen behaarten Rücken?!"

„Ja."

„Weiß ich nicht."

„Wie, du weißt das nicht? Wie geht das denn, dass du nicht weißt, ob du Haare auf dem Rücken hast oder nicht?"

„Wer weiß denn so was? Ich meine, wie soll ich denn sagen, ob mein Rücken behaart ist? Er ist hinter mir und ich kann ihn nicht sehen."

Das war so süß, dass ich mich wirklich in ihn verliebte. Es war mir egal, ob er behaart war oder nicht, und ganz ehrlich: Ich konnte es kaum erwarten, selbst herauszufinden, ob er Haare auf dem Rücken hatte oder nicht.

Also sagte ich: „Stellst du dich denn nie mit dem Rücken zum Spiegel hin und drehst dann den Kopf nach hinten, damit du deinen Rücken siehst und deinen Hintern checken kannst?"

„Nein."

„Oh."

Die meisten Kerle, die ich kenne, sind so. Ihr Bauch mag aussehen wie ein Fußball, fest und ganz rund, oder sie haben vielleicht einen schwabbeligen Rettungsring um die Hüften, aber sie regen sich einfach nicht so sehr darüber auf. Und Körperumfang, Figur und Behaarung hindern sie keinesfalls daran, beim Sex das Licht anzulassen. Für sie ist Sex wie ein angesagter Nachtclub – sehen und gesehen werden. Dabei ist es meistens so, dass die Männer uns Frauen sehen wollen, nur wir wollen nicht gesehen werden.

Mein Freund Jeffrey hat mir erzählt, dass seine Freundin dauernd über ihren Körper schimpfte, was ihn letztendlich zermürbte. Er fragte sie: „Wenn du wirklich so einen furchtbaren

Körper hast, was sagt das denn dann über mich, deinen Freund, aus? Wenn ich deinen Körper mag, du ihn aber hasst, was hältst du dann eigentlich von mir? Magst du mich denn überhaupt?" Das ganze Theater regte ihn auf und verwirrte ihn, wo er doch einfach nur das Gefühl haben wollte, seine Freundin, die er schön fand, zu lieben und ihr nahe zu sein.

Einmal griff mein Mann nach mir, als ich gerade aus der Dusche kam. Er fuhr mit seinen Händen an meinem Körper entlang, auf und ab, und ganz offensichtlich gefiel ihm das, was er fühlte und sah. Er fragte: „Wann schreibst du denn mal einen Artikel mit der Überschrift ‚Ich hasse meinen Körper, aber mein Mann liebt ihn und will, dass ich ihn damit spielen lasse'?" Ein weiterer Weckruf von meinem Mann als Spiegel. Dieses „Ich finde mich immer zu dick" mag zwar ein Frauenthema sein, aber unsere Männer – und alle anderen um uns herum – bekommen die Auswirkungen zu spüren. Mein Mann betrachtet mich und sieht eine schöne, sinnliche Frau, und dann schaut er mir in die Augen und sieht eine unzufriedene Person, die sich selbst verurteilt und mit der zusammen zu sein nicht sehr viel Spaß macht.

Ich glaube, Jeffreys Frage betrifft uns alle. Wenn wir uns nicht selbst lieben, können wir dann unseren Mann lieben? Geben wir ihm zu verstehen, dass wir nicht liebenswert sind? Erzeugt diese Einstellung eine Spirale des Nicht-liebenswert-Seins?

***

Mein Yogaunterricht beginnt meistens mit einer Atemübung. Ich lade die Schüler zum Beispiel dazu ein, ihre Ein- und Ausatmung anzugleichen, um aktive und empfangende Tendenzen auszubalancieren. An manchen Tagen üben wir heftiges Ausatmen und passives

Einatmen als eine Art Reinigung durch den Atem. Die grundlegendste und doch anspruchsvollste Atemarbeit besteht darin, einfach das Atemgewahrsein zu kultivieren, das den Geist ganz natürlich in den Körper bringt und ein natürliches Gefühl der Präsenz und der Erdung schafft. So ziemlich jeder fühlt sich nach einigen Minuten dieser Praxis besser, selbst wenn es ihm oder ihr vorher nicht schlecht ging.

„Geht bei der nächsten Ausatmung in euren ersten Herabschauenden Hund des Tages. Bleibt einige Atemzüge lang darin. Nehmt euch einen Augenblick Zeit, um wahrzunehmen, wie euer Atem jetzt, in dieser Umkehrhaltung, ist. Könnt ihr euer Interesse auf das Gefühl des Atems richten? Nicht auf die Vorstellung vom Atem, sondern darauf, wie jede Einatmung wirklich beschaffen ist? Wie die Ausatmung beschaffen ist?“

Ich lasse ein paar Augenblicke vergehen und gehe zwischen den Schülern hin und her, bewege mich zwischen den Mattenreihen. Ich berühre aber noch niemanden. Es ist zu früh dafür. Wenn ich sie bitte, sich auf das einzulassen, was sie spüren, so, wie es ist, ohne etwas zu manipulieren, dann will ich nicht, dass eine korrigierende Berührung von mir impliziert, etwas an ihnen solle jetzt anders sein.

Heute biete ich an, etwas Besonderes zu erforschen – etwas, das mich in letzter Zeit stark angezogen hat; und ich hoffe, die Schüler werden sich dabei nicht langweilen. Ich wusste nicht, dass ich in nicht allzu ferner Zukunft Louise Hay begegnen würde, einer weisen Frau in San Diego, die mir sagte: „Wir ziehen nur Menschen an, denen wir helfen können.“ Ich musste einfach darauf vertrauen, dass die Erfahrungen im Unterricht den Schülern etwas gab, das sie brauchten, da sie ja regelmäßig erschienen.

Außer mit Berühren und Nichtberühren arbeitet man als erfahrener Yogalehrer mit dem Rhythmus von Stille und Nichtstille. Ich beginne also wieder zu sprechen.

„Ich bin sicherlich nicht die einzige Frau hier, die jeden Morgen auf die Waage steigt, um herauszufinden, wie es mir an diesem Tag mit mir gehen soll."

Mark, ein langjähriger Schüler, hebt den Kopf aus dem Herabschauenden Hund und wirft mir einen bösen Blick zu.

„Okay, schon verstanden. Warum lasse ich die Männer weg? – Ich weiß, dass ihr das auch tut."

Er bestätigt es mit einem Grunzen. Ich fahre fort.

„Die Sache ist die, dass wir die Waage so benutzen, als sei sie ein Spiegel. Wir lassen es zu, dass dieser kleine Kasten uns sagt, wie wir uns heute mit unserem Körper fühlen sollen. Wenn uns die angezeigte Zahl gefällt, fühlen wir uns gut, und wenn nicht, durchleben wir einen kurzen, finsteren Moment.

Natürlich wäre das kein Problem, wenn wir die Information eines solchen Feedbacks von außen nicht für etwas ein für alle Mal Festgelegtes und Reales halten würden. Doch das tun wir, und wir reagieren darauf, indem wir zulassen, dass unsere Antwort genauso starr und festgelegt ausfällt. Wir sehen eine exakte Zahl auf unserer Digitalwaage und akzeptieren sie. ‚So viel wiege ich, und jetzt fühle ich mich so. Punkt.' Ich blicke in den Spiegel und akzeptiere auf Grundlage des Bildes, das er mir zurückwirft, dass dieses Kleid mir nicht steht. Punkt.

Aber habt ihr euch schon einmal vor dem Zubettgehen gewogen und dann wieder nach dem Aufstehen? Ist es nicht komisch, dass man über Nacht Gewicht verliert, obwohl man stundenlang nur im Bett liegt, und dann wieder tagsüber an Gewicht zunimmt? Wir bestehen aus Wasser, das müssten wir natürlich korrekterweise auch jeweils mit in Betracht ziehen."

Okay, jetzt habe ich lange genug herumgezetert. Ihre Arme werden müde und sie sind bereit, sich zu bewegen. Eine gute Yogalehrerin weiß, was zu tun ist, wenn sie die Schüler anschaut. Eben waren da noch lauter lebendige, atmende Gewahrseinspunkte und nun werden sie allmählich zappelig, also weise ich sie an, die Brett-Haltung einzunehmen und ausatmend Knie, Brust und Kinn auf den Boden zu bringen. Einatmen zur einfachen Kobra, ausatmen in die Stellung des Kindes, einatmen und kommt nach oben in Vajrasana, den Diamant- oder Fersensitz.

„Ist das bei irgendjemandem von euch auch so, oder bin ich die Einzige, die dieses Spiegel-Waage-Problem hat?" Sie lachen sich kaputt. Wir hatten uns verstanden.

„Die gute Nachricht ist, dass wir hier sind. Yoga bietet uns einen anderen Spiegel – die reflektierende Oberfläche des Atems. Kommt zurück in den Herabschauenden Hund und wandert mit den Füßen vorsichtig auf eure Hände zu. Rollt euch langsam auf zum Stand und spürt dabei jeden Wirbel, als würdet ihr die ganze Strecke bis hinauf zum oberen Ende der Wirbelsäule in einer Gehmeditation hinaufwandern."

Die Schüler stehen in yogischer Aufmerksamkeit – ruhig, zentriert, klar, offen – und warten auf die nächste Anweisung. Ich kann sagen, dass in diesem Augenblick niemand das Gefühl hat, zu dick, zu dünn oder in irgendeiner Weise nicht in Ordnung zu sein. Sie sind nicht unzufrieden und ich auch nicht. Für den Moment sind wir mitten in der Erfahrung, es besteht keine Notwendigkeit, zu führen oder zu folgen.

***

Oft werde ich gefragt, ob ich mich gleich in meiner ersten Unterrichtsstunde in den Yoga verliebt hätte. Ich war achtzehn, es war 1971 in Südkalifornien, also bot mein Hippie-College natürlich Yogaunterricht zur traditionellen Zeit im Morgengrauen an. Es ist wahrscheinlicher, dass ich mich in die Yoga- und Kunstlehrer verliebte, die uns auf ein Retreat in die Wüste des Joshua-Tree-Nationalparks mitnahmen und uns etwas über innere Reinigung und indische Kunst beibrachten. Es machte Spaß, zu jener Zeit jung zu sein; die Pille war leicht zu bekommen und Aids noch unbekannt. Ich liebte mein Leben als voll aufgeblühter vegetarisch kochender, TM-meditierender, nach Berkeley trampender, *Siddhartha* lesender, Haschisch rauchender, Orgien feiernder Hippie. Da ich häufig ohnehin die halbe Nacht auf Partys durchmachte, fand ich es gewissermaßen entspannend, an einer Yogastunde teilzunehmen, bevor ich ins Wohnheim zurückkehrte, um etwas zu schlafen.

Mit Yoga war es mir eindeutig nicht so ernst wie mit dem Tanzen. Acht Jahre später schnürte ich zum letzten Mal die Bänder meiner Ballettspitzenschuhe und ging mit Auszeichnung von einem der weltweit angesehensten Universitätsinstitute für Tanz ab. Ich klemmte mir mein Magisterzeugnis der bildenden Künste unter den Arm und zog nach New York, als Vorzeige-Empfängerin eines Stipendiums für Performancekünstler am Whitney Museum of American Art. Ich tauschte meine Tanzschuhe und rosa Strumpfhosen gegen bloße Füße und Trainingshosen und nahm Unterricht in Kontaktimprovisation bei einflussreichen Bewegungskünstlern wie Simone Forti und Danny Lepkoff. Die Studiomiete betrug etwa drei Dollar pro Stunde, aber da das Stipendium nur sechzig pro Woche einbrachte, begann ich, Yogaunterricht zu geben, um meine Tanzpraxis zu finanzieren.

Für fast umsonst teilte ich mir eine Wohnung mit einer anderen Tänzerin auf der Avenue B und Fifth Street im East Village und gehörte schon bald zum festen Inventar der Modern-Dance-

Szene in Downtown. Schließlich wurde ich eingeladen, meine eigene Choreografie in Theatern auf der ganzen Welt aufzuführen, was Videoproduzenten auf meine Arbeit aufmerksam werden ließ. Mein erster kommerzieller Gig war die Choreografie des Musikvideos von Cyndi Laupers *„Girls Just Want to Have Fun"*, für die ich 125 Dollar erhielt. Das war 1983. Meine Haare waren blau und ich gab immer noch nebenbei Yogaunterricht.

1984 wurde Cyndi Laupers Video bei den MTV Video Music Awards als *„Best Female Video"* gekürt – der Preis wurde damals zum allerersten Mal vergeben –, und das brachte mir mehr Arbeit. In den folgenden Jahren erarbeitete ich zusammen mit meiner Choreografie-Partnerin Mary Ellen Strom Musikvideos für viele Künstler, einschließlich Rick James, den Simple Minds und Apollonia. Wir drehten Spots für den Kinder-TV-Workshop der *Sesamstraße* und choreografierten die Videos für den Soundtrack zu *Dirty Dancing*. Wir waren total aufgeregt, live mit Cyndi Lauper in der kurzlebigen NBC-Freitagabend-Version von *Saturday Night Live* aufzutreten, besonders, weil die Show von Steve Martin moderiert wurde. An einem verrückten Abend, als wir gerade in San Juan einige Videos für den Latino-Popstar Chayanne choreografierten, schusterten wir sogar in etwa einer Viertelstunde ein Tanzstück zusammen und führten es live in der populären puerto-ricanischen Fernsehshow *Sabado Grande* vor. Das alles war viel Arbeit und machte großen Spaß, brachte jedoch nicht viel Geld ein und war für mich im Grunde auch nicht besonders sinn- oder bedeutungsvoll. Ich betrachtete mich als ernstzunehmende Tänzerin, die Kunst schaffen wollte, doch nach einiger Zeit vermittelte mir auch das ein Gefühl der Leere.

Mein letztes Tanzkonzert war an der berühmten Saint Mark's Church in-the-Bowery auf der Second Avenue und Tenth Street, wo auch das *Poetry Project*, das *Danspace Project* und das *Incubator Arts Project* beheimatet sind. Mitte der sechziger Jahre gegründet, waren an Saint Mark's regelmäßig Künstler wie Philip Glass, Allen Ginsberg, Yoko Ono, Anne Waldman, John Giorno und Sam Shepard zu Gast. Philip Glass war es, der mich als Erster Gelek Rinpoche, seinem Guru, vorstellte, und seit den frühen Neunzigern hatte ich eine neue Liebe: den Buddha-Dharma. Yoga und Tanz hatten ihre Rolle, die sie für mich spielten, vertauscht, und ich begeisterte mich nun leidenschaftlich für meine Yogapraxis, mit dem Ergebnis, dass all meine Tänzerinnen und Tänzer sich mit Yoga auskannten.

Das Konzert in St. Mark's hieß *The Beat Suite*. Es eröffnete mit einer Tänzerin in Parsva Bakasana, der Seitlichen Krähe: Sie war seitlich zu einem Ball zusammengerollt, balancierte eine Hüfte auf ihren Armen, während ihre Füße in der Luft schwebten. Und als wäre das nicht schon schwierig genug, blieb sie fünf Minuten in dieser Position, kam nur hin und wieder langsam aus der Haltung heraus, um sich auf die andere Seite zu drehen. Es war ein Ausdruck der Stabilität und Stärke, die mir meine Meditationspraxis zu vermitteln begann.

Das Highlight des Abends *The Beat Suite* war eine Reihe kurzer Tänze, choreografiert zu Songs, die Allen Ginsberg verfasst hatte. Allen Ginsberg ist als Dichterfürst der Beat-Generation bekannt. Allen war ebenfalls ein Schüler von Gelek Rinpoche und wohnte schon seit Langem im East Village. Wir begegneten uns ständig auf der Straße, und er gab mir immer einen dicken, feuchten Kuss, nach dem praktisch mein ganzes Gesicht nass war. Als mein Dharma-Bruder und Downtown-Künstler-Kollege ließ er mich gerne seine Musik für meine Konzerte verwenden. Manchmal tauchte er sogar persönlich auf, um seine Songs zu singen und auf dem Harmonium zu spielen, während wir tanzten.

Das Konzert eröffnete mit *Dunderhead Hoover*, einem Solo, das ich vorführte, während ich dabei eine buddhistische Geschichte erzählte, die ich besonders inspirierend fand. Sie handelt davon, dass ein nicht gerade brillanter junger Mann namens *Dunderhead* – „Dummkopf" – unbedingt Erleuchtung erlangen will. Er war in das Kloster seines Onkels eingetreten, doch seine Intelligenz reichte nicht aus, um die Lehren zu begreifen, und so wurde er am Ende aus dem Kloster geworfen. Doch dann wendete sich sein Schicksal, denn zufällig kam der Buddha vorbei und sah den armen Kerl weinend am Straßenrand sitzen. Er brachte den jungen Mann in ein anderes Kloster und wies ihm die Aufgabe zu, den Tempelboden zu fegen. Das war gewiss eine einfache Arbeit, aber der Buddha fügte ein Element hinzu: Während er den Besen hin- und herbewegte, sollte der Narr die Worte „Staub wegfegen und Schmutz wegfegen. Staub wegfegen und Schmutz wegfegen" rezitieren.

Gemäß der Lehre dieser Geschichte steht der Staub für die Anhaftung, das Festhalten an den Dingen, und Schmutz bezieht sich auf Abneigung. Die Moral ist: Wenn wir zum einen unser Verlangen „wegfegen", zu sehr an dem, was wir mögen, festzuhalten, und zum anderen unseren Drang „wegfegen", das, was wir nicht mögen, von uns wegzuschieben, dann finden wir uns an einem Ort der Gelassenheit wieder, wach und klar.

Das Happy End der Geschichte ist, dass der Narr durch das Wiederholen dieser positiven Aussagen Erleuchtung erlangt, nebst rechter Motivation und wahrer Hingabe. Es zeigt, dass auch wir potenziell erwachen können, denn uns allen wohnt die Buddha-Natur bzw. das grundlegende Gutsein inne. Unsere Praxis ist keine magische Pille, die uns zur Erleuchtung bringt, sondern ein Prozess, in dessen Verlauf wir die Ursachen und Bedingungen für dieses Erwachen kreieren, das stattfinden kann, wenn wir etwas dafür tun.

Jedes Mal, wenn ich die beiden Sätze vor dem Publikum in St. Mark's wiederholte, schwang ich meinen Körper über die Bühne, rollend und hochspringend, immer wieder, von rechts nach links und wieder nach rechts über die Bühne, in der Hoffnung, die Vorstellung zu verkörpern, dass bewusstes Wiederholen als Ergebnis neue Prägungen kreieren kann. Das ist die grundlegende Vorstellung jeglicher Praxis, sei es Yoga, Meditation oder den Boden fegen, und der Weg, der uns von negativen Gewohnheiten zu positiven Denk- und Verhaltensmustern führen kann. Dieser Gedanke gefiel mir zwar sehr, war mir jedoch nicht so klar, dass ich die negativen „Spurrillen" erkannt hätte, die ich schon kreiert hatte und mit meiner wiederholten Selbstbeurteilung ständig verfestigte.

Das war der Schwanengesang meiner Tanzkarriere, denn es machte mir keinen Spaß mehr, zu performen. Meine alte Liebe zur Bewegung wurde überschattet davon, gute Kritiken zu bekommen und dafür zu sorgen, dass einflussreiche Vertreter aus der Welt der Kunst im Publikum saßen, damit die erforderliche Fundraising-Arbeit weitergehen konnte. Doch es steckte noch mehr dahinter. Ich hatte mich dem Dharma zugewandt. Ich wollte täglich Meditation praktizieren, wollte Vollzeit Yoga unterrichten. Das, was in meinem Geist vor sich ging, interessierte mich ebenso sehr wie mein Körper. Den Weg hatte ich schon eingeschlagen, obwohl ich weder wusste, wohin er mich führen noch wie schwierig er sein würde.

***

Weckrufe wie der, als ich meine grauen Haarwurzeln im Badezimmerspiegel in Hongkong betrachtete, können einen aus dem Gleichgewicht bringen. Sofort überschlugen sich meine Gedanken: Konnte ich mir auf die Schnelle im Hotel die Haare färben lassen, wie lange würde es dauern, wie teuer wäre es? Diese Überlegungen wirbelten mir im Kopf herum, ein geistiger Tornado an kritischen Urteilen, und schon bald fühlte sich auch alles andere falsch an. Als mein Mann fragte, „was hast du denn?", war es wie ein Sonnenstrahl, der eine Wolke durchdrang. Er durchschnitt den Gewittersturm in meinem Kopf und erweichte zumindest für einen Augenblick mein Herz. Ich wollte meine Launen wirklich nicht an meinem Mann auslassen, nur weil meine Haare gefärbt werden mussten. Wie lächerlich!

Zwar hatte ich keine Lösung, aber mir wurde bewusst, dass ich ein Problem hatte. Doch an wen konnte ich mich damit wenden? Vielleicht ist es eine Ironie des Schicksals, dass ich mich in einem Land des Buddha befand, auf einer zugigen Fähre auf dem Rückweg von Lantau Island. Diese Insel vor Hongkong beherbergt einen vierunddreißig Meter hohen Buddha im Lotussitz, der sanft lächelt und mich an den glückseligen Frieden, der von innen kommt, erinnert. Doch statt voller Frieden zu sein, litt ich.

Selbst zu jener Zeit erschien es mir arrogant und wehleidig, meine Gefühle zu glorifizieren, indem ich sie als Leiden bezeichnete, wo es so vielen Menschen auf der Welt schlechter ging als mir. Doch in seiner ersten öffentlichen Lehrrede im Antilopenhain hatte der Buddha selbst gesagt, dass jeder leidet, überall. Als ich erstmals Gelek Rinpoches Erklärung hörte, wie der Buddha das Leiden sieht, war ich Mitte dreißig und konnte mit dieser Lehre überhaupt nichts anfangen. Obwohl ich mich leicht aufregte, meine Laufbahn als Tänzerin mich frustrierte, immer nur von Woche zu Woche bezahlt wurde und einen (inzwischen Ex-)Ehemann hatte, der Alkoholiker war, sah ich mich im Grunde nicht als eine, die litt. Und natürlich hatte ich recht. Im großen Gesamtbild der Dinge war ich wohlhabend, gesund, von Freunden, Wahlmöglichkeiten und viel Lachen umgeben. Leiden, so dachte ich, gibt es in Indien oder Afrika oder vielleicht in den Appalachen.

Doch in dem Maße, in dem ich meine buddhistischen Studien vertiefte, lernte ich, dass das „Leiden", von dem der Buddha sprach, korrekter übersetzt werden könnte als Un-Behagen, Un-Wohlsein, die kontinuierliche Anwesenheit von Un-Zufriedenheit. „Wenn nur diese eine Sache anders wäre, dann könnte ich glücklich sein und frei, Liebe finden, entspannt sein", ist eine Version. Oder wahlweise: „Wenn ich nur glücklich und frei wäre, Liebe fände und entspannt sein könnte, dann wäre diese eine Sache anders" – was einfach nur die andere Seite derselben Medaille ist.

Mit der Erlaubnis von Gelek Rinpoche hatte ich angefangen, buddhistisches Gedankengut in meinen Yogaunterricht zu integrieren. Mein spezieller Ansatz im Yoga ist eine organische Mischung all dessen, was ich praktiziere und was mich interessiert. Dazu gehören Tanzen und buddhistische Meditation. Nachdem ich einige Jahre lang Vollzeit unterrichtet hatte, kristallisierte sich diese Arbeit zu einer Methode heraus, die ich als OM Yoga bezeichnete und die Grundlage meines Buches *Yoga für den Körper – Buddha für den Geist* wurde. Die buddhistischen Lehren über Achtsamkeit, Mitgefühl, Unbeständigkeit, Wertschätzung dieses kostbaren Lebens und darüber, wie wichtig es ist, mit sich selbst Freundschaft zu schließen – das waren die Lehren, die ich in meine Yogastunden am OM Yoga Center einbrachte.

Statt mich also zu erkundigen, wann der Schönheitssalon in dem Hotel in Hongkong öffnete, stellte ich mir selbst andere, tiefere Fragen: Warum versetzten mich diese kleinen grauen Haare so sehr in Panik? Ich gehörte nie zu denjenigen, die ihr Alter geheim halten, selbst jetzt nicht, mit über fünfzig. Wo lag also das Problem? Warum sollte ich mich schlecht fühlen, weil ich so war, wie ich war? Ist mein Glück so anfällig, dass es von meiner Haarfarbe abhängt? Ist es mir wirklich so wichtig, was andere von mir denken? Oder was sie meiner Meinung nach von mir denken?

Mir diese Fragen zu stellen ist eine Form der Selbsterforschung, Svadhyaya[4]. Ich versuchte, solche Themen zu betrachten, ohne daraus ein Drama entstehen zu lassen, doch ich muss zugeben: Die gesamte Angelegenheit des Haarefärbens vermittelte mir ein klaustrophobisches Gefühl. Eine Definition von Leiden oder Dukkha fiel mir wieder ein: allein in einem dunklen, kalten Raum zu sitzen. Genau so fühlte es sich an – isoliert und festgesetzt an einem Ort, aus dem es kein Entkommen gab.

Jedes Mal, wenn ich an meine grauen Haarwurzeln dachte, kam mir der Haarfärbetipp einer meiner Yogaschülerinnen in den Sinn. Ich erfuhr von diesem Trick, als sie in meiner Wohnung, die im sechsten Stock ohne Aufzug am St. Mark's Place lag, den Kopfstand übte. Obwohl sie stellvertretende Geschäftsführerin einer großen Plattenfirma war, ließ sie sich gerne auf das Niveau der Normalsterblichen herab und besuchte mich in meiner kleinen Bleibe, um in den Genuss einer privaten Yogastunde zu kommen. Bei der Arbeit an den Umkehrhaltungen benutzte

[4] In den Yogasutras des Patañjali, einer klassischen Yogaschrift, ist Svadhyaya eines der fünf Njyamas (Verhaltensregeln).

sie meine Schranktür als Halt. Nach zehn tiefen Atemzügen löste sie sich aus der Stellung und blieb in Balasana, der Haltung des Kindes. Während ich mit den Händen ihre Haltung zur besseren Erdung korrigierte, fiel mir ein dunkler Fleck auf der Matte auf.

„Oh, da ist ein bisschen Schmutz auf deiner Matte, Nina."

Sie setzte sich auf und lachte, während sie mit den Fingern an ihrem Scheitel entlangfuhr. „Das ist mein Geheimnis. Wenn mein Haaransatz sichtbar wird, decke ich ihn mit Wimperntusche ab, bis ich einen Friseurtermin bekomme."

Sehr clever, dachte ich, doch als die Erinnerung daran wiederkehrte, wusste ich, dass ich es nicht so weit kommen lassen wollte. Nicht, dass ich ein Problem damit hätte, meine Haare zu färben. Türkis, kohlrabenschwarz, zitronengelb und ein knalliger Sonnenuntergang aus Feuerwehrrot, Orange und mit Siena verschmelzendem Gold – das ist nur ein Ausschnitt aus der Liste der Farben, in denen ich mein Haar in den vergangenen dreißig Jahren gefärbt habe. Erstaunlicherweise war dies nie ein besonderes Gesprächsthema, aber das liegt wohl daran, dass ich mein gesamtes Erwachsenenleben im New Yorker East Village verbracht habe, einem Viertel, in der künstlerischer Ausdruck alle Körperteile mit einschließt. Selbst nachdem ich mein Tanztrikot an den Nagel gehängt hatte und professionelle Yogalehrerin geworden war, hatte ich noch ein buntes „Pfauenauge", verborgen unter meinem Pferdeschwanz.

Ich weiß nicht, wann sich meine Ziele geändert haben, aber irgendwann ging es mir beim Haarefärben nicht mehr darum, anders auszusehen, sondern nur noch darum, so auszusehen wie vorher. All meine Freundinnen färbten sich die Haare, außer einer, die ihre grauen Haare wild wuchern ließ. Nein, danke!

Diese hexenartigen Strähnen waren struppig und kraus, und ich fand, dass sie ungepflegt damit aussah.

Doch der Mascara-Trick deprimierte mich. Intuitiv erkannte ich, dass die Antwort auf mein Problem nicht darin lag, noch mehr zu tun. Es ging nicht darum, irgendetwas in Ordnung zu bringen oder hinzuzufügen, und sei es nur ein bisschen braune Wimperntusche. Dieser Ansatz, „akkumulierend" an das Leben heranzugehen, ist vergleichbar mit dem Versuch, Hindernisse zu überwinden, indem man sie beschönigt, statt ihnen direkt gegenüberzutreten. Paradoxerweise ist es auch die beste Methode, ein Problem endlos bestehen zu lassen.

Vielleicht war das eine weitere Sache, die ich durch Meditation gelernt hatte. Meditation ist eine Aktivität, bei der man mit den Mitteln der Reduktion arbeitet. Es ist eine Praxis des Loslassens, des Weniger-Tuns; eher ein Ungeschehenmachen als ein Tun. Ebenso, wie wir bewusst praktizieren können, das, was wir werden wollen, in uns zu entwickeln, können wir auch die Eigenschaften, die wir nicht mehr haben wollen, loslassen – welche auch immer es sind. Und was ich nicht mehr sein wollte, war eine falsche Brünette mit blonden Strähnen, die Hunderte Dollars und Stunden darauf verwendete, ihre Fassade aufrechtzuerhalten. Ich ging alle drei Wochen zum Friseur, und es funktionierte trotzdem nicht. Bei dem Gedanken, dass ich mein Haar lebenslang färben musste, nur um die nörgelnde Stimme fernzuhalten, fühlte ich mich wie in der Falle. Vielleicht war das der entscheidende Tropfen, der das Fass zum Überlaufen brachte und eine Wende herbeiführte.

Was wäre, wenn ich es einmal mit etwas ganz Radikalem versuchte, mit einem völlig entgegengesetzten Ansatz – und mein Haar einfach grau werden ließe? Das erste Mal hatte ich ein paar Jahre zuvor mit dem Gedanken geliebäugelt und die Idee gegenüber meiner Hairstylistin erwähnt. Ihre Antwort: „Na ja, weißt du, du wirst dann viel älter aussehen …" Das war enttäuschend, doch es überraschte mich nicht. Warum sollte sie auch ihre Kundinnen dazu ermutigen, ihre Haarfärbekünste nicht mehr in Anspruch zu nehmen? Ich beschloss, in meiner Umgebung weitere Erkundigungen einzuziehen.

Ich sagte also meinem Mann, dass ich darüber nachdachte. Der Part über das Geldsparen gefiel ihm und auch, dass ich mich „echter" fühlen würde. Typisch Mann schlug er dann vor: „Lass uns ein bisschen recherchieren." Also begannen wir ein Spiel mit dem Namen GA: Grau-Alarm. Wann immer wir eine Frau mit ganz grauen Haaren sahen, flüsterten wir „GA" und entschieden, ob sie ein „Daumen hoch" oder „Daumen nach unten" erhalten sollte. Wir sahen eine Menge älterer Hippiefrauen, die ihr Haar immer noch so trugen wie 1971 (Daumen nach unten), und wir sahen elegante Frauen mit stylischem Haarschnitt (Daumen hoch), und wir sahen niedliche grauhaarige Barbies mit Pferdeschwanz und Pony (meine Daumen hoch, seine nach unten). Meine Recherchen zeigten, dass zottelige Frisuren zu diesem unordentlichen Hexen-Look führten – unabhängig von Alter und Farbe.

Ich fand etwas anderes Wichtiges heraus. Es gibt nicht viele Rollenvorbilder für Frauen in meinem Alter, die dazu inspirieren, so alt aussehen zu wollen, wie wir sind, uns so zu fühlen und sogar so zu verhalten! Helen Mirren, Kathleen Sebelius, Emmylou Harris, Donna Brazile, Jamie Lee Curtis gehören dazu, aber viel mehr gibt es nicht.

Wie steht es aber im Yoga mit dem Altern? Gilt Yoga nicht gemeinhin als ein Bereich, in dem Ältere geehrt werden und die Weisheit der Alten wertgeschätzt wird? Wo sind denn die grauhaarigen Yogalehrerinnen und -lehrer im *Yoga Journal*? Nun, es gibt ein paar, aber sie sind achtzig oder neunzig Jahre alt, und sie sind Inder und männlich.

Als ich Tanz studierte und am Anfang meiner Karriere als professionelle Tänzerin stand, liebte ich Isadora Duncan, die sich nicht darum scherte, was die Leute über sie dachten, und nach dem Motto lebte: „Wahrheit ist Schönheit." Sie war in jeder Hinsicht mein Vorbild. Dies schloss auch das Tragen togaähnlicher Kleidung und griechischer Sandalen mit ein. Ich wollte, wie Isadora, frei von kulturellen Zwängen sein, brachte es aber einfach nie fertig. Am Ende ihres Lebens war Isadora allein, traurig und bankrott, und so wollte ich nicht enden.

Allerdings lautet die Botschaft unserer Gesellschaft offenbar „Falsch ist schön", und da möchte ich ebenso wenig hin. Als mein Interesse an Bewegung mit meiner spirituellen Suche verschmolz, verliebte ich mich in den Yoga. Glücklicherweise ist Yoga auch ein Gebiet mit inspirierenden, brillanten weiblichen Rollenvorbildern, doch jetzt, da ich darüber nachdachte – hatte eigentlich eine von ihnen graue Haare?

Und dann, an einem Tag in dieser Phase der Überlegungen über das Haare-grau-werden-Lassen, fand ich mich in einem Kleinbus wieder, der mich zum Flughafen Denver bringen sollte, nachdem ich gerade Unterricht im Rahmen der *Yoga-Journal*-Konferenz in Estes Park, Colorado, gegeben hatte. Ich schaute hoch und zu dem Platz mir gegenüber, und da war sie: Angela Farmer, mein neues Rollenvorbild! Sie ist wunderschön, hat langes, welliges Silberhaar, das zauberhaft aussieht und ganz natürlich. Wir machten uns miteinander bekannt und nach ein wenig Small Talk nahm ich all meinen Mut zusammen und sagte: „Ich mag dein Haar. Ich will meine Haare auch nicht mehr färben und es grau werden lassen." Ihr Mann, Victor, rief sofort: „Oh, tu das unbedingt! Es sieht bestimmt toll aus!"

Da war die Sache für mich mehr oder weniger entschieden und ich beschloss, es zu wagen. Es war ein großes Abschiednehmen von all dem, was ich, wie ich glaubte, für mein Glück brauchte, von einer Gewohnheit, die zur Last geworden war, und von einer Art und Weise, über mich selbst zu denken. Ich rief mir in Erinnerung, dass es im Yoga genau darum geht: die Dinge loszulassen, die uns davon abhalten, wirklich wir selbst zu sein – und das half mir, zu meiner Entscheidung zu stehen.

Ich entwarf einen Plan: im November aufhören, meine Haare zu färben, und dann, zwei Monate später, nach Indien fahren. Ich hatte mich schon für eine Pilgerreise durch Nepal und Nordindien „Auf den Spuren des Buddha" angemeldet. Könnte es einen besseren Zeitpunkt geben, damit abzuschließen, mich obsessiv mit meiner Haarfarbe oder meinem Körper zu beschäftigen? Zurück in New York hätte ich dann ein paar Zentimeter an Grau. Dann würde ich mir die Haare superkurz schneiden lassen – der erste Schritt in Richtung weniger tun und authentischer sein. Schon allein beim Gedanken daran ging es mir wirklich besser.

Ich erzählte niemandem von meinem Haarprojekt, hörte aber auf, es färben zu lassen, und fuhr nach Indien. Und wissen Sie was? Meinen grauen Haaransatz bemerkte ohnehin niemand.

***

„Ich gratuliere euch allen, dass ihr den Weg zum Yoga gefunden habt. Es ist ein großartiges System, um unsere Haut, Muskeln und Knochen auszurichten und dafür zu sorgen, dass wir wirklich gesund sind!“ Ich sage das so gerne, dass meine Arme dabei vor Freude hochfliegen, als hätte ich gerade eine perfekte Landung von einem olympischen Schwebebalken hingelegt.

„Wie sollen wir es also nennen, wenn wir das machen, was wir Yoga nennen?“

„Praxis. Üben.“

„Ja, und das tun wir ja auch wirklich – wir üben für später; für die Zeiten unsers Lebens, wenn wir kein Yoga ‚machen‘. Alles, was wir tun, prägt uns. Wenn wir also Yoga praktizieren, haben wir die Gelegenheit, das, was uns prägen soll, bewusst zu wählen.

Schließt jetzt alle die Augen und denkt einen Augenblick darüber nach, was ihr entwickeln wollt.“

Viele Schüler haben die Augen schon geschlossen, aber ich bin sicher, dass sie zugehört haben. Mit dieser kleinen Aufgabe im Sinn sitzen sie alle ein bisschen aufrechter, legen die Handflächen auf die Knie und sammeln sich geistig.

Ich betrachte sie gerne. So viele ganz verschiedene Menschen sind in diesem Kurs versammelt – die zweiundsiebzigjährige Nanette, deren Arme bis zu den Ellenbogen mit Armreifen bedeckt sind, sitzt auf der Matte neben dem zweiundsiebzigjährigen Nate, einem langhaarigen Kampfsportler, der wie Jesus aussieht. Es gibt Kleine, Große, Dünne und Mollige aller Altersstufen und Nationalitäten. In der Ecke versucht die Starschauspielerin sich unsichtbar zu machen, die gerade Daniel Craig geheiratet hat – obwohl sie momentan gar nicht so aussieht wie ein Bond-Girl. Das ist eine weitere fantastische Sache am Yoga: Es macht alle gleich. Niemand trägt einen Business-Anzug oder einen Schutzhelm, obwohl ich zufällig weiß, dass viele

Spitzenführungskräfte hier sind und dass der Typ in dem schwarzen Trikot und der Gymnastikhose, der wie ein pensionierter Merce-Cunningham[5]*-Tänzer aussieht, ein Bauleiter ist. Gerade jetzt sitzen alle auf dem Fußboden, in bequemen Variationen von Trainingshose und T-Shirt. Die Aufrichtigkeit und Verletzlichkeit jedes Einzelnen berühren mich tief.*

Obwohl die meisten Schüler sich abgehetzt haben, um pünktlich hier zu sein, zuvor mit der U-Bahn fahren und sich durch die Menschenmassen um den Union Square kämpfen mussten, sind sie nun entspannt und offen für das, was ich sage. Sie wissen, dass die kleinen Vorträge, die ich zu Beginn des Unterrichts halte, ihnen helfen, den Stress des Tages loszulassen und in eine geerdete Gelassenheit zu sinken.

„Was wollt ihr also praktizieren?"

Sie machen bereitwillig mit.

„Gegenwärtig sein."

„Achtsamkeit und Mitgefühl."

„Mich nicht übermäßig anzutreiben."

„Beim Atem sein."

Ihre gedankenvollen Antworten lassen eine gewisse Zufriedenheit als Lehrerin in mir aufsteigen.

„Und habt ihr bemerkt, dass sich alles in eurem Körper zeigt? Aufregung, Zufriedenheit, Hunger, Freude, Lust, Unruhe, Langeweile – und das schon im ersten Herabschauenden Hund, nicht wahr?"

Auf den Gesichtern der Schüler zeigt sich ein kleines Mona-Lisa-Lächeln, als ich das sage, denn natürlich haben wir diese Erfahrung alle schon einmal gemacht.

[5] Der US-amerikanische Tänzer und Choreograf (1919–2009) war einer der führenden Persönlichkeiten des modernen Tanztheaters.

„Der Körper erweist sich also als das perfekte Medium, um uns selbst besser kennenzulernen. Deshalb geben uns die Yogahaltungen eine Menge Gelegenheiten zu üben, was immer wir wollen. Wir können uns von unangenehmen Gefühlen wie Aufregung und Langeweile abwenden, indem wir wahrnehmen, wie diese Gefühle aufkommen und dann das tun, was sie immer tun – vorübergehen. Wenn wir uns auf diesen Prozess einlassen, entwickeln wir damit gleichzeitig auch Achtsamkeit und Mitgefühl.

Versuchen wir es einmal. Geht in den für heute ersten Herabschauenden Hund und bleibt einfach darin."

Den letzten Teil musste ich wirklich schnell sagen, bevor die Schüler begannen, sich in ihre jeweilige Herabschauender-Hund-Haltung hineinzubewegen und darin herumzuwackeln. Es ist eine unter allen Yogapraktizierenden verbreitete Gewohnheit, in Haltungen herumzuspielen, besonders am Anfang einer Stunde. Es kann ein gutes Gefühl sein, die Hüften von einer Seite zur anderen zu bewegen oder sich mit den Füßen in Position zu treten, um sich zu lockern und auszurichten. Aber jetzt möchte ich mit meiner Lektion auf etwas anderes hinaus – nämlich darauf, sich mit dem anzufreunden, was auch immer gerade aufkommt –, und das bedeutet eigentlich, Freundschaft mit sich selbst zu schließen.

„Selbst wenn ihr jetzt unbedingt eure Hand- oder Fußstellung oder irgendetwas anderes korrigieren wollt, bleibt dennoch ganz ruhig, ohne euch zu bewegen, nur ein paar Atemzüge lang."

Einige habe ich gerade noch rechtzeitig erwischt. Ich spüre, dass sie darauf brennen, sich zu bewegen; gleichzeitig sind die Schüler aber auch bereit, etwas Neues auszuprobieren. Sie haben Vertrauen entwickelt in das, was ich sie zu lehren habe.

„Wir alle neigen dazu, die Dinge zu berichtigen; aber ihr habt jetzt die Gelegenheit, einen unverstellten Blick auf eure Situation zu werfen, ohne dass ihr sie ‚managen' oder in irgendeiner Weise ändern müsst.

Nehmt die Korrektur wahr, die ihr ausführen wollt, und nehmt wahr, ob es dieselbe ist, die ihr immer macht, wenn ihr zuerst in den Herabschauenden Hund kommt. Und nehmt wahr, ob ihr diese Neuausrichtung wirklich braucht oder ob es nur eine Gewohnheit ist."

Als ich die vielen Herabschauenden Hunde betrachte – starke Beine und Arme, die diagonal voneinander wegführen, Körper, die eine V-Form bilden –, spüre ich, wie sich ein Zur-Ruhe-Kommen im Raum ausbreitet.

Weil ich in der Art meines Lehrens ein Vorbild für Freundlichkeit sein will, sage ich ihnen jetzt: „Okay, ihr könnt jetzt alles, was ihr wollt, korrigieren, auch wenn es das ist, was ihr immer korrigiert. Es ist in Ordnung, etwas nur deswegen zu tun, weil es euch gefällt – solange ihr euch bewusst dafür entscheidet und nicht zu Sklaven der Gewohnheit werdet."

Nach einigen Atemzügen in dieser Haltung bitte ich sie, eine Pause zu machen und sich auf ihre Kissen zu setzen.

„Die Zeit, die wir auf der Matte zubringen, können wir gleichzeitig als Praxis für die Zeit betrachten, nachdem wir die Matte verlassen haben, wir setzen unsere Praxis sofort um. Es ist nicht dasselbe wie einen Pullover zu stricken, den wir später tragen, oder einen Kuchen zu backen, den wir später essen. Im Yoga tragen wir den Pullover beim Stricken, und wir backen und essen den Kuchen gleichzeitig."

Im Studio sitzen achtunddreißig Personen, und trotzdem ist es völlig ruhig. Die Atmosphäre fühlt sich gleichzeitig leer und voll an.

Alle Schüler sind still und ganz bei der Sache. Ich merke, dass ich den Nutzen der positiven Auswirkungen des Yoga schon einfach dadurch erhalte, dass ich sie ansehe. Selbst ihre Atemübungen bewirken, dass ich zentrierter bin. Einmal mehr denke ich, wie fantastisch Yoga doch ist.

***

Januar ist eine gute Zeit für eine Reise nach Indien. Morgens und abends ist es kühl, und die heißen Mittagsstunden sind perfekt, um Mittagsschlaf zu halten. Da war ich nun, in Uttar Pradesh, und tatsächlich: Es hätte mir nicht gleichgültiger sein können, dass meine langen, braunen Haare einen grauen Ansatz hatten. Ich war entspannt und zufrieden, hüpfte Kilometer für Kilometer in einem klapprigen Bus über schmutzige Straßen, zusammen mit Gelek Rinpoche und den Mitreisenden, alles gute Freunde aus meiner Meditationsgruppe. Beinahe war ich froh darüber, dass ich ein breites, weiches Hinterteil hatte. Wenigstens hatte ich dadurch den Komfort eines gut gepolsterten Sitzes!

Uns wurde erklärt, diese Region sei die ärmste Indiens, und es wimmele hier von Banditen und Maoisten, die uns mit großer Wahrscheinlichkeit behelligen würden, daher fuhren wir weiter, solange es noch hell war. Durch die Busfenster sah ich, wie Menschen sich um das Dorfradio drängten oder sich in Barbierläden unter freiem Himmel rasieren ließen. Frauen führten knochige Ziegen auf staubigen Straßen hinter sich her. Mitunter kauerten sie sich hin, um etwas Betel zu kauen oder direkt im Freien zu pinkeln. Es war nicht nur wie in einem anderen Land, es war wie in einem anderen Jahrhundert.

Jedes Mal, wenn wir aus dem Bus stiegen, umringten uns bettelnde Mütter, die ihr Baby im Arm hielten, und verkrüppelte Leprakranke, gestützt auf einen Stock, die Buddha-Nippfiguren verkauften. Alle waren arm, schmutzig und sehr dünn. Barfüßige Kinder liefen uns nach und sangen *„Om Mani Padme Hum, No Money Go Home."* („Om Mani Padme Hum – Kein Geld, geh nach Hause!") Das brachte uns zum Lachen, doch es war schwierig, keine Schuldgefühle wegen unseres Wohlstands zu haben. Wir alle kauften Ganesh-Medaillons, Holzstatuen und Räucherstäbchen, aber mit der Zeit wurde es zunehmend schwieriger, nicht darüber verärgert zu sein, dass sie uns offenbar nicht glaubten, wenn wir sagten: „Nein, danke. Ich will nicht noch einen Buddha-Sticker." Wir wussten, dass diese dünnen, staubigen Menschen verzweifelt und dass wir ihre größte Hoffnung waren, an diesem Tag ein paar Rupien zu verdienen.

Wieder im Bus, wurden diese unbequemen Gedanken weggedrängt, und ich starrte mit leerem Blick über die weite indische Landschaft. Ich beobachtete Frauen in roten, goldenen und türkisfarbenen Saris, die durch die Felder gingen und Gefäße auf dem Kopf trugen. Die Saris wehten im Wind, ein poetisches Bild der Eleganz, das über ihre Armut hinwegtäuschte. Ich betrachtete die schönen Kleider und überlegte mir, was ich zum abendlichen Buffet anziehen sollte. Es fand in einem der Lotus-Nikko-Hotels statt, in denen wir übernachteten und das an der Pilgerstraße lag.

Obwohl ich nach einem Drink, Schokolade und einem starken Starbucks-Kaffee schmachtete, sagte ich mir, es sei doch auch ganz gut, dass das vegetarische Buffet des Hotels nichts bot, was dick machte und „belohnte". Rinpoche warnte uns davor, Milchprodukte, Salat oder Obst zu essen, das nicht in seiner eigenen Schale daherkam. Kein Zucker, keine Milchprodukte, kein

Alkohol, kein Fleisch – hmm … vielleicht könnte ich auf dieser Reise ja etwas abnehmen.

Unbewusst schob ich die Hand unter meine Jacke, um meinen Bauch zu fühlen. War er immer noch rund oder wurde er ein bisschen flacher? Jeden Tag prüfte ich, wie es um meine Körperlandschaft bestellt war. Auf jeden Fall hatte ich das Gefühl, als würden meine Schenkel breiter vom stundenlangen Sitzen im Bus. Ich spornte mich mit den gewohnten, aufmunternden Worten an, allerdings in einer den örtlichen Verhältnissen angepassten Version: „Ich werde bei unseren Viertelstundenpausen disziplinierter mit meinen Übungen sein. Für Sit-ups im Gras gibt es zu viele Schlangen und Kackhaufen, aber vielleicht kann ich um den Parkplatz herumlaufen." Ich hoffte, nach meiner Rückkehr in die USA meine neuen, eleganten indischen Kurtas der Marke FabIndia tragen zu können. Und ich hoffte … was?

Als ich meinen Bauch quetschte, der fett in meiner Hand lag, und darüber nachdachte, wie sehr ich doch ihn und meinen wabbeligen Hintern hasste, merkte ich plötzlich, wie verrückt das war. Hier war ich, umgeben von Menschen, die so dünn waren, dass sie Fettleibigkeit als Zeichen für Erfolg und Gesundheit ansahen. Die Kinder waren dünn. Die Polizisten waren dünn. Die Kellner im Hotel waren dünn. Sogar die Ochsen waren dünn. Dennoch: Hier war ich nun, hasste meinen Körper und beschäftigte mich zwanghaft mit meiner Speckrolle am Bauch und damit, was ich anziehen sollte, während ich mich auf einer spirituellen Suche durch die staubigen Straßen Indiens schleppte!

Ich brauchte ein paar Tage, um zwei und zwei zusammenzuzählen, aber am Ende erkannte ich eine gewisse paradoxe Übereinstimmung zwischen meinem inneren Drama und den Erfahrungen, die der Buddha machte. Er wurde in eine Königsfamilie hineingeboren, erhielt den Namen Gautama und wurde von einer liebevollen Familie mit vielen Bediensteten in einem luxuriösen Palast großgezogen. In seiner Jugend wurde der Buddha mit allen nur erdenklichen Privilegien überhäuft und von der rauen Wirklichkeit der Außenwelt abgeschirmt. Wie man vielleicht schon erwarten kann, wenn man einen Teenager zu Hause hat, langweilte er sich schließlich. Eines Nachts – immer noch ein junger Mann – schlich er sich heimlich aus dem Palast, um sich die wahre Welt einmal anzusehen. Was er entdeckte, erschütterte ihn von Grund auf. Anstelle von Schönheit und überbordendem Komfort im Palast sah er kranke und leidende Menschen, Menschen, die alt waren und kaum noch laufen konnten, und einen Leichnam. Das volle Spektrum des Lebens hatte er vorher noch nie gesehen, und es bewegte und verwirrte ihn. Bald darauf verließ er sein fürstliches Leben und zog hinaus in die Welt, um den Sinn all dessen, was er gesehen hatte, zu finden.

Die Strecke, die er dabei zurücklegte, war dieselbe, der unser Bus nun – 2600 Jahre später – folgte. Wir besichtigten die Anlagen und Ruinen des Palastes und verließen sie durch das Osttor, genau wie Siddhartha Gautama, als er seine Pilgerreise antrat, um die Wahrheit zu finden. Nachdem er den Palast verlassen hatte, begegnete der junge Prinz anderen Menschen, die sich auf eine ähnliche Reise begeben hatten, um Einsicht zu erlangen. Wie ich begann er damit, dass er Yoga studierte und praktizierte.

In Karen Armstrongs Biografie des Buddha las ich, dass Siddhartha Gautama viele Yogahaltungen und Atemübungen praktizierte, die ich heute meine Schüler lehre. Das fand ich ziemlich cool! Nach allem, was man weiß, wurde er der vollendetste Yogi im Umkreis, derart beseelt von dem Wunsch, seinen Körper zu beherrschen, dass er all seine Lehrer übertraf.

Schließlich schloss er sich anderen Suchenden an, die ebenfalls extreme Methoden anwandten. Sie lebten im Wald und gaben sich zermürbenden Askesepraktiken hin – wie Fasten, tagelang auf einem Bein stehen und die Zunge mit Nadeln durchbohren. Diese Yogis glaubten, die Quelle aller Leiden sei der Körper. Denn ist letztendlich nicht der Körper jener Teil von uns, der erkrankt, verletzt wird, altert, stirbt und sich am Ende auflöst? Kommt Verlangen nicht vom Körper, und führt Verlangen nicht zu Gier, der Quelle von Unzufriedenheit und Unglücklichsein? Der Weg zur Transzendenz, zur Überwindung all dessen, so ihre Überlegungen, müsse daher die völlige Unterdrückung des physischen Körpers sein. Durch Praktiken der Selbstmisshandlung versuchten sie, die Wirkung körperlicher Empfindungen zu negieren und Hunger, Kälte und Schmerz zu überwinden. Das war Körperhass in seiner elegantesten Form.

Auch hier tat sich Siddhartha Gautama hervor. Er schlief auf Nägeln und ernährte sich nur von Nesseln, nahm eine grüne Farbe an und magerte so ab, dass er nur noch Haut und Knochen war. Glücklicherweise bemerkte eine junge Frau namens Sujata ihn, als er in einem Bambushain beim Niranjana-Fluss praktizierte. Sein ausgemergeltes Aussehen weckte Mitleid in ihr, und sie bot ihm etwas zu trinken an. Manchen Berichten zufolge war es Reismilch oder Lassi, eine Art Milchshake, der da draußen in der ausgedörrten indischen Natur sehr verlockend gewirkt haben muss. Zum Schrecken und Missfallen seiner Kollegen trank Siddhartha ihn aus. Es gefällt mir, dass es eine Frau war, die den zukünftigen Buddha zur Nahrungsaufnahme bewegte.

Der Fluss, an dem der zukünftige Buddha gesessen hatte, als er Sujatas Gabe annahm, war bei unserer Besichtigung ausgetrocknet. Um zum heiligen Ort zu gelangen, mussten wir recht lange auf schmalen, erhöhten Wegen Reisfelder durchqueren. Auf einmal tauchte Chandra aus dem Nichts auf. Dieser dünne, junge Mann, der recht gut Englisch sprach, wurde mein Reiseführer. Er erzählte mir die Geschichte von Sujata und Siddhartha Gautama. Er war wirklich ein „First-Class"-Gentleman in Secondhand-Kleidung, und ich fand es nett, seine Hand zu halten, als er mich über jene Teile der Pfade führte, die abbröckelten. Ich wusste, dass er irgendwann Geld von mir verlangen würde, aber ich verliebte mich trotzdem ein bisschen in ihn. Er erzählte mir, dass er zur Schule ging und gerne seine Englischkenntnisse anwandte. Und es war deutlich merkbar, dass er gerne Freundschaften schloss. Er gab mir seine E-Mail-Adresse und fragte mich, ob ich seine Brieffreundin sein wolle. Als wir die Stätte schließlich erreichten, war dort nicht viel zu sehen – eine Feuerstelle, ein heiliger Baum –, und ich glaube nicht, dass ich irgendetwas Tieferes empfand. Doch als ich Chandra Auf Wiedersehen sagte und wieder in den Bus stieg, brach ich in Tränen aus und weinte eine halbe Stunde lang.

Die Geschichte, die Chandra mir erzählt hatte, ging mir im Kopf herum. Gestärkt von der Nahrung, die Sujata ihm gegeben hatte, erkannte Siddhartha, dass eine Verringerung des Leidens letzten Endes nicht durch körperliche Torturen erreicht wird. Ich kann mir nur vorstellen, dass er sich viel besser gefühlt haben muss, als er das Getränk zu sich genommen hatte – klarer im Kopf und körperlich neu belebt. Obwohl er versucht hatte, durch Fasten und Entsagung immun gegen Schmerz zu werden, wurde ihm allmählich klar, dass es nur zu noch größerer Verwirrung und Unzufriedenheit führt, wenn man in einem Kreislauf der Extreme gefangen ist. Obwohl sich diese Geschichte vor langer Zeit zutrug, war etwas an dieser Fixierung auf das Körperliche und an dieser Feindseligkeit gegenüber dem Körper, das sich für mich sehr unmittelbar und real anfühlte.

***

Wir verließen den ausgetrockneten Fluss und fuhren weiter ins verschlammte Bodhgaya, die Stadt, die Siddhartha Gautama auf der Landkarte verewigte, indem er dort Erleuchtung erlangte. Auch dieser Ort wirkte auf mich nicht besonders heilig mit all den kitschigen bunten Lichtern und drängelnden Pilgern, die sich mit den Ellenbogen ihren Weg in dem ununterbrochenen Strom der den Tempel umrundenden Menge bahnten. Doch dann wurden wir in einen Privatbereich geführt, der hohen Lamas wie Gelek Rinpoche vorbehalten war.

Rinpoche wies uns an, uns an einer ruhigen Stelle unter den starken Ästen des Bodhi-Baums der vierten Generation zu versammeln. Wir erfuhren, dass dies genau der von Siddhartha Gautama erwählte Platz war, an dem er sich niedergelassen, die Beine zum Lotussitz gekreuzt und meditiert hatte. Inzwischen hatte er herausgefunden, dass Freisein vom Leiden nicht dadurch erreicht wird, dass man den Körper oder irgendeinen Teil seiner selbst ablehnt. Siddhartha war entschlossen, so lange unter dem Baum zu bleiben, bis er verstanden hätte, was die wahre Quelle des Glücklichseins war.

Rinpoche erzählte uns, dass Siddhartha Gautama vierzig Tage und Nächte unter dem Bodhi-Baum meditierte. Am Ende wurde ihm die machtvolle Erkenntnis zuteil, dass alle Hindernisse, mit denen er je konfrontiert worden war, sich in seinem eigenen Geist befanden. Er erkannte, dass Gedanken nicht beständig sind, sondern geändert werden können. Er fand heraus, wie er Gedanken loslassen konnte, die Furcht, Aggression und Hass hervorbringen, und wie er diese Energie in Liebe und Mitgefühl verwandeln konnte. Mit diesem neuen, tiefgründigen Verständnis erhob sich Siddhartha Gautama und verließ den Baum, um in den Wald zu gehen. Er traf auf seine ehemaligen Gefährten, die seine neue Klarheit und Wachheit sofort erkannten. Sie nannten ihn Buddha – „der Erwachte" und baten ihn, ihr Lehrer zu sein.

Ich spürte, dass all das für Rinpoche sehr real und lebendig war. Es berührte mich, dass ich diese Erfahrung mit meinem buddhistischen Lehrer teilen durfte. Als wir den heiligen Ort verließen, hob ich zwei Blätter des Bodhi-Baums auf, die herabgefallen waren, und schob sie zwischen die Seiten meines Dharma-Notizbuchs.

Als wir zum nächsten Ort weitergereist waren, an dem der Buddha seine erste Lehrrede hielt, hatte ich durch das ständige Einatmen der verschmutzten Luft und des Rauchs, der von den Leichenverbrennungen am Ganges herrührte, eine Atemwegsinfektion. Ich stopfte mir ein paar Papiertücher in die Taschen und schlurfte zum Restaurant, wo unsere Gruppe gerade zu Mittag aß. Mit untergeschlagenen Füßen saß ich da, denn ich mag es nicht besonders, wenn mir beim Essen Mäuse über die Füße laufen. Am Vorabend hatten wir im *Varanasi Radisson* übernachtet, einem „richtigen" Hotel mit westlichem Essen – eine schöne Abwechslung für uns Pilger. Sofort vergaß ich, dass wir in Indien waren, und bestellte beim Zimmerservice mein Lieblingsessen: Caesar Salad mit Huhn und Rotwein. Jetzt kauerte ich auf einem wackeligen Klappstuhl mit laufender Nase, Magenverstimmung, kribbligen Zehen und schlechter Laune. Ich fühlte mich merklich uninspiriert und unerleuchtet.

Dann änderte sich alles. Nach dem Mittagessen gingen wir in den Hirschpark und sahen den Buddha und seine ersten Schüler im Kreis sitzen. Es waren natürlich Statuen, doch sie waren lebensgroß und mit naturgetreuen Farben bemalt. Man sah, wie die safranfarbenen Mönchsroben an ihren Beinen Falten warfen, sodass unten die Füße herausschauten. Einzelne Haarsträhnen und Fingernägel an gefalteten Händen waren ebenfalls sichtbar. Als ich sie mir ansah, taten diese schönen Statuen das, was Statuen manchmal tun: Sie drohten, zum Leben zu erwachen. Und genau da erkannte ich es. Ein Licht ging mir auf! All diese Dinge, die wir studiert hatten, all diese Orte, die wir besichtigt hatten – sie waren echt, hatten sich wirklich ereignet. Buddha war wirklich ein echter Mensch, nur eben ein sehr disziplinierter. Die Botschaft ist angekommen, Rinpoche: Wenn er es konnte, dann könnten wir es auch.

Meine üble Stimmung heiterte sich auf, und diese kostbaren Lehren, die der Buddha am Hirschpark gegeben hatte und die in ununterbrochener Linie zu meinem eigenen Lehrer weitergegeben worden waren, gaben mir wieder Auftrieb. Dankbarkeit für alles, was ich von Rinpoche gelernt hatte, erfüllte mich. Es heißt, die Wahrscheinlichkeit, als Mensch wiedergeboren zu werden und den Lehren des Buddha zu begegnen, sei so gering wie die, dass eine Wasserschildkröte, die im weiten Ozean schwimmt, ihren Kopf gerade dann aus dem Wasser herausstreckt, wenn ein hölzernes Joch über sie hinwegschwimmt.

Wir versammelten uns um Rinpoche, um dieselbe Lehre zu hören, die der Buddha seinen früheren „Kollegen" und inzwischen Schülern in seiner ersten Lehrrede erteilt hatte:

„Jeder von euch hat schon einmal die Erfahrung gemacht, sich unbehaglich zu fühlen. Selbst wenn ihr nur ruhig dasitzt und nichts tut, habt ihr vielleicht dennoch Schmerzen und Beschwerden. Und auch, wenn das nicht der Fall ist, wenn gerade alles in Ordnung ist, erinnert ihr euch vielleicht noch an vergangene Kränkungen und bleibt in schlechten Erinnerungen stecken, oder ihr habt Angst vor der Zukunft. Wenn wir aber die Vergangenheit erneut durchleben und uns Sorgen um die Zukunft machen, verpassen wir unser Leben." Rinpoche rief uns in Erinnerung, dass wir in dieser Hinsicht alle gleich sind – das gehört zum Menschsein dazu.

Die gute Nachricht ist: Sobald wir erkennen, dass wir unsere Unzufriedenheit selbst kreieren, können wir sie ändern. Wie fangen wir das an?

Als Siddhartha Gautama den Fruchtshake von Sujata annahm, tat er den ersten Schritt weg von den Extremen seines Lebens – Anhaften an der überbordenden Dekadenz seines königlichen Zuhauses versus intensive Ablehnung jeglichen physischen Komforts – und schlug einen gesünderen, freundlicheren Weg der Mitte ein. Staub wegfegen, Schmutz wegfegen.

Eine bekannte buddhistische Legende, die dies veranschaulicht, handelt von einem Musiker, der den Buddha fragte: „Wie soll ich üben?"

„Wie stimmst du die Saiten deiner Sitar?", entgegnete der Buddha.

Der Musiker antwortete: „Nicht zu fest, nicht zu locker."

„Genau so", sagte der Buddha.

Schon so lange war mein Körper mein Instrument. Konnte ich wirklich ein für alle Mal damit aufhören, ihn zu hassen? Konnte ich dies als Wegbeschreibung zur Befreiung meines Lebens nehmen? Staub wegfegen, Schmutz wegfegen. Ich wollte den mittleren Weg finden, der weniger unstimmig, harmonischer und mehr im Einklang mit dem war, was ich meine Schüler lehrte.

***

Das Wort Leiden (Dukkha) *kommt in Yogakreisen nicht zu oft auf, aber der Begriff* Sukha *wird gern verwendet.*

Meine Schüler kennen alle die Haltung Sukhasana – Leichte Haltung. Noch einmal überrumpelte ich sie mit einem unangekündigten Test.

„Wer weiß, was das Wort Sukha *bedeutet?"*

„Leicht, angenehm."

„Raum."

„Bewegungsfreiheit."

Die letzte Antwort erinnert mich an den Handarbeitsunterricht an der Highschool. Unsere Lehrerin brachte uns einen langen, lockeren Stich bei, mit dem wir die Schulternähte der weißen Hemdbluse, die wir anfertigen sollten, ein bisschen dehnbar und nachgiebig machen konnten. Ohne diese eingearbeitete „Bewegungsfreiheit" bzw. den zusätzlichen Spielraum an den Schultern wären die Ärmel eingerissen, sobald wir jemanden umarmten.

„Sukha heißt eigentlich nicht Bewegungsfreiheit, aber du bist auf dem richtigen Weg. Das Sanskrit-Wort Kha *bedeutet ‚Hohlraum, Aushöhlung, Loch'. Stellt euch Menschen in einem Karren mit großen Holzrädern vor, wie man ihn früher hatte. In der Mitte des Rads ist ein großes Loch, durch das die Achse verläuft. War die Innenseite des hölzernen Lochs glatt, dann hatten die Reisenden eine bequeme Fahrt. Die Silbe su- wird mit ‚gut' übersetzt. Sukha bezieht sich auf ein gutes Achsenloch, aber da wir heutzutage nicht mehr mit einem Ochsenkarren fahren, können wir bei Sukha an heilsamen Raum denken.*

Wer von euch findet es gerade jetzt in der Sukhasana-Haltung bequem? Wer hat das Gefühl, in einem heilsamen Raum zu sein?"

Ich sehe mich in der Gruppe um. Nicht alle Hände heben sich, aber die meisten. Die Stellung ist eine einfache Sitzhaltung mit gekreuzten Beinen, die Knie stehen seitlich heraus, eine Ferse liegt über der anderen. Jeder, der Yoga übt und sei es nur gelegentlich, kennt diese Haltung. Es ist offensichtlich für mich, welche Schüler sie mögen, wer sie nicht mag, wer eine ganz annehmbare Beziehung dazu hat und wer hofft, dass wir möglichst bald zu etwas anderem übergehen. Besonders den Schülern der letzten Gruppe möchte ich helfen.

„Wenn euer Becken einknickt oder ihr nicht aufrecht sitzen könnt oder wenn euer Rücken in irgendeiner Weise wehtut, dann legt euch bitte mindestens zwei Kissen unter. Ihr werdet sofort merken, dass ihr viel müheloser aufrecht sitzen könnt. Stellt jetzt noch einen Yogablock unter jedes Knie, sodass eure Beine mit der Schwerkraft nach unten sinken können, ohne dass ihr die Muskeln der inneren Oberschenkel anspannt. Wie fühlt sich das an?"

Die meisten Schüler, die die Haltung vorher als unbequem empfanden, geben mir durch ein Nicken zu verstehen, dass für sie jetzt alles gut ist. Einigen widerstrebt es jedoch, meinen Vorschlag auszuführen. Sie sind so sehr daran gewöhnt, das Gegenteil von Leichtigkeit zu spüren, dass ihnen noch nicht einmal bewusst ist, dass es anders sein könnte. Auch diese Gewohnheit erkenne ich wieder.

Ich habe mir selbst nicht genügend Leichtigkeit – zu wachsen oder mich zu bewegen – zugebilligt, weder körperlich noch geistig. Wenn es in meiner Praxis darum geht, die Ursachen und Voraussetzungen für das Aufkommen von Sukha zu kreieren, bin ich genau im gegenteiligen Verhalten gefangen gewesen: Statt etwas Lockerheit zuzulassen und Dehnbarkeit zu erzeugen, habe ich aus Gewohnheit enge, unnachgiebige Stiche um meine Definition eines guten weib-

lichen Körpers herum genäht. Diese „einzwängende" Einstellung mir selbst gegenüber wirkt isolierend und macht einsam. Kein Wunder, dass ich keinen Weg finde, mich selbst zu umarmen und so anzunehmen, wie ich bin, in diesem Moment.

„Das Gegenteil von Sukha ist … "

„Dukkha!"

„Genau, und es bedeutet …?"

„Leiden?"

„Nun, eigentlich bedeutete es ‚schlechtes Achsenloch', aber das ist eigentlich nicht so wichtig für uns – im Lauf der Jahrhunderte wurde es als Bezeichnung für Leiden benutzt. Wenn die innere Einfassung des Lochs unregelmäßig oder rau war, mit Furchen oder Splittern durchsetzt, dann ruckte der Wagen oder prallte auf. Die Reisenden hatten eine holprige Fahrt. Ihr könnt euch denken, dass das bei den Passagieren blaue Flecken, Reiseübelkeit und schlechte Laune hervorrief."

Ich kann sehen, dass manchen Schülern diese Lektion gefällt, während andere sich zunehmend unwohl fühlen und frustriert und gelangweilt sind. Das ist okay. Es gehört zur Praxis, vor Unbehagen nicht davonzulaufen, sondern zu lernen, damit zu arbeiten. Im Grunde geht es in dieser Lektion sogar genau darum.

Okay, noch eine: Was bedeutet Asana?

„Haltung, Stellung."

„Sitz."

„Grundlage, Boden."

„Es ist eine Kombi aus all dem Gesagten. Asana bedeutet, man sitzt mit dem, was aufkommt, wenn man seinen Körper in diese spezielle Form bringt. Unser Körper ist gewissermaßen ein Karren, er ist das Gefährt, in dem wir leben, wenn wir uns durch die Welt bewegen."

Mag sein, dass sich einige Augen verdrehen angesichts dieser veralteten Metapher, doch ich fahre dennoch mutig fort.

„Meine Freundin Enkyo Roshi erläutert Dukkha am Beispiel eines Einkaufswagens. Ihr wisst, was sie meint, nicht wahr? Wir alle haben diesen Wagen mit dem kippeligen Rad schon einmal bekommen. Ihr versucht, ihn wieder gerade auszurichten und in Ordnung zu bringen, aber er macht nicht mit, und da seid ihr nun im Supermarkt und kämpft mit einem Einkaufswagen voller Einkäufe, werdet langsam verrückt und denkt: ‚Warum bekomme immer nur ich den wackeligen Wagen?'"

Jemand ruft: „Na klar, wir sagen einfach, der Wagen ist schuld!" Alle lachen und amüsieren sich. Ich freue mich. Humor ist ein Schlüsselelement der Leichtigkeit.

„Stimmt. Bei Dukkha geht es eigentlich nicht um den Wagen. Es geht eher um die negative emotionale Störung, die in unserem Geist aufkommt, wenn wir das Gefühl haben, dass die Dinge nicht zusammenpassen. Und es wird nur noch schlimmer, wenn wir das Gefühl haben, dass wir immer wieder in genau dieser Situation stecken bleiben.

Und das üben wir hier in unserem Asana-Kurs. Wir verrenken und verknoten uns ganz bewusst und sitzen dann mit dem, was auch immer aufkommt. Wenn ihr ruhig und beständig bleibt, euch entspannt und auf das achtet, was geschieht, dann könnt ihr – theoretisch – sinnvolle Entscheidungen treffen, nicht wahr?

Wenn euch also in Sukhasana die Hüften wehtun und ihr euch nicht selbst Erleichterung verschafft, indem ihr euch auf ein Kissen setzt und es euch etwas bequemer macht, nun, dann praktiziert ihr eigentlich Dukkhasana! Und wozu soll das gut sein? Wir brauchen nicht zum Yoga zu kommen, um zu lernen, wie man mehr Leiden erschafft. Das können wir nämlich schon sehr gut!" Mehr Lächeln – offenbar hat es funktioniert. Im Raum ist definitiv eine gelöstere Atmosphäre spürbar.

***

Ich denke gerne an die Menschen in dem hölzernen Karren, wie sie über Schotterstraßen voller Schlaglöcher und Spurrillen fahren. Ebenso wie meine Schüler gehen sie ganz unterschiedlich mit ihrem „Schlechten-Achsenloch-Tag" um. Ich stelle mir vor, dass einige von ihnen bei jedem holprigen Stoß fluchen, während andere das Gerüttel noch nicht einmal bemerken. Vielleicht gibt es sogar ein paar, die das Verlässliche daran mögen. Es ist zwar unbequem, doch etwas daran ist wohlvertraut, und das vermittelt Sicherheit.

Diese beiden Ansätze sind jeweils Extreme, und ich frage mich, in welcher Beziehung der Weg der Mitte dazu steht. Es ist paradox, aber Spielraum und Leichtigkeit in eine Situation hineinzubringen erzeugt Kraft und Stabilität. Das ist auch der Grund, weshalb ich gerade so sehr das Gefühl habe, ich sei aus dem Gleichgewicht geraten: Mir wird allmählich klar, dass die von mir angefertigten Nähte, die mein Leben zusammenhalten sollen, wohl zu straff sind. Ich würde gerne die Arme um mich legen, aber ich habe Angst, dass alles reißt.

Als ich eines Abends nach dem Yogaunterricht mit meiner Freundin Mary den Broadway entlangging, hörte sie meinen Ausführungen zu, wie die Yogapraxis Menschen hilft, eine tiefe Verbindung mit sich selbst einzugehen, und sie dazu befähigt, sich mit sich, so wie sie sind, wirklich wohlzufühlen.

„Heißt das denn dann", fragte sie, „dass du eine Schwindlerin bist?" Darum bin ich schon so lange mit ihr befreundet. Sie kennt mich wirklich gut! Und, ehrlich gesagt, habe ich mich dasselbe auch schon gefragt, obwohl ich mich erinnere, dass ein kluger Mensch einmal zu mir meinte, dass alle Lehrer sich wie Betrüger fühlen.

Obwohl die Menschen im Karren nur meiner Einbildung entspringen, finde ich die Vorstellung inspirierend, dass mit Sicherheit ein paar fröhliche Leute darin sitzen – diejenigen, die erkennen, dass die Fahrt nicht ewig dauern wird, und denen jedes *Klonk, Klonk, Klonk* gewissermaßen einen Kick gibt, sodass sie sich bei jeder schrammenden Radumdrehung zunicken. „Ja, da geht es schon wieder los!" So war auch das Busfahren in Indien für mich. Die Stöße, das Gehupe und die Beinahe-Frontalzusammenstöße machten mir nichts aus. Dukkha kam von innen.

Vielleicht hatte ich bis zu diesem Punkt einfach keinen wirklich schlimmen Schmerz empfunden. Oder vielleicht wirkten sich meine Jahre der Praxis allmählich aus. Wie auch immer: Ich konnte die grantige innere Stimme nicht länger ignorieren, deren Nörgeln jedes Mal einsetzte, wenn ich das Gefühl hatte, von meinem Körper bezwungen worden zu sein. Ich sagte nur hässliche Dinge, wie: „Diese spitzen Schuhe bringen mich um!" – „Warum habe ich so große Füße?" – „Dieser Hut sieht auf meinem Kopf einfach furchtbar aus!" – „Bei diesem Gürtel quillt mein fetter Bauch oben heraus." – „Warum kann ich in diesem Outfit nicht einfach gut aussehen?" Besonders hartnäckig und nervtötend wurde die Stimme immer dann, wenn etwas mich frustrierte, was im Allgemeinen bedeutete, dass ich versuchte, etwas dauerhaft zu machen, das von Natur aus dazu bestimmt ist, sich zu verändern und zu entwickeln. Und mit etwas meine ich mich selbst.

***

Meine grauen Haare gehörten vielleicht mit zu den Dingen, die die Ursachen und Voraussetzungen für neue Einsichtserfahrungen schufen, die sich nach meiner Rückkehr aus Indien einstellten. Jeden Tag treffe ich mindestens eine Frau, die mir sagt, wie sehr ihr mein graues Haar gefalle und wie gerne sie auch ihr eigenes Haar grau werden lassen wolle. Sie sagt, sie halte mich für sehr mutig, sei aber selbst momentan noch nicht so weit. Allerdings fühle ich mich gar nicht mutig wegen meiner grauen Haare. Es ist in vielerlei Hinsicht ein gutes, befreiendes, natürliches und gesundes Gefühl.

Ich verstärke meine gewohnheitsmäßigen Prägungen nicht mehr, die mir sagen, ich sei nicht in Ordnung und müsse verbessert werden – zumindest tue ich es nicht mehr in meiner „Haar-Abteilung“. Die alten Synapsen mit der grantigen inneren Stimme haben sich aufgelöst, und neue haben sich um positive Gefühle für meine Silberlocken herausgebildet. Das scheint keine große Sache zu sein, und im großen Plan der Dinge ist es eine Lappalie. Doch für mich war es ein wichtiger Schritt in Richtung Selbstakzeptanz, und in dieser Hinsicht, so meine ich, war es mutig.

Dieses kleine bisschen an Motivation drehte die Räder meiner Gedanken nach und nach in die entgegengesetzte Richtung. Mir fiel wieder ein, was mein Meditationslehrer mir erklärt hatte: Freundlichkeit gegenüber anderen muss damit beginnen, dass man freundlich zu sich selbst ist. Und ist Ahimsa, Nichtverletzen – weder sich selbst noch andere –, nicht auch das erste Prinzip des Yoga? Wie konnte ich das umkehren?

Eines Tages, ein paar Monate nach meiner Rückkehr aus Indien und, wie gewohnt, voller Frustration, Unzufriedenheit und schlechter Laune wegen meines Körpers, öffnete sich ein Raum im Dickicht meines mentalen Dornengestrüpps, und ein Gedanke schwebte hinein: „Du hast bereits alles, um glücklich zu sein.“

Bingo! Wir alle durchleben Momente der Einsicht, die aus dem Nichts auftauchen. Vielleicht war es eine Sache der Zeit und der

Übung … *tropf, tropf, tropf*, der Eimer füllt sich. Oder vielleicht bewirkt etwas Gewöhnlicheres, wie Langeweile, Erschöpfung oder Jetlag, eine Entschleunigung bei uns, die lange genug anhält, um solche Einsichten zu bemerken.

Das, was ich wollte, war die ganze Zeit schon da gewesen, doch ich war zu sehr damit beschäftigt, mir mein Dukkha zu erschaffen, um es wahrzunehmen. Diese Neigung sehe ich auch bei meinen Schülern. Sie sitzen zwar schön in einer Haltung, doch zwischen ihren Augenbrauen ist eine tiefe Falte, die mir sagt, dass sie Schmerzen haben. Wenn ich sie danach frage, ist es beinahe, als hätte ich sie aus einem kurzen Schlaf geweckt. Eine typische Antwort ist dann etwa: „Oh ja, diese Haltung macht mich immer fertig. Das ist schon seit Jahren so. Ich habe eben keine guten Schultern."

Wenn ich ihnen vorschlage, ihre Anspannung zu lockern und einen Yogagurt zu benutzen, damit sie die Stellung mit geringerer Belastung der Schultern halten können, ist es wie eine immense Offenbarung. Was für eine gute Idee! Hier ist eine Methode, dasselbe zu tun, ohne dabei kämpfen zu müssen, und ich hätte es schon die ganze Zeit so machen können. Und ganz nebenbei: Mit deinen Schultern ist alles in Ordnung!

An jenem Tag erkannte ich im Moment eines Fingerschnippens, dass ich all die Jahre falsch gelegen hatte! Ich war immer wütend auf meinen Körper, doch mein Körper war in Ordnung. Meine Beziehung zu ihm ist in Wirklichkeit die Verursacherin meines Schmerzes, und der wahre Unruhestifter ist mein Geist. Tatsache ist: Obwohl ich immer einen Körper hatte, der völlig in Ordnung und gesund war, dachte und empfand ich, dass ich zu dick oder zu schlaff oder zu dünn sei, zu wenig hier und zu viel dort hätte, und das an jedem Tag meines Lebens. Einfach ausgedrückt bin ich süchtig danach, meinen Körper zu hassen – und eigentlich mich selbst.

Es ist ganz deutlich meine Geisteshaltung, die ich ändern muss, nicht meinen Körper. Statt außerhalb von mir nach einer besseren Ernährung, einem effektiveren Trainingsprogramm, einer Facelift-Creme oder einem Super-Push-up-BH zu suchen, musste ich meine gewohnte Denkweise prüfen – diese Sucht, die mein Selbstbild so bestimmt hat, dass ich mich langsam fragte, wer ich ohne es wäre. Der erste Schritt zum Beantworten dieser Frage bestand darin, das Problem näher zu betrachten.

Was ist der wirkliche Grund dafür, dass ich meinen Körper hasse? Ich beginne zu verstehen, dass ich mein Glück auf einer speziellen Voraussetzung gegründet habe, einer Voraussetzung, die nicht nur unmöglich zu erreichen ist, sondern sich zudem so verhält, als wolle man einen Pudding an die Wand nageln. Einem „perfekten" Körper hinterherzulaufen kann, wie alle Formen des bedingten Glücks – zum Beispiel mehr Schokolade, Shopping, Geld, Alkohol –, nur zu einem Hamsterrad verwirrter, verzweifelter und wiederholter Aktivitäten führen. Wie jede andere Form der Sucht hört es nie auf, und dauerhafte Zufriedenheit ist nicht möglich.

Diese Einsicht hatte schon einige Zeit versucht, meine Aufmerksamkeit zu erregen. Wie Yogaschüler, die jahrelang in einer Haltung verharren, ohne sich dessen bewusst zu sein, hatte ich noch nicht einmal bemerkt, dass es mir schlecht ging. Jetzt, da ich es erkannte, sah ich, wie lange ich schon so gewesen war. Ich sah all die Methoden, die ich ausprobiert hatte, um mich beser zu fühlen, indem ich meinen Körper veränderte. Überall hatte ich nach Antworten gesucht, nur nicht in meinem Kopf.

***

Ich weiß, dass ich nicht die Einzige bin, die ihr Leben mit einer solch hartherzigen Einstellung sich selbst gegenüber zugebracht hat. Das weiß ich, weil ich es täglich von meinen Yogaschülerinnen höre. Wenn diese klugen Frauen nicht auf der Yogamatte sind, dann betätigen sie sich als leitende Angestellte, College-Professorinnen, Zeitschriftenverlegerinnen, Modedesignerinnen, Ladenbesitzerinnen, App-Entwicklerinnen, Assistentinnen, Sportlerinnen, Chefinnen und Großmütter.

Diese Schülerinnen bitten mich um Rat, wenn es um ihren Körper und ihr Selbstvertrauen geht, als sei ich als Yogalehrerin im Besitz eines Geheimnisses, das ihnen verborgen bleibt. Nun, eines weiß ich mit Sicherheit: Ich habe bis jetzt alles versucht. Ich ging zu einer Chiropraktikerin, die auch Ernährungsberaterin war. Sie wollte mir eine riesige Dose Proteinpulver verkaufen und fragte mich dann, als ich bäuchlings auf der Behandlungsliege lag, ob ich sie für einen Workshop in meinem Yogastudio buchen würde. Ich konsultierte einen Ayurveda-Arzt, der mir empfahl, den ganzen Tag lang „RAM RAM RAM" zu chanten und mir dann ein orangefarbenes Pulver zum Einnehmen gab, das meine Haut so sehr erwärmte, dass ich mich nackt aufs Bett legen musste, während die Klimaanlage auf Hochtouren lief. Ich rief ihn an, um zu erfahren, ob das so sein sollte, aber er meldete sich nie zurück.

Ich hatte sogar Muskelmasse aufgebaut, als ich *Sweet and Low*[6], meinen sanften, schonenden Aerobic-Kurs, und *Sweat Like Hell* („Höllisch Schwitzen"), meinen speziellen Gymnastiktanzkurs mit Gewichtsmanschetten an Händen und Füßen, unterrichtete.

[6] Eigentlich eine Süßstoffmarke; etwa: „Süß und kalorienarm".

Diese Kurse waren jeden Abend brechend voll. Die meisten anderen Lehrerinnen bei der Fitnessstudio-Kette *Crunch* trugen bauchfreie, superkurze Outfits, und ich bin sicher, dass viele Schülerinnen sich davon angesprochen fühlten, weil sie ebenfalls so gut aussehen wollten.

Bei meinen Kursen war es anders. Ich hatte oft Schülerinnen, die dünner und muskulöser waren als ich; aber meine Kurse waren deswegen ausgebucht, weil ich ein großartiges Workout unterrichtete und wusste, wie man Spaß hat. Jede Übung erhielt einen Namen, und nach einiger Zeit schrieb ich sie in einem Buch auf, das den Titel bekam: *Sweat Like Hell or A Girls' Guide to Perky Poops („Höllisch schwitzen oder: Ein Mädels-Handbuch für einen straffen Busen“).* Das Buch enthielt zwar ein Trainingsprogramm, aber selbst damals forderte ich die Leserinnen auf den ersten Seiten dazu auf, sich zunächst einen Moment Zeit zu nehmen, um anzuerkennen, was sie an ihrem Körper mochten: ihr dickes, üppiges Haar oder ihre Pfirsichhaut oder ihre eleganten Wangenknochen. Hier ein Zitat aus dem Kapitel „Meine Mutter ist schuld“:

> Ein anderes Phänomen, das von der Mutter an die Tochter weitergegeben wird, ist Cellulite. Viele Frauen haben Cellulite. Warum gilt das nicht als sexy und weiblich – wie runde Hüften oder weiche Brüste? Das möchte ich wirklich wissen. Denn meinem Eindruck nach ist der Hass auf Cellulite nur eine weitere Methode, sich selbst zu hassen, die Frauen beigebracht wurde. Man kennt den Routine-Ablauf: Montag hasse ich meinen Bauch; Dienstag hasse ich

> meine Schenkel, Mittwoch meine Arme, Donnerstag meinen Hintern, Freitag noch mehr meinen Hintern; Samstag hasse ich meinen gesamten Körper; und Sonntag hasse ich mich dafür, dass ich mich hasse.
>
> Aber hier ist die gute Nachricht: Es hat sich herausgestellt, dass Männer Cellulite noch nicht einmal bemerken. Das habe ich meiner Freundin erzählt, und sie kam zu dem Schluss, dass die Kerle sich so daran gewöhnt haben, Cellulite bei allen Frauen zu sehen, mit denen sie zusammen gewesen sind, dass sie sie einfach für normal halten. Das klingt einleuchtend, nicht wahr? Ebenso wie wir es gewöhnt sind, ein rundes, weiches Ding vorne am Körper der Männer zu sehen. Nein, nicht das. Ich meine ihren Bauch, ihre Wampe, ihren Rettungsring, den wir als normal akzeptieren – und der an unserer Liebe zu ihnen nichts ändert.

Im weiteren Verlauf des Buches erinnere ich die Leserinnen daran, dass wir unsere DNA nicht ändern können, und weise darauf hin, dass „wir eigentlich nicht jemand anders sein wollen. Wir wollen nur auf sagenhafte Weise noch mehr wir selbst sein.“ Pech, dass ich meinen eigenen Rat nicht beherzigt hatte – wie gewöhnlich.

Dann gehe ich mit aufbauenden Worten zur Selbsthilfe über, mit Übungen, die speziell als Lösungen für jene Zielbereiche gedacht sind, die wir für unsere Unzufriedenheit verantwortlich machen.

• *Schwahanga–Beinheben* zur Festigung der äußeren Oberschenkel (manchmal als Reithosen bezeichnet, aber ich mochte das Wort *Schwahanga*, weil es so klingt wie das Geräusch, das Oberschenkel beim Gehen machen.)

• Der *John F. Kennedy President's Fitness Club of America* – auch als V-Sit oder Schwebesitz bekannt. Es stellte sich heraus, dass ich nicht die Einzige in den Kursen war, die diese Art Sit-ups 1965 als Teil des JFK-Fitnessplans für Amerika ausgeführt hatte. Ich lernte sie von meiner Gymnastiklehrerin in der siebten Klasse. Sie ließ uns die Beine und den Rücken jeweils in einem 45-Grad-Winkel anheben, sodass der Körper eine menschliche V-Form bildete. Unsere JFK-Fitness-Übungen machten wir zu dem Hit der Beach Boys, *California Girls*, und wenn die Strophe über die Mädchen im Norden kam, die ihren Freund nachts warm halten, dann klappten wir Seattle-Mädchen hoch in den Schwebesitz und flippten halb aus, stolz darauf, dass wir Jungen nachts warm halten konnten, obwohl ich für meinen Teil keine Ahnung hatte, was das genau bedeutete.

• Die *Internationale Übung für Großmütter* zielte auf den Oberarmspeck; *die gut ausgerichtete Schlampe* sollte die inneren Oberschenkel kräftigen; *Superwoman* festigte die Rückenmuskulatur; und dann gab es natürlich die Serie für einen straffen Busen.

Eine der detailliertesten Übungsanleitungen war die Party-Position, die mit einer Beschreibung der Gesäßtopografie begann.

Die Landkarte des Hinterns

- Eigentlicher Hintern: der höchste Punkt oder die höchste Erhebung des Hinterns.
- Hinterntaille: wo die beiden sich treffen.
- Beinhintern: sie, deren Name nicht ausgesprochen werden darf.
- Seitenhintern: sollte Ihre Seite sein, ist aber stattdessen eher Hintern.
- Seitlicher Beinhintern: auch Schwahangas genannt.
- Seitliche Hinterntaille: an Männerkörpern meistens als Liebeshenkel bezeichnet, aber bei Frauen „überhaupt keine Taille“ genannt.

Obwohl ich dabei dachte, ich sei positiv und ermutigend, wandte ich unbewusst das Modell der beiden Schauspielerinnen und Entertainerinnen Joan Rivers und Phyllis Diller an, sich stets über den eigenen Körper lustig zu machen. Mir war nicht klar, dass dies eine der heimtückischsten Methoden ist, um ein geringes Selbstbewusstsein zu erzeugen.

Mein damaliger Freund gab ein Exemplar von *A Girls' Guide to Perky Boobs* einem befreundeten Literaturagenten, in der Hoffnung, dass der mir vielleicht Ratschläge geben konnte oder das Buch vielleicht sogar in seinen Katalog aufnehmen wollte. Dem gefiel es aber überhaupt nicht, er fand es auch nicht lustig. Und letztendlich hatte er recht. Es hätte eine pfiffige, lustige Übungsanleitung sein können, stattdessen säte es eine ziemlich gemeine Saat. Vielleicht war es genau dieses Denken, das meinen Körper davon abhielt, so zu sein, wie ich ihn gerne gehabt hätte. Denn selbst wenn ich sehr viele Kurse gab, brachte mir das dennoch nie auch nur eine Minute lang das ersehnte Ergebnis.

Meine Schülerinnen fragen mich auch, was sie essen sollten. Ich möchte ihnen dazu aber keine Ratschläge geben, weil jeder Mensch anders veranlagt ist und wir alle dementsprechend eine unterschiedliche Ernährungsweise haben sollten. Und nicht nur das: Mit den Veränderungen, die das Leben mit sich bringt, sollte sich auch unsere Ernährung ändern, nicht wahr? Auf der Grundlage dieser Theorie habe ich im Laufe der Jahre die verschiedensten Diäten ausprobiert: makrobiotisch, vegetarisch, Obstsaftfasten, Ernährungstagebücher, Kalorien zählen, Fettpunkte zählen, kein Käse, kein Weizen, kein Zucker, keine Eier, mehr Proteine, mehr Mineralwasser mit Kohlensäure, viel zu viel Sellerie und die ganz und gar erfolglose Diät des achtsamen Essens, die auf der Annahme basiert, wenn man darauf achte, was man isst, nähme man nur noch gute Dinge in angemessener Menge zu sich. Weitere Experimente mit Fasten, Entschlacken, Darmspülungen, Saunagängen und Entgiftungstees rundeten mein Streben nach zuverlässiger Verdauung und glatten Schenkeln ab, denn nein, ich fand meine Cellulite nicht okay.

Meistens aß ich jedoch wie ein ganz normaler Mensch. Ich hatte nie drastisches Übergewicht, ebenso wenig wie drastisches Untergewicht. Ich war nie esssüchtig und hatte auch sonst keine Essstörung. Ich trainiere regelmäßig, bin aber weder ein Fitness-Junkie noch eine Bodybuilderin. Ich bin eine durchschnittlich große Frau mit einem normal geformten Körper. Und ebenfalls ganz normal an mir scheint auch die Meinung zu sein, die ich von meinem Körper habe: Sie ist realitätsfremd und steht in keinem angemessenen Verhältnis zu dem, womit ich sonst noch meine Zeit verbringen könnte.

Meine Freundin Jeni hat mir erzählt, dass sie sich ebenfalls immer zu dick fühlte. Ihr Vater schimpfte mit ihr und schlug sie wegen ihres Übergewichts. Sie wuchs mit der Überzeugung auf, dass sie mit diesem Gewicht geschlagen sei und dass dieses sich sogar darauf auswirkte, ob andere sie mochten. Inzwischen ist Jeni neunundvierzig und mag ihren Körper. Sie hat herausgefunden, wie sie ihr Wunschgewicht halten kann. Sie ist mit einem netten Mann verheiratet und hat zwei Kinder. Ihr Leben ist nicht perfekt, und sie ist nicht mit allem glücklich, aber es ist nicht schlecht.

Vor Kurzem sind Jeni und ihr Mann Dan nach Israel gereist. Jahre bevor sie sich begegnet waren, hatte Jeni dort gelebt, und sie wollte Dan die Plätze ihrer Vergangenheit zeigen und ihn ihren alten Freunden vorstellen, auch Ari, ihrem ehemaligen Verlobten. Jeni gefiel es, mit solch einem großartigen Mann verheiratet zu sein, aber dass sie Ari begegnen würde, machte sie doch etwas nervös, zumal er es gewesen war, der die Verlobung gelöst hatte. Etwas Gutes war jedoch daran: Sie hatte stets den Verdacht gehabt, Ari habe die Beziehung beendet, weil es ihm nicht gefiel, dass sie damals so dick war; doch jetzt, da sie gut in Form war, schämte sie sich ihres Körpers nicht mehr. Die Begegnung mit Ari verunsicherte sie zwar etwas, doch das Wissen, dass sie nicht mehr dick war, verlieh ihr ein gewisses Selbstvertrauen.

Als sie alle zusammengekommen waren, flüsterte Aris neue Freundin ihm laut zu: „Du hattest doch gesagt, sie ist dick!" Wahrscheinlich kümmerte es sie nicht, dass ihr Bühnenflüstern laut genug war, um von Jeni gehört zu werden, denn sie wusste nicht, dass Jeni Hebräisch verstand. Na also! Jenis Verdacht war bestärkt worden – Ari hatte die Beziehung wegen ihres Gewichts abgebrochen.

Später an jenem Tag gingen Jeni und Ari zusammen spazieren, nur sie beide. Er sagte ihr, er fände es großartig, sie wiederzusehen, und es mache ihn froh, dass sie glücklich sei. „Ich habe immer gewusst, dass du Israel verlassen und nach Amerika gehen würdest. Darum habe ich mich von dir getrennt. Ich wollte nicht aus Israel weg“, sagte er. „Und sowieso würde ich dich jetzt nicht heiraten wollen. Du bist viel zu dünn.“

Jeni war betroffen, als sie erfuhr, dass Ari es mochte, wenn Frauen ein bisschen „drall“ waren. Wie ich hatte sie eine recht eingefahrene Vorstellung davon, was einen guten, begehrenswerten Körper ausmacht. Nie kam ihr in den Sinn, dass ihre Vorstellung davon, wie sie aussehen sollte, nicht dieselbe war wie Aris. Am Ende hatte sie es geschafft, ihren Körper in das zu verwandeln, was sie wollte, und stellte überrascht fest, dass dies überhaupt nicht mit seiner Vorstellung von einer attraktiven weiblichen Figur übereinstimmte. Daraufhin dachte sie noch einmal über ihr Leiden und ihre Mühen nach. War es das wert gewesen? Wem wollte sie überhaupt damit gefallen?

Allem Anschein nach ändert sich nicht nur der Körper, sondern sogar unsere Vorstellung davon, wie ein Körper sich verändert. Ich habe das im wahrsten Sinne des Wortes anhand der Taille meiner Mutter erfahren. Als kleines Mädchen schaute ich zu meiner Mutter von der perfekten Blickhöhe ihrer Taille aus auf und beobachtete, was sie alles tun musste, um sich schick zu machen. Ich sah, wie sie den seitlichen Reißverschluss an der Spitze mit einer Hand festhielt und dann – während sie ihre üppigen Formen vorsichtig in die Seitennaht einzog – allmählich nach oben bewegte. Sie hielt den Atem an, damit sie ihre Haut nicht einklemmte, als sie sich in das von ihr selbst geschneiderte blaue Brokat-Satin-Kleid zwängte. Wie die Kleider, die Elisabeth Taylor trug, hatte es ein enges Mieder für vollbusige Frauen, eine winzig-enge, unnachgiebige Taille und einen schmalen Rock, der sich an ihre ausladenden Hüften und Schenkel schmiegte. Was für eine Sanduhr mit Wespentaille! Wie sie so in ihrem ultrafemininen Cocktailkleid steckte, hielt ich meine Mom für die schönste Frau der Welt, ebenso wie mein Vater. Meine Mutter wiederum bekam wahrscheinlich kaum noch Luft und konnte sicherlich nicht das Geringste essen, aber sie hatte den perfekten Look der Fünfziger: samtige Haut und weiche Arme, auf denen sich keine Muskeln abzeichneten. Eine Frau sollte nachgiebig und weich sein, nicht hart und fest wie ein Mann oder – da sei Gott vor – athletisch! Letzteres war ein anderes Wort für „lesbisch“, was wiederum ein anderes Wort für „unweiblich“ war.

Diese Tage gehören längst der Vergangenheit an. Welche Körperform im Trend liegt, wandelt sich zwar ständig, doch meine Mutter hat sich nicht besonders verändert. Sie nahm zu, als sie älter wurde, und war immer auf Diät, in der Hoffnung, die Wespentaille jener sexy Jahre, als etwas über dreißig war, wiederzuerlangen. Ich frage mich, ob ich nicht auch in einer Zeitschleife feststecke. David und mir war bei unseren Grau-Alarm-Recherchen aufgefallen, dass die schlimmsten Grauhaarfrisuren die Siebziger-Jahre-Zottelhaare waren, die nie mit einem moderneren Look in Berührung gekommen waren. Könnte es sein, dass Vorstellungen darüber, welche Körperform attraktiv ist, ebenfalls in der Vergangenheit hängen geblieben sind?

***

Collette saß im Pediküresstuhl neben mir, und ihr langes, welliges, glänzendes graues Haar war so aufsehenerregend, dass ich sie einfach danach fragen musste. Ist es nicht komisch, dass ich inzwischen Frauen beneide, deren Haar silbriger ist als meins? Sie sagte mir, sie habe es nie gefärbt. Als es noch braun war, erhielt sie nie Komplimente, jetzt dagegen immer. Collette hat Besseres zu tun, als sich die Haare färben zu lassen, außerdem will sie die Chemikalien ohnehin nicht.

Collette verfügte über ein Selbstvertrauen, das ich bewundernswert fand. Unser Gespräch über Haare führte zum Aussehen und das wiederum zum Körper. Sie sagte mir: „Frauen nehmen ganz natürlich zu und wieder ab wie der Mond. Wir haben nur noch nicht begriffen, dass fünf Pfund hier oder da keine Tragödie sind."

Eine Freundin von Collette ist sechzig Jahre alt und Musikerin. Sie hatte immer flammend rote Haare, zuerst von Natur aus, dann mit Nachhilfe. Nach einigen Jahren schnitt sie sie schließlich, von Collette inspiriert, so kurz, wie sie es ertrug, damit sie grau nachwachsen konnten; dieselbe Methode, die ich angewandt hatte. Zwei Jahre später nahm sie ein neues Album auf. Als sie das Cover sah, brach sie in Tränen aus.

„Warum?", fragte Collette sie. „Ist die Musik nicht gut?"

„Nein, ich kann nur einfach nicht fassen, wie alt ich aussehe."

Am selben Nachmittag kam Collettes dreizehnjährige Tochter nach Hause und fragte sie, warum die superdünnen Mädchen mit großen Brüsten am beliebtesten seien. „Nun", antwortete Collette, „das kommt darauf an, weswegen du beliebt sein willst." Ihre Stimme wurde ruhiger, als sie mir sagte, dass dies neu sei. Ihre Tochter und all ihre Freundinnen hatten plötzlich, genau in diesem Monat, beschlossen, dass sie alle dick seien.

An jenem Abend war Collette beim Zubettgehen schwer ums Herz gewesen in ihrer Situation zwischen ihrer sechzig Jahre alten Freundin, die sich alt fühlte, und ihrer dreizehnjährigen Tochter, die sich dick fand.

Ich habe Collette nie wiedergesehen, aber sehr oft an sie gedacht. So wie ich meinen Schülern helfen möchte, Leichtigkeit in ihr Leben zu bringen, hatte ich auch bei ihr den Drang, dafür zu sorgen, dass ihr leichter ums Herz war. Ich habe nicht nur den Drang danach, sondern ich habe sogar ein Gelübde abgelegt, genau das zu tun.

***

Fünfundzwanzig Personen, die sich von ihrer vorbildlichsten Seite zeigen wollen, sitzen um mich herum auf dem Boden, in einem unförmigen Kreis. Unförmig deshalb, weil niemand direkt neben mir sitzen will. Sie haben Angst vor mir. Nicht weil ich tatsächlich furchterregend bin, sondern weil sie mich noch nicht kennen. Wenn sie mich ansehen, denken sie: „Ich werde das haben, was sie hat.“ Sie wollen Yogalehrer sein, wie ich, und dieser Wunsch ist so stark, dass meine Anwesenheit sie einschüchtert.

Natürlich weiß ich das, und ich weiß auch, dass es ein vorübergehendes Phänomen ist. Wir alle werden uns noch sehr gut kennenlernen, wenn dieses viermonatige OM-Yogalehrer-Trainingsprogramm seinen Lauf nimmt. Alle im Kreis haben sich gerade vorgestellt, ihre Erfahrungen mit Yoga beschrieben und auf meine Bitte hin versucht zu erklären, warum sie an diesem Yogatraining teilnehmen möchten.

„Ich bin Lehrerin und unterrichte Kinder in der sechsten Klasse. Ich möchte den Kindern Yoga beibringen.“

„Meine Angstattacken sind weg, seit ich mit Yoga angefangen habe."

„Meine Tanzkarriere geht zu Ende, und Vinyasa Yoga befriedigt meine Bewegungssucht."

„Ich halte meine Arbeit als Anwalt keinen Tag länger aus."

Ich fühle, wie mein Herz weich wird und sich für jeden von ihnen öffnet, als sie mutig ihre Geschichten mitteilen. Ich bemühe mich, ihnen zu vermitteln, dass ich sie gesehen und gehört habe, indem ich meinen Yogakurs-Partytrick anwende: Meine Augen wandern im Kreis herum, während ich den Namen jedes Anwesenden wiederhole. Mehrmals zögere ich und muss in meinem Gedächtnis stöbern. Es ist ein gemeinsamer Augenblick der Spannung … Wird ihr der Name einfallen? Die betreffende Person wartet, und ich kann sehen, dass es ihm oder ihr nicht gut ginge, wenn mir der richtige Name nicht einfiele, und schaffe es, ihn wieder zutage zu befördern. Wir sind in New York, also umfassen die Namen die gesamte Skala, von Yuki über Ishmael zu Renate, Parker, Peyton und Luke.

Jetzt sind nur noch drei übrig, und … oooh … wie hieß sie doch gleich? Aha! Der Name fällt mir ein, und auch der nächste und übernächste, und dann ist es geschafft! Ich ernte eine Runde Applaus, als ich lache und sage: „Das macht der Kopfstand. Der Kopfstand fördert geistige Klarheit" Erneut lache ich und sie auch. Mein gutes Gedächtnis ist ein Sieg für uns alle, der erste richtige Moment der Verbundenheit. In Wahrheit ist es natürlich nicht nur der Kopfstand, der mir hier hilft, sondern mein Bekenntnis zum Bodhisattva-Gelübde. Ich suche stets nach Möglichkeiten, ihnen das Gefühl zu vermitteln, dass sie anerkannt werden. Besonders in der ersten Stunde ist das wichtig. Ich möchte, dass sie sich von Anfang an wohl und zufrieden fühlen.

„Ich heiße euch alle noch einmal zur OM-Yogalehrerausbildung willkommen. Zu den Stellungen werden wir noch früh genug kommen; zuerst wollen wir die Grundlage für unser Hiersein schaffen. Das Übungsprogramm heißt ‚Himmel und Erde zusammenbringen'. Hat dieser Titel jemanden von euch neugierig gemacht?"

Immer noch schüchtern, nicken einige, doch die meisten bleiben einfach sitzen und warten, was ich als Nächstes zu sagen habe. „Der Himmel steht für eure Vision. Jeder von euch hat eine Leidenschaft für Yoga, die sich zu der Vision entwickelt hat, diese schöne Praxis mit anderen zu teilen. Stimmt's?" Noch mehr Nicken.

„Wenn ihr euch eure Zukunft vorstellt oder euch ausmalt, wie die Welt sein sollte, wenn es nach euch ginge, dann blickt ihr vielleicht auf in die Wolken; das ist der Himmel. Das Gegenteil davon ist die verankernde Qualität der Erde, bei der es darum geht, dafür zu sorgen, dass etwas jetzt geschieht.

Es ist wundervoll, ein positives Ziel zu haben, aber ohne Erde bleibt es nur ein Traum in eurem Kopf. Andererseits, wenn ihr nur Erde und keinen Himmel habt, dann seid ihr vielleicht gut beim Ausführen einer Aufgabe wie zum Beispiel, die Spüle zu reparieren, doch das wird nie zu einem langfristigen Ziel oder einer großen Vision wie zum Beispiel, einen Klempnerbetrieb zu eröffnen oder ein besseres Rohr zu erfinden. Um ausgewogen, ganzheitlich und effizient zu sein, braucht die Erde die Vision des Himmels, und der Himmel braucht das Handeln der Erde.

Menschen sind die einzigen Wesen, die Himmel und Erde zusammenbringen können, und ihr habt bereits damit angefangen, indem ihr heute hier erschienen seid. Ihr hattet die Idee, Yoga zu unterrichten, und dann habt ihr Schritte unternommen, dieses Ziel zu erreichen, habt Geld überwiesen, eure Yogapraxis regelmäßig durchgeführt, seid heute hierhergekommen – pünktlich, in angemessener

Kleidung, mit all euren Lehrbüchern. Herzlichen Glückwunsch!" Einige machen sich schon Notizen und werden von meinen Worten inspiriert, die ihnen helfen, sich zu entspannen und ihre Befangenheit abzulegen.

„Jetzt habe ich eine weitere Frage an euch: Aus welchem Grund wird man Yogalehrer?"

Verständnislos blicken sie von ihren Notizbüchern auf.

„Okay, ich gebe euch einen Tipp. Bestimmt nicht, um berühmt zu werden." Ich weiß, dass einige mich für bekannt halten, weil ich für das Yoga Journal *schreibe und auf vielen internationalen Yogakonferenzen unterrichte. Doch das ist ein ziemlich kleiner Kreis, um Berühmtheit zu erlangen. Also erzähle ich ihnen, wie ich kürzlich als der große Yogameister B. K. S. Iyengar verkleidet bei einer Halloween-Party war. Mit wilden Augenbrauen aus aufgeklebten Wattebäuschen, der roten Linie eines Brahmanen senkrecht in der Stirnmitte und einer Nehru-Jacke hatte ich angenommen, meine Verkleidung sei eindeutig, aber bei dieser Party, die nichts mit Yoga zu tun hatte, war sie ein Flop, weil kein Einziger der Anwesenden jemals von Iyengar gehört hatte. Daher: Nein, es geht nicht darum, berühmt zu werden.*

„Und ganz bestimmt auch nicht, um reich zu werden." Ich weiß, einige von ihnen denken, ich sei reich, weil ich ein großes, schönes Yogastudio habe, aber das denken sie nur, weil sie nicht wissen, wie viel es kostet, in New York City einen Betrieb zu führen.

„Also, warum wird man Yogalehrer? Einige haben es schon gesagt..."

„Um zu helfen."

„Ja, das stimmt. Der einzige Grund, Yogalehrer zu sein, ist der, hilfreich zu sein. Darum dreht sich alles, und wisst ihr was? Manchmal ist das eine ganz schöne Herausforderung! Es werden Leute in euren Unterricht kommen, die nicht das tun wollen, was ihr von

ihnen verlangt. Manche sind überheblich. Einige haben sogar Körpergeruch. Und manchmal kommt jemand in euren Unterricht, den ihr einfach nicht mögt. Aber sie sind nun einmal da. Sie sind in euren Kurs gekommen, weil sie Yoga lernen wollen, weil sie im Gleichgewicht sein und Wohlbefinden entwickeln wollen. Und es ist euer Job, ihnen zu helfen. Allen, ohne Ausnahme.

Darum betrachte ich das Unterrichten als Praxis, so wie Yoga üben oder Meditieren eine Praxis ist. Aber wenn ich Yoga auf meiner Matte übe, tue ich es für mich selbst … und das macht den Unterschied aus. Die Praxis des Lehrens besteht wirklich darin, zum Wohl anderer beizutragen. Daher können wir uns den Yogaunterricht als Bodhisattva-Praxis vorstellen. Weiß jemand, was ein Bodhisattva ist?"

Schweigen. Die meisten von ihnen sind noch zu schüchtern, um zu antworten, und ich bin ziemlich sicher, dass keiner von ihnen mit dem Begriff vertraut ist. In Yogalehren kommt dieses Konzept normalerweise nicht vor, also gehe ich zurück zu etwas, das sie möglicherweise schon im Yogaunterricht gehört haben.

„Okay, weiß jemand, was das Wort Ahimsa *bedeutet?"*

Hände fliegen nach oben. Ich rufe Luke auf, der sich freut, dass ich mich noch an seinen Namen erinnere.

„Gewaltlosigkeit."

„Ja. Uns selbst und anderen nicht schaden. Das ist die Quintessenz der Yogapraxis, das allererste Prinzip. Und ist euch aufgefallen, dass ***A****-himsa, ‚****Nicht****-Verletzen' ein ‚nicht', einen Verzicht, eine Abkehr von etwas beinhaltet? Genau das ist unser Ausgangspunkt: Niemals irgendeinem Lebewesen wehtun wollen. Und wenn wir diese Vorstellung dann wie eine Blume gießen, öffnet sich unser Herz, und unsere Motivation entfaltet sich nach außen, wobei sie vom Nicht-Tun zum Tun übergeht. Nicht-Verletzen entwickelt sich zu einer bewussten Aktivität, hilfreich zu sein, und plötzlich sehen wir so viele*

Gelegenheiten. Wenn wir dieses Gefühl haben, ist es ein bisschen so, als würden wir zum Leben erwachen, stimmt's?“

Einige Schüler sind unruhig. Sie sind noch nicht bereit für diese Verständnisebene, sie wollen aufstehen und ein paar Sonnengrüße machen. Doch die meisten Nachwuchslehrer sitzen am Rand ihres Kissens, die Knie unter ihre Brust gezogen, und hören mir zu, als würde ich ihnen eine tolle Geschichte vorlesen. Sie wissen, dass dies der Nektar ist – eine Insider-Information über das Lehren direkt aus der Quelle – und sie trinken ihn aus. Sie haben Yogablöcke als Schreibunterlage übereinandergestellt und machen sich wie wild Notizen.

Ich versuche, diejenigen, die abgeschaltet haben, mit einer gespielten Drohung aufzuwecken. „Ihr solltet euch alle Notizen machen. Ihr werdet darüber geprüft.“ Ich mache eine Pause, damit sie sich alle für die große Offenbarung sammeln können.

„Bodhi *heißt ‚Erwachen, Erleuchtung‘, und* Sattva *heißt ‚Wesen‘. Also heißt Bodhisattva …“*

Yuki platzt heraus: „Erleuchtungswesen!“

„Ja! Ein Bodhisattva ist ein Mensch, der so wach in der Welt ist, dass er das Leid anderer erkennt. Er widmet sein ganzes Leben dem Ziel, diesen Zustand zu mildern. Klingt das nicht wie ein gutes Ziel für Yogalehrer?“ Ich merke, dass es ihnen gefällt, neue, exotische Worte wie Bodhisattva *zu lernen, doch allmählich wird es ihnen zu viel. Ich beruhige sie.*

„Keine Sorge. Man braucht kein Buddhist zu sein, um Yogalehrer zu werden, und ihr braucht kein spezielles Bodhisattva-Gelübde abzulegen, um an diesem Kursus teilzunehmen. Aber ich biete euch dieses Beispiel als Inspiration an. Ein Bodhisattva tut alles, was nötig ist, um allen Lebewesen zu helfen, überall, immer, egal, was es ist.

Menschen lernen auf verschiedene Weise: durch Hören, Sehen, Lesen, Berühren und Tun. Ihr seid also hier, um eure Sprache zu entwickeln, das Wissen, wie ihr Stellungen korrigiert, eure Stimme, eure Augen, die Fähigkeit, andere zu verstehen, und euer Mitgefühl zu entwickeln. Denn wenn ein Schüler nicht versteht, was ihr ihm beibringen wollt, sagt ein Bodhisattva: ‚Dann greife ich tiefer in meine Werkzeugkiste und finde einen Weg, mit dieser Person zu kommunizieren und ihr zu helfen.' Wir lehren eigentlich keine Haltungen, sondern wir unterrichten Menschen und wollen sie erreichen. Das ist damit gemeint, ein Yogalehrer zu sein."

Stille breitet sich im Raum aus. Die Schüler denken über das Gesagte nach, versuchen, die Teile aneinanderzufügen. Andere sind deutlich bewegt. In dieser Pause wird mir klar, wie viel mir all das bedeutet. Als „Verbindungsstück" zwischen meinen Schülern und meinen eigenen verehrten Lehrern empfinde ich Wärme und Dankbarkeit.

Ich erinnere mich daran, dass es eine seltene Gelegenheit ist, diesen kostbaren Lehren im Leben zu begegnen – wie in der Legende von der Schildkröte im Ozean, die ihren Kopf durch ein schwimmendes Joch steckt –, und bekenne mich innerlich erneut zum Bodhisattva-Weg. Ich gelobe, dass ich nicht nur als Yogalehrerin, sondern immer, jedem Menschen, dem ich in meinem Leben begegne, helfen will – all den Menschen, die ich kenne und liebe, denen, die ich kenne und nicht so sehr mag, und all den unzähligen Menschen, denen ich noch nicht einmal begegnen werde.

***

Kürzlich fragten mich unsere Freunde Mary und Allen bei einem Dinner im ultrahippen Restaurant des Bowery Hotels, ob ich gerade an etwas Neuem schreibe. Ich steckte mir eine mit Parmesan gefüllte Olive in den Mund und erklärte: „Ja, aber das Thema ist topsecret." Unfähig, diesem verlockenden Bissen zu widerstehen, bettelten sie, ich solle sie raten lassen. Ich nippte an meinem italienischen Weißwein, während Allen, ein genialer Erfinder, versuchte, es zu erraten. „Geht es um den Weltraum? Um globale Erwärmung?" David und ich lachten wissend in uns hinein, weil völlig klar war, dass Allen, so klug er auch ist, nie erraten würde, dass ich ein Buch darüber schrieb, warum Frauen ihren Körper nicht mögen. Dann fragte Mary: „Ist es über Frauen und ihren Körper?" Sie grinste wie ein Honigkuchenpferd, während ich ihr schnell die Zwiebel-Focaccia hinüberschob.

Mary und ich jammern uns schon gegenseitig etwas über unsere Körper vor, seit wir ganz normale schlanke Mittzwanzigerinnen mit faltenlosen Knien waren. Jetzt, mit über fünfzig, kann man mit Sicherheit behaupten, dass wir noch besessener von unserem Körper sind als früher und dass er uns noch mehr bekümmert. Gelinde gesagt, wollen wir nicht mehr nackt sein, wenn das Licht an ist. Nicht, dass wir das jemals gemocht hätten.

Das scheint mir ganz normal zu sein. Doch allein die Tatsache, dass etwas normal ist, heißt noch lange nicht, dass es eine gute Art zu leben ist.

Ich habe mein ganzes Leben damit zugebracht, mit meinem Körper zu arbeiten, und ich bin eine enthusiastische Befürworterin von Fitness und gesundem Essen. Aber feste Bauchmuskeln haben mir keine Freude gebracht. Und ehrlich gesagt habe ich es satt! Ich habe es satt, mich mit mir selbst schlecht zu fühlen, weil mein Körper einer äußeren Vorstellung von Perfektion nicht entspricht.

Nicht, dass ich dieses Syndrom nur in mir selbst sehe – ich sehe es überall. Und es macht mich traurig.

Traurig wegen Collette, ihrer Tochter und ihrer Freundin.

Traurig wegen Jeni und allen Männern überall, die ihre Partnerinnen nicht davon überzeugen können, dass sie schön sind.

Traurig wegen all der Frauen, die immer wieder dieselbe kaputte Platte abspielen: „Ich habe nicht den Körper, den ich will, und ich will nicht den Körper, den ich habe."

Ein bisschen weniger traurig bin ich wegen meiner Freundin Jane, denn sie geht zumindest mit einem guten Sinn für Humor an die Sache heran. Sie hat mir erzählt, dass sie einen Kurs mit der Bezeichnung „Yoga für alle, die sich dick finden" ins Leben rufen möchte, und ich habe keinen Zweifel, dass es ein großer Erfolg wird!

Ich bin traurig wegen der Frauen, die mir erzählen, dass sie es leid sind, ihre Haare zu färben, aber meinen, nicht den Mut zu haben, damit aufzuhören.

Nur einen Moment brauchte ich, um mich mit meinem grauen Haaransatz schlecht zu fühlen, als ich ihn das erste Mal sah; wohingegen ein ganzes Jahr erforderlich war, um diese Gefühle in etwas Positives zu verwandeln. Mein langes, graues Haar fällt fließend auf meine Schultern und erinnert mich an das Entwirren von Prägungen, das erst stattfinden musste, bevor ich in der Lage war, meiner Freundin zu sagen: „Ich bin jetzt ein bisschen weniger eine Schwindlerin, Mary."

Als Yogalehrerin weiß ich: Letztendlich besteht die beste Methode, guten Unterricht abzuhalten, darin, dass man das, was gelehrt werden soll, mit voller Ausstrahlungskraft manifest werden lässt. Und wenn ich die Prinzipien von Meditation und Yoga auf die Sucht, meinen Körper zu hassen, anwenden kann, dann werden sich die Dinge verändern, dessen bin ich mir sicher. Raum wird sich eröffnen, Wertschätzung wird aufkommen, und ich werde vermutlich unglaublich viel besserer Stimmung sein.

Wenn die Praxis im Persönlichen wirken soll, wenn ich wirklich ein Bodhisattva sein will, wenn ich wirklich anderen helfen will, dann bietet sich mir eine einzigartige Gelegenheit. Daher hier nun:

Ich gelobe, davon abzulassen, meinen Körper ändern zu wollen, und stattdessen die Beziehung zu meinem Körper zu ändern.

Ich gelobe, nicht mehr wie besessen abnehmen zu wollen, und mich stattdessen darauf zu konzentrieren, mich selbst weniger aggressiv zu behandeln.

Ich gelobe, einen gesunden Drang nach Selbstverbesserung in meiner rechten Hand und eine ausgeprägte Wertschätzung in meiner linken Hand zu halten und dann beide Hände behutsam zu einem Gebet zusammenzuführen, das *gut genug* in *Gutsein* verwandelt.

Mit fester Entschlossenheit ist das nicht schwierig, weil ich weiß, dass grundsätzliches Gutsein schon in mir vorhanden ist, immer, wenn ich nur ein bisschen genauer in den Spiegel schaue.

Das will ich für meine Freundin Mary tun, für all meine Schülerinnen und für alle Frauen überall, die durchs Leben gehen, Großartiges vollbringen, anderen geben, unsere Welt kreieren und dabei die ganze Zeit ihren Körper hassen, weil es normal ist.

Dies ist die Geschichte, wie alles, was ich über meinen Körper lernte, sich als falsch erwies. Es ist die Geschichte, wie ich das Vertrauen in meine starken, festen Arme und Beine verlor, in die Zärtlichkeit meines offenen Herzens und dahinein, dass meine Rundungen ein Segen sind. Und darüber, wie ich meine Macht aufgab, ohne überhaupt zu wissen, dass ich sie hatte.

Doch die Geschichte handelt auch davon, wie ich Zuflucht im Yoga und in der Meditation fand, wie sie mir den Weg gewiesen und mich daran erinnert haben, dass alles entsteht, eine Weile anhält und sich wieder auflöst. Sie handelt davon, wie ich erkannte, welcher Art mein Leiden war, und mich entschloss, stattdessen Glück anzustreben. So stieg ich aus dem holprigen Bus aus und gelangte auf den Weg der Leichtigkeit. Dies ist die Geschichte über mich und meinen Körper und darüber, wie wir nach langen Jahren des Kämpfens wieder Freunde wurden.

Nun, ich hoffe zumindest, dass es diese Geschichte ist. Doch wenn ich das alles so klar erkenne, wieso flüstert mir dann diese grantige innere Stimme immer noch ins Ohr und setzt mir trübe Gedanken in den Kopf? Ich habe Fortschritte gemacht, denke aber, ich brauche noch mehr Medizin, stärkere Munition. Es ist an der Zeit, mir etwas Hilfe zu holen bei denjenigen, die mir vorangegangen sind, denn ich brauche ein paar echte Tipps – nicht solche, die etwas bemänteln, sondern solche, die Negativität durchtrennen und in eine positive Einstellung verwandeln. Diesen Vinyasa-Flow habe ich lange genug eingefroren. Ich bin bereit, neue Samen zu säen.

hȧlteń

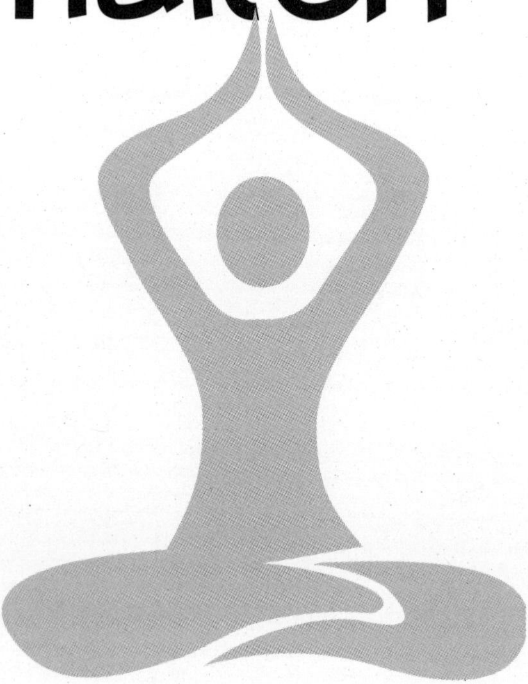

Eine Stellung halten ist eine Erfahrung des Dazwischen-Seins. Darum schenken wir dem Halten weniger Aufmerksamkeit. Es ist kein Gipfelerlebnis wie das Ankommen oder Abreisen, noch nicht einmal eine bewusste Handlung, wie etwas anzusammeln oder loszulassen. Es fehlt ihm das offensichtlich Dramatische, das uns anlockt, daher wird es leicht versäumt, ignoriert oder vermieden.

Wenn wir aber unsere Aufmerksamkeit auf den Übergang richten und zulassen, den Reichtum des Schwellenraums, des Weder-hier-noch-Dort, zu spüren, dann entdecken wir, dass sich genau dort die Magie vollzieht. Genau dort liegt der Siedepunkt.

Ein guter Yogasud besteht aus den universellen Elementen Hitze und Anstrengung, Atmen, verschwitzte Muskeln und starke Knochen. Im Leben zeigen sich dieselben Bestandteile als Tränen und Liebe, Zorn und Angst, Hoffnung und Verwirrung, manchmal als Ekel, als gebrochenes Herz oder Freude.

Die Sache ist die, dass die Alchemie sich nur dann vollzieht, wenn wir alles miteinschließen. Wir können nicht das Schmutzige, das uns nervös macht, ängstigt oder mit Scham erfüllt, weglassen. Alles kommt mit in den Topf, und dann schauen wir und warten.

Wenn wir ungeduldig sind oder drängelig, dann mischen sich die Aromen nicht richtig, und wir finden uns am Ende mit einem Klumpen unverarbeiteter Gefühle wieder. Traurigkeit mildert dann den Zorn nicht, Freundlichkeit beruhigt nicht den herrischen Verstand, und der Duft der Freude verführt nicht die Angst.

Und was kommt am Ende für uns dabei heraus? Nichts. Das heißt, nichts Festes. Nur ein intuitives Wissen aus dem Bauch heraus, dass in Wirklichkeit ohnehin alles ein „Dazwischen" ist. Dieses Wissen, das uns hilft, durchzuhalten, egal was passiert, ist das Wissen, das dem Halten bzw. Verweilen entspringt.

***

Meine Mutter lässt sich Zeit, während sie den Rollator zum Fahrstuhl der Seniorenresidenz für betreutes Wohnen in Dallas schiebt. Ich bilde das Schlusslicht. Da es wahrscheinlich der langsamste Aufzug der Welt ist, hätten wir genügend Zeit für ein sinnvolles Gespräch auf dem Weg von der Lobby zum Appartement meiner Mutter im vierten Stock. Aber natürlich gleiten wir erneut ab in eine Variante des Gesprächs, das wir schon mein ganzes Leben lang geführt haben.

Mom hebt ihre Altfrauenhand vom Griff des Gehwagens, wendet die Handfläche nach oben und sagt, während sie mit ihrem Unterarm hin und her wackelt: „Guck mal."

„Was denn?", frage ich.

„Ich hasse ihn."

„Was hasst du?"

„Meinen faltigen Arm. Ich hasse ihn."

Seufzen. „Du siehst toll aus, Mom. Und dein Outfit ist hinreißend. Du weißt, dass du hier als die bestgekleidete Dame des gesamten Ortes giltst!"

Da lächelt sie, ist jedoch sofort von den verspiegelten Türen des Fahrstuhls abgelenkt und macht sich an ihrer Audrey-Hepburn-Frisur zu schaffen, die ihre hohen Wangenknochen zur Geltung bringt.

Mit dreiundachtzig Jahren bemüht sich meine Mutter immer noch sehr um ihr Aussehen, ist fortwährend mit Lippenstift und Halskette zugange und will ständig neue Kleider kaufen, die ihrem Aussehen noch mehr schmeicheln. Heute trägt sie eng anliegende Eileen-Fisher-Caprihosen und ein schwarz-weiß gestreiftes T-Shirt, das mit funkelnden Strasssteinen besetzt ist.

Sie ist wirklich bezaubernd. Obwohl sie nicht sehr sicher auf den Füßen ist, haben wir einen Weg gefunden, wie sie immer noch attraktive Schuhe tragen kann. Keine Alte-Damen-Latschen für sie; ich habe ihr hübsche Lackleder-Ballerinas gekauft, mit einem kleinen Riemen, damit sie an den Knöcheln halten. Sie braucht diesen Riemen, weil wir die Schuhe eine Nummer größer kaufen mussten, nachdem ihr der Nagel am großen Zeh entfernt werden musste. Der andere ist auch schon halb abgefallen, aber trotzdem möchte sie immer noch rosa – manchmal sogar kaugummirosa – Nagellack tragen.

Meine sehr feminine Mutter hat einen guten Job gemacht, als sie mich lehrte, wie man gleichzeitig ladylike und stark sein kann. Jeden Sonntagmorgen saß sie am Esszimmertisch und machte sich die Nägel, während sie den Unterricht ihrer Sonntagsschulklasse vorbereitete. Ihre Hände sind inzwischen so zitterig, dass man kaum glaubt, wie geschickt sie früher einmal war. Eine ihrer besonders magischen Fähigkeiten bestand darin, dass sie nur mit einer Hand, mit Daumen und Zeigefinger, einen Nähknoten machen konnte. Sie hat es mir oft gezeigt, aber ich konnte buchstäblich noch nicht einmal sehen, was ablief; es ging alles so schnell. Meine Versuche endeten stets in einem verhedderten Durcheinander loser Fäden. Millie lachte über meine Frustration und zeigte es mir noch einmal. Sie wickelte ein Stück Faden von der Spule ab und durchtrennte ihn mit den Zähnen. Dann hielt sie den Faden in einer Hand und sagte, „du machst es einfach so“ – ihr Daumen kreiste um ihren Zeigefinger – „und dann so“: Und da war der Knoten. Sie war dabei ein bisschen prahlerisch, und ich mochte auch diesen Teil meiner Mutter, den Teil, der sich gut damit fühlte, etwas geschickt und ohne die geringste Mühe zuwege zu bringen.

Die starken Dinge, die sie mich gelehrt hat, machten auch Spaß. Sie brachte mir bei, am Strand ein Rad zu schlagen, und dabei im Sand Spuren – Hand, Hand, Fuß, Fuß – in einer geraden Linie zu hinterlassen. Sie sang *„Hey, Look Me Over"* im Auto, um mich auf dem Weg zum Arzt bei Laune zu halten. Als mein Bein mit besagten sechsundfünfzig Stichen genäht worden war, munterte sie mich auf, bis ich in die letzte Liedzeile mit einstimmte. „Hey, pass auf, Welt, hier komme ich!" Wie viele Mütter war sie kaum jemals krank.

Vielleicht war das der Grund, warum ich nicht erkannte, dass etwas ernsthaft mit ihr nicht in Ordnung war, als Millies Stürze begannen. Oder vielleicht wollte ich es einfach nicht wahrhaben. Zuerst verstauchte sie sich den Knöchel, als sie die Kirchenstufen hinunterging, und dann stürzte sie und brach sich den Arm auf dem Parkplatz des Biomarktes. Am schlimmsten war es, als sie beim Tischabdecken mit einem Stapel Teller in den Händen über eine Türschwelle stolperte und mit voller Wucht auf das Gesicht fiel. Sie fühlte sich erniedrigt, dass sie noch nicht einmal solch eine einfache Aufgabe zuwege brachte, und beschämt, dass sie alle Teller zerbrochen hatte.

Erst Jahre später, als Parkinson bei ihr diagnostiziert wurde, sahen wir das Muster und erkannten, dass sie nicht weggetreten oder tollpatschig gewesen war, sondern dass sie krank wurde. Das Herzzerreißende daran war, dass sie jedes Mal, wenn sie fiel, „ich hasse mich" rief. Da sie nicht wusste, dass sich eine Krankheit in ihr ausbreitete, nahm Millie an, das Stürzen sei ihre Schuld, sie sei unkoordiniert, plump, unkontrolliert und habe allen den Abend verdorben. Und das bewirkte ihren Selbsthass.

Kurz darauf änderte sich alles. Der Pförtner an ihrer Wohnung erzählte mir, sie sei morgens einkaufen gegangen, und bei ihrer Rückkehr sei ihr der Kopf auf die Brust gefallen. Mein Telefon klingelte immer häufiger und brachte neue Nachrichten über ihre zunehmende Verwirrtheit, und wenn der Manager des Appartementhauses anrief, um mir mitzuteilen, dass Millie um Mitternacht durch die Flure wanderte und meinen Vater suchte (der einige Jahre zuvor gestorben war), schwang ich mich ins nächste Flugzeug und eilte nach Dallas.

Inzwischen wissen wir, dass meine Mutter an der Lewy-Körper-Demenz erkrankt ist, die sich als eine grausame Kombination von Alzheimer und Parkinson darstellt. Das Zittern in Händen, Füßen und im Nacken bewirkt, dass sie seitlich in sich zusammenfällt, als würde sie sich schon einmal zusammenfalten, bereit, für immer beiseitegeräumt zu werden. Sie hatte eine Reihe kleinerer Schlaganfälle, die, wie der Neurologe sagt, Löcher in ihrem Gehirn hinterlassen haben wie in einem Schweizer Käse. Dadurch ist ihr Verständnis von Konzepten wie Raum und Zeit, wo und wann, Morgen und Abend, Tagen, Wochen, Stunden lückenhaft geworden. „Wo bist du?", fragt sie mich jedes Mal, wenn ich sie von meinem Zuhause in Manhattan anrufe. „Oh, in New York? Kannst du heute zum Mittagessen vorbeikommen?"

Die Interessen meiner Mutter sind zusammengeschrumpft auf das, was sie jeweils täglich bewältigen kann und was ihr wichtig ist, welcher Tag oder welche Woche auch immer es ist – und ihr vorrangiges Interesse gilt ihrem Äußeren. Wenn sie sich schon nicht gut fühlen kann, dann kann sie zumindest ihr Bestes tun, um gut auszusehen. Obwohl ihre Knöchel unangenehm geschwollen sind und ihr häufig kalt ist, klagt sie meist eher über ihre Frisur und über den Sitz ihrer Kleidung. Das macht mich nachdenklich. Es liegt mir fern, meiner Mutter vorwerfen zu wollen, sie sei für meinen Hang zum Körperhass verantwortlich. Das hat einen umfassenderen Hintergrund. Doch jetzt, da ich allmählich meine Tendenz erkenne, mich selbst obsessiv zu verurteilen, sehe ich das auch in ihr, und ich frage mich, ob ich die genetische Veranlagung zu dieser Art von Denken habe.

Wieder in ihrem Wohnzimmer, helfe ich meiner Mutter vom Gehwagen in ihren Sessel. Damit ist mehr körperliche Nähe verbunden, als wir sie meiner Erinnerung nach je zuvor hatten. Die Parkinsonkrankheit bewirkt, dass sie sich krampfhaft anklammert. Daher muss ich als Erstes ihre fest eingerollten Finger von den Armstützen des Gehwagens lösen und sie auf meine Arme legen.

„Halt dich an meinen Handgelenken fest, Mom."

Während sie nach mir greift, verliert sie das Gleichgewicht und beginnt zu weinen.

„Nein, nein, wir fallen nicht! Es ist okay. Halt dich an mir fest, Mom."

Es gelingt mir, meinen Körper rechtzeitig unter ihren zu schwingen und damit ihre Abwärtsbewegung zu stoppen. Es ist mir lieber, sie fällt auf mich als auf den Boden. Bitte, lass sie nicht noch mehr blaue Augen oder lila Blutergüsse bekommen! Mein Mann sagt, dass ich in diesen Tagen im wahrsten Sinne des Wortes meine Mutter auf dem Rücken trage, und das stimmt. Sie wirkt zwar zart und gebrechlich, aber wenn ihr volles Gewicht auf mir lastet, ist sie schwer, und bei mir machen sich inzwischen Schmerzen im unteren Rücken bemerkbar. Ich weiß, dass das nicht nur am körperlichen Einsatz liegt, den die Fürsorge für meine Mutter mit sich bringt. Es ist okay. Sie hat mich als Baby getragen, und jetzt bin ich an der Reihe, sie zu tragen.

Wir richten uns beide wieder auf und beginnen noch einmal von vorn. Ich lehne mich zurück, als würde ich Wasserski fahren, um ihr Gewicht auszugleichen, und lasse sie langsam auf den kastanienbraunen Cordsamtsessel sinken. Dieses Mal habe ich ihre Unterarme fest im Griff. Bis auf die Tatsache, dass die Haut ein bisschen lockerer ist, fühlen sie sich genauso an wie meine Arme. Noch ein paar Zentimeter und sie ist unten. *Plop*. Wir haben es geschafft. Ich bin froh, aber Millie hat einen seltsamen intensiven Gesichtsausdruck.

„Was ist los, Mom? Tut dir etwas weh?"

„Da ist ein Käfer."

„Ein Käfer?" Ich folge ihrem Blick. „Ich sehe keinen Käfer."

„Er ist da auf dem Teppich. Da ist er schon seit Wochen."

Die Lewy-Körper-Demenz verursacht bei den Betroffenen Halluzinationen. Meine Mutter sieht Käfer auf dem Teppich, Löcher im Fußboden des Wandschranks, und sie hört nachts unsichtbare spielende Kinder im Flur.

„Ich glaube nicht, dass heute ein Käfer da ist, Mom. Es sieht nur manchmal so aus, wegen der Räderspuren deines Gehwagens auf dem Teppich."

Sie glaubt mir nicht wirklich, ist aber bereit, nachzugeben und lässt es für diesmal gut sein.

Ich schiebe den Gehwagen unter meinen Po und hocke mich darauf. Zeit, Millie etwas die Zeit zu vertreiben. Ich beuge mich vor, strecke meine Hände nach ihr aus, die Handflächen nach oben gewandt. „Lass uns ein bisschen Yoga machen." Sie will nie Yoga üben, mochte es nie, wird es nie mögen. Doch sie lächelt trotzdem, weil sie mich liebt und es Spaß macht, Dinge zusammen zu tun. Wenn ich nicht da bin, sitzt sie stundenlang allein in diesem Sessel fest. Sie nimmt meine Hände.

„Einatmen", sage ich mit meiner Yogalehrerinnenstimme und hebe ihre Arme an.

„Ausatmen", und ich lasse ihre Arme sinken.

„Einatmen, ausatmen." Ich wiederhole diese Anweisungen in einem singenden Tonfall: Beim Einatmen geht meine Stimme nach oben und beim Ausatmen nach unten, um anzuzeigen, dass ihre Arme dasselbe tun sollen. Millies Arme gehen nicht sehr weit nach oben, nur etwa bis zur halben Schulterhöhe, doch jede Bewegung ist gut für sie. Wir wiederholen das Ganze viermal, und dann variiere ich, indem ich erst ihren rechten Arm viermal auf und ab bewege und anschließend ihren linken Arm.

Sie folgt meinen Anweisungen, atmet ein und aus und scheint voll und ganz bei der Sache zu sein. Für mich ist dies eine vollkommen umgesetzte Vinyasa-Yogapraxis. Es ist ein verbreitetes Missverständnis, dass Vinyasa Yoga eine Yogaform sei, bei der man richtig Gas geben muss, so hyperschweißtreibend, dass sie nur von den Hardcore-Athleten unter den Yogapraktizierenden geübt werden kann. Aber Millie passt ihren Atem an ihre Bewegungen an und achtet auf die gesamte Erfahrung – nicht nur darauf, wann sie ganz oben oder ganz unten ist, sondern auf den Verlauf des gesamten Weges. Und jetzt ist sie fertig, und auch ich bin müde.

Ich gleite vom Gehwagen, knie mich auf den Boden neben sie und öffne die Schachtel mit Familienfotos, bereit für ein weiteres wohlvertrautes Gespräch. Wir beide haben Spaß daran, dass meine Mutter und ihre drei Schwestern Donnabelle, Betty und Beverly sich so ähnlich sind. Und auch wir Cousinen – Kelly, Scherry und ich – sehen uns zum Verwechseln ähnlich, und alle sind wir das Ebenbild unserer Mütter. Und allesamt ähneln wir wiederum unserer Großmutter. Es gibt natürlich Variationen des Themas, abhängig vom Alter, der Ernährung, der sportlichen Betätigung, der Frisur und davon, welche Familien in der Stadt oder auf dem Land leben, doch die genetische Abstammung ist eindeutig. Wir alle haben dieselben ausgeprägten Wangenknochen, dieselben tief liegenden Augen und dasselbe quadratische Kinn, und wenn man uns umdreht, zeigen wir alle das gleiche herzförmige Hinterteil.

„Ich finde, du bist die hübscheste von allen Schwestern, Mom."

Sie lächelt, die Augen leuchten auf und Wangenknochen werden sichtbar. „Das habe ich immer gedacht." Irgendwie ist die Art und Weise, wie sie das sagt, nicht gemein oder arrogant. Es ist süß und ich bin froh, dass meine Mutter sich hübsch findet. Es tut weh zu hören, wie sie über ihren Körper klagt, doch in der Zwischenzeit hat sie schon vergessen, worüber wir gesprochen haben, und will wissen, ob ich dafür sorgen könne, dass sie eine Maniküre erhält.

***

Nach der Maniküre gingen wir abends zusammen im benachbarten Good Eats essen, einem sehr netten Ort, wo man darauf eingestellt ist, alte Menschen mit Gehwagen um halb sechs am Abend zu versorgen. Als Teil meiner Recherchen darüber, wie andere Frauen mit dem Thema Körperbild, Selbstwahrnehmung und Selbstvertrauen umgingen, hatte ich beschlossen, mit meiner Mutter zu beginnen. Ich erinnere mich daran, wie mein Vater mir erzählte, schon als er meine hübsche Mutter das erste Mal sah, wie sie mit ihrem scheuen Lächeln eine Fußgängerbrücke am Kirchen-Sommerlager überquerte, habe er beschlossen, sie zu heiraten. Doch ich bin mir nicht so sicher, dass meine Mutter sich immer schön fand, und ich weiß, dass sie, solange ich denken kann, schon mit ihrem Gewicht kämpfte. Nachdem sie in das Heim für betreutes Wohnen gezogen war, nahm sie fast fünfzehn Kilogramm ab, aber nicht auf eine gute Weise. Depressionen können bewirken, dass man ganz zu essen aufhört. Nun aber pickte sie mit der Gabel in ihrem Essen herum, denn sie mag gebratenes Hähnchensteak und schaffte es, die winzigen Bissen zu essen, die ich für sie geschnitten hatte.

Nachdem ich ihr ein wenig von meinem Dilemma erzählt hatte – dem ganzen Drama, meinem ständigen Wunsch, mein Körper möge anders sein, und wie ich nie mit ihm zufrieden war –, hoffte ich, dass sie einen Rat für mich hätte. Oder dass wir zumindest ein interessantes Gespräch führen würden. Denn wie durch ein Wunder haben wir über dieses Thema nie eingehender gesprochen, sondern wir redeten immer nur darum herum. Dasselbe gilt für den Großteil meiner Freundschaften mit Frauen: Sie basierten auf der stillschweigenden Übereinkunft, dass es ganz natürlich sei, in irgendeiner Form mit dem eigenen Körper/Haar/Gesicht unzufrieden zu sein. Millie schien zuzuhören, während sie ihr Kartoffelpüree mit weißer Soße aß.

„Was denkst du darüber, Mom?"

„Wenn du hübsch und schlank bist, bekommst du mehr Aufmerksamkeit."

Ich versuchte, noch weiter zu gehen, und fragte, wie es ihr damit ginge, doch sie reagierte nicht auf meine Frage. Was hatte ich denn gedacht? Natürlich ist ihr Gehirn nicht mehr darauf ausgelegt, einem Gedankengang zu folgen. Dieses Gespräch war vorbei, und es blieb mir überlassen, über diese eine bezeichnende Aussage nachzudenken.

Eine Woche später fragte ich ihren Neurologen, wie die Chancen stünden, dass ich ebenfalls an Lewy-Körper-Demenz erkrankte und ob bei mir die genetische Veranlagung dafür bestünde. Ich vermute, es ist keine gute Nachricht, dass er mir keine klare Antwort gab, sondern mir nur einige Ratschläge erteilte:

„Wenn Sie aerobes Ausdauertraining machen, verringern Sie das Risiko um fünfzig Prozent." Das war vermutlich auch eine Antwort, und ich schwor mir, meine abgelaufene Mitgliedschaft im Fitnessstudio zu erneuern und wieder bei Smith zu trainieren. Seitdem kann ich beim Anblick von Millies Verfall nicht umhin, mich zu fragen, was wohl aus mir wird.

***

Ich gehe im Yogastudio nach vorne und sage: „Sitzt bitte alle in Vajrasana." Die Schüler kennen diese Haltung und brauchen einen Moment, um die neue Position einzunehmen. Weil ich es sie so gelehrt habe, schließen sie das Wechseln der Haltung und das Arrangieren ihrer Matten und Yogaprops in ihre Achtsamkeitspraxis mit ein und erkennen dabei an, dass die Momente zwischen den Asanas genauso wichtig sind wie die Asanas selbst. Sie falten die mexikanischen Decken, auf denen sie saßen, ordentlich zusammen und legen sie ans Ende ihrer Matte. Ich lache, als ich ihnen sage: „Wenn man bedenkt, wie mein Zimmer in meiner Highschool-Zeit aussah, wäre meine Mutter schockiert, wenn sie mich jetzt hören würde,. aber: ‚Form schafft Raum'."

Die Form bzw. die Haltung namens Vajrasana ist ganz einfach. Die Schüler knien, die Beine unter dem Körper, die Hüfte oberhalb der Fersen. Sie wissen, wenn ihre Knie schmerzen, können sie eine Decke unter die Schienbeine oder zwischen Waden und Oberschenkel legen. Sie nehmen sich Zeit, alles bewusst zu arrangieren, damit sie in dieser Haltung im Gleichgewicht sind und bequem sitzen. Sie machen es so, weil ich es sie so gelehrt habe. Es soll in Erinnerung rufen, dass in ihrem Innersten Grundlegendes Gutsein ist. Sie sitzen ruhig da, wie friedliche Krieger, die Handflächen auf den Schenkeln, mit offenen Gesichtern und sanftem, unbewegtem Blick.

„*Wer weiß, was Vajrasana bedeutet? Das Wort ist aus zwei Begriffen zusammengesetzt:* Vajra *und* Asana. *Das Sanskrit-Wort* Asana *bezeichnet eine Yogahaltung. Doch eine wörtlichere Übersetzung ist ‚das Sitzen‘. Ich denke dabei auch an die Bedeutung ‚mit dem sitzen, was aufkommt, wenn wir uns in dieses spezielle neuronale Muster, in genau diesen energetischen Kreislauf versetzen‘.“ In dieser Haltung zu sitzen ist nicht kompliziert. All meinen Schülern gelingt es leicht.*

„Vajra *heißt ‚Diamant‘ oder ‚Donnerkeil‘. Wenn wir so sitzen, werden wir an das erinnert, was an uns diamantengleich, hart, unzerstörbar ist. Und genau das ist in uns allen, in unserem tiefsten Inneren. Es wird als Grundlegendes Gutsein bezeichnet. Jeder hat es. Wir sind damit auf die Welt gekommen. Es ist unser Erbe, und niemand kann es uns jemals nehmen. Wenn wir uns mit unserem Grundlegenden Gutsein verbinden und es wirklich fühlen, dann erkennen wir es allmählich auch in anderen. Denn jeder – auch unsere lärmenden Nachbarn und ihr kläffender Hund oder dieser aggressive Typ in der U-Bahn heute Morgen, der Ex-Ehemann und alle anderen, die auf unserer schwarzen Liste stehen: Jeder verfügt über Grundlegendes Gutsein. Auch ihr! Der Donnerkeil ist das, was wir erleben, wenn wir einen plötzlichen Moment der Klarheit und des Erwachens haben. Traditionell bezeichnet man das als einen ‚Lichtblitz in der Finsternis‘. Er zieht uns aus unserer dicken Geistessuppe heraus und erinnert uns wieder daran: Im Kern sind wir Grundlegendes Gutsein.“*

Die Schüler sitzen währenddessen völlig ruhig da, hie und da sehe ich ein paar Tränen.

***

Mein Hund Leroy dreht sich achtmal im Kreis. Die Kreise werden jedes Mal kleiner, bis er sich schließlich in die ideale Position geschraubt hat, um seinen Haufen zu setzen. Hinterher dreht er noch einen Kreis, und dann, weil er sich jetzt so gut fühlt, so schön leicht, wedelt er mit dem Schwanz und legt mit seinen Hinterbeinen einen beschwingten Step aufs Parkett. Von dieser Routine weicht er nie ab. Nie denkt er, ich hocke mich jetzt hierhin und mache es. Leroy ist ein sehr intelligenter Pudel, definitiv der Einstein des Hundeparks. Und doch lebt er in einer Welt ohne Wahlmöglichkeit, sein Verhalten wird diktiert von der Gewohnheit, vom Instinkt und der Tatsache, dass er dem Tierreich angehört.

Wir Menschen sind ebenfalls Tiere, aber wir leben in der Menschenwelt, einer Welt voller Optionen. Nur: Die Sache ist die, dass es an uns ist, etwas Neues auszuprobieren. Wir alle geraten hin und wieder in einen Leroy-ähnlichen Trott, doch als Menschen können wir es erkennen und die Dinge ändern – zumindest theoretisch.

Warum also beginne ich jeden Morgen damit, im Geiste diese kaputte Schallplatte wieder aufzulegen: „Okay, gestern Abend habe ich zwei Scheiben Brot gegessen und ein Glas Wein getrunken, und auf meinem Caesar Salad war noch eine Extraportion gehobelter Parmesan. Warum? Warum habe ich das nur getan? Jetzt fühle ich mich so dick. Nun werde ich den ganzen Tag brauchen, nur um wieder einen weniger aufgedunsenen Zustand zu erreichen. Okay, heute mache ich es besser. Zum Frühstück esse ich Haferflocken mit Leinsamen und Blaubeeren, zum Mittagessen eine Suppe von Whole Foods, und wenn ich dann wirklich will, kann ich nachmittags noch einen fettfreien Cappuccino trinken. Oh, was ist denn das für eine wabbelige Stelle hier – igitt! Vielleicht gehe ich shoppen und finde etwas, das mich gut aussehen lässt … oder auch nicht. Verdammt, was bin ich fett!“ Mark Bittman schreibt in seinem Buch *Food Matters*, Essen sei keine Sucht wie Zigaretten, Kaffee oder Alkohol. Wenn man an einem Abend etwas zu viel isst, ist das nicht schlimm. Man kehrt einfach am nächsten Tag zum gesunden Programm zurück und fährt damit fort. Schuldgefühle sind unnötig. Ein Drama daraus zu machen ist unnötig.

Das fällt mir so schwer! Solange ich denken kann, stecke ich in einem immer wiederkehrenden Denkmuster aus dem Tierreich fest, das mir zuflüstert: „Du bist schuld. Dein Körper gerät aus den Fugen, ist außer Kontrolle. Was auch immer du tust, essen oder nicht essen, ist falsch. Du kannst deinen Körper nicht kontrollieren, er reagiert nicht so, wie du es gerne hättest, und das ist deine Schuld.“

Was für eine Zwickmühle! Wenn ich es logisch betrachte, stimme ich natürlich mit Mark Bittman überein: Wer an einem Tag zu viel isst, kann es am nächsten wieder ändern und einfach wieder den richtigen Kurs einschlagen; es ist keine große Sache. Wenn man aber denkt, der Körper sei von einem getrennt, dann ist es aus und vorbei mit der Logik. Dann wird es kompliziert.

Ich erinnere mich an die Zeiten, als ich noch aß, was ich wollte, ohne einen zweiten Gedanken daran zu verschwenden. Das war in meinen frühen College-Tagen in den Siebzigern. Letzteres bedeutete, dass viel Dope geraucht wurde, worauf stets unwiderstehlicher Heißhunger folgte. Meine Freundin Terry und ich kannten das Geheimnis, wie der Heißhunger gestillt werden konnte, nämlich durch die genau richtige Mischung aus süß (Schokolade, Schokolade, Schokolade) und salzig (Tortillachips). Und viel Limonade zum Hinunterspülen dazu. Ich erkenne jetzt, dass ich dadurch eintrainiert habe, genau so zu handeln und zu denken. Meine damalige Philosophie war die: Wenn du Lust auf etwas hast, dann tu so schnell wie möglich alles, was du kannst, um sie zu befriedigen. Es interessierte mich nicht, meine Gelüste im Zaum zu halten, und wenn ich ihr Sklave war, fühlte ich mich dabei noch nicht unwohl. Es mag Verleugnung sein, aber ich habe nicht ein einziges Mal darüber nachgedacht, etwas an diesem Syndrom zu ändern. Warum sollte ich? Ich hatte Spaß und nahm nie ein Pfund zu, obwohl Terry und ich zwanghaft um den Umfang und die Form unserer Schenkel besorgt waren.

Selbst damals war das wahre Drama die Sucht. Ich hänge an der Angel einer Einstellung der Selbstverurteilung und des Selbsthasses, die sich, genau wie Leroy, immer wieder im Kreis dreht, und sage mir dabei, wenn ich mein Aussehen nicht mag, dann müsse ich etwas falsch machen oder etwas stimme nicht mit mir. So oder so bin ich als Mensch nicht in Ordnung. Dadurch fühle ich mich hilflos und hoffnungslos.

Dieses fehlgeleitete Denken kam richtig auf Touren, als mein von Natur aus dünner Körper mit Anfang dreißig begann, fülliger zu werden. Ich hatte bereits eine Angst vor Fett und vor Essen entwickelt. Außerdem hatte ich mir angewöhnt, jeden Morgen mit derselben negativen Leier zu beginnen: Reue, Beschuldigungen und dem Schwur, mich zu bessern – in einer Million Varianten des oben Gesagten. Dennoch traten die Veränderungen, die ich mir wünschte, niemals ein. Was fehlte mir nur? Ich esse nichts Gebratenes. Ich meide Gluten. Ich esse selten Milchprodukte. Ich trainiere beinahe jeden Tag, und rotes Fleisch habe ich seit 1971 nicht mehr gegessen. Warum habe ich in den letzten fünfzehn Jahren jedes Jahr zugenommen? Als eine Yogakollegin mich so klagen hörte, erzählte sie mir von einem Ernährungsberater, der ihr geholfen hatte, sich besser zu ernähren. Wie sie sagte, hatte sie dadurch stark abgenommen. Ich ließ mir sofort einen Termin geben.

Auf dem Aufnahmeformular gab ich wahrheitsgemäß an, dass mein letzter Arztbesuch schon etwa zwanzig Jahre zurücklag. Als Dr. Jairo Rodriguez die Augenbrauen hochzog, gestand ich, dass ich Ärzte wirklich nicht mag (im Sinne von „vertraue"). Möglicherweise in dem Bestreben, dass ich mich entspannen sollte, wechselte er das Thema und fragte mich, wie ich mich fühlte.

„Erschöpft", antwortete ich, schränkte dies aber schnell ein und erklärte: „Ich bin selbstständig. Meinen Sie nicht, dass alle Kleinunternehmer in New York ständig erschöpft sind?"

Er lächelte und sagte: „Oh, ja nun, möchten Sie etwas Wasser trinken?"

„Äh, ja sicher."

Er reichte mir ein Glas Wasser und forderte mich auf, es langsam zu trinken und dabei meinen Kopf nach hinten zu neigen. Als ich das Glas wieder hinstellte, sagte er: „Also, jetzt werden Sie Ärzte erst recht nicht mögen, denn ich muss Ihnen sagen, dass Sie einen Tumor an der Schilddrüse haben."

Auf diese Weise erfuhr ich, dass ich im wahrsten Sinne des Wortes einen Kloß im Hals hatte. Er war deutlich sichtbar und bewegte sich auf und ab, während ich das Wasser trank. Dr. Rodriguez erklärte mir, wir könnten erst nach Eintreffen der Ergebnisse eines gründlichen Bluttests wissen, wie gefährlich er war (Krebs versus Kleinigkeit). Ich begann zu schwitzen und fragte mich, wie viel Blut für einen gründlichen Bluttest erforderlich war.

Nachdem ich die Blutabnahme hinter mich gebracht hatte, wurde ich wieder in Dr. Rodriguez' Büro gerufen, wo er mir mitteilte, dass es eventuell möglich sei, den Knoten auf natürliche Weise, durch Diät und Nahrungsergänzungsmittel, aufzulösen.

Er zog einen Ordner hervor und schrieb meinen Namen darauf. Ich sollte mit dem umfangreichen Programm der Ernährungs- und Vitamintherapie beginnen, das im Ordner detailliert dargestellt wurde.

Als er die erste Seite aufschlug, sah ich eine lange Liste mit Nahrungsmitteln. Er begann, sie an mich anzupassen, indem er Dinge von der Liste strich. „Milchprodukte nein, Bohnen ja, Zucker nein – und das heißt, kein Obst, keine Möhren, keine Rote Bete, keinen Mais. Fleisch ja, Oliven nein, kein Salatdressing und auch keinen Alkohol!"

Sein Stift fuhr so schnell über das Papier, dass ich nur schockiert dasitzen konnte. Schließlich blätterte er wieder zum Umschlag zurück und schrieb darauf: „1300 Kalorien täglich; zum Mittag- und Abendessen ist eine Portion Fisch oder Huhn – bis Handtellergröße – erlaubt." Er sah auf und blickte mich an. Vielleicht als Reaktion auf meinen Gesichtsausdruck fügte er teilnahmsvoll hinzu: „Sie können zum Abendessen eine Scheibe Brot und eine etwa faustgroße Portion Reis oder Kartoffeln essen."

Aufmunternd tätschelte er den Deckel des Ordners, bereit, mich in mein neues Leben zu schicken. „Irgendwelche Fragen?"

„Na ja. Wenigstens werde ich etwas abnehmen."

„Oh, auf jeden Fall!" Er kritzelte noch etwas auf den Umschlag der Broschüre und drehte ihn in meine Richtung: DSH. „So werden Sie sein: dünn, schlank, hinreißend!"

Tja. So viel zu zweideutigen Botschaften. Zwei Minuten zuvor hatte Jairo mir noch gesagt, ich müsse meine Ernährung umstellen, um mein Leben zu retten, und nun drehte sich alles um dünn = umwerfend. Seufz. Das schon wieder! Vermutlich habe ich es selbst so arrangiert, als ich zu einem Arzt ging, der bekannt dafür ist, dass er Menschen beim Abnehmen hilft. Doch diese

Art der Herangehensweise war wirklich nicht gut für mich, umso mehr, als sie von einem Mediziner kam. Ich brauchte Ermutigung, um gesund zu werden, nicht jemanden, der mein bereits angeknackstes Körperbild nur noch mehr verstärkte. Natürlich wollte ich abnehmen, aber ich wusste nicht, ob ich in der Lage war, eine völlig antisoziale Diät zu machen.

Derweil redete Dr. Rodriguez immer noch so schnell, dass ich bereute, kein Notizbuch mitgebracht zu haben, wie meine Freundin mir empfohlen hatte. Sie hatte mich gewarnt, andernfalls könne ich all seine Analysen und Anweisungen niemals im Kopf behalten. Ich glaube, Dr. Rodriguez sah, dass ich nicht mehr mitkam, denn er schaltete um und wurde langsamer. Dann atmete er einmal tief durch, blickte mich an und sagte mit einer weichen, mitfühlenden Stimme: „Wissen Sie, es ist nicht Ihre Schuld."

Zu meiner Überraschung begann ich zu weinen. Woher wusste er das?

„Ihre Schilddrüse arbeitet schon lange nicht mehr richtig. Es ist nicht Ihre Schuld, dass Sie zugenommen haben."

Durch seine Worte wurde mir klar, wie gemein ich zu mir gewesen war. Wie meine Mutter, die sich selbst gehasst hatte, weil sie die Kontrolle über ihren Körper verlor, hatte ich ebenfalls so viel Zeit damit verbracht, mich für etwas anzuklagen, das ich gar nicht kontrollieren konnte. Ich hatte nicht erkannt, dass auch ich krank wurde. Diese Äußerungen des Arztes waren nach all der Frustration, Verwirrung und den Beschuldigungen, mit denen ich mich so viele Jahre lang belastet hatte, eine Offenbarung.

Dr. Rodriguez verstand das. Er war zwar anstrengend, aber auch freundlich, und sein Programm zeichnete mir einen klaren Weg vor, in dessen Verlauf ich die Kontrolle über meinen Körper wiedererlangen würde. Er erklärte mir, je nachdem, wie gravierend die offizielle Diagnose sein würde, müsse ich mich einer Operation unterziehen oder für den Rest meines Lebens Medikamente nehmen. Ich weiß nicht, ob ich nur um der Eitelkeit willen einen solch einschränkenden Diätplan hätte einhalten oder morgens, mittags und abends jeweils zehn Vitamintabletten hätte einnehmen können, doch durch die Angst vor Krebs hoch motiviert, unterschrieb ich.

Teilweise lag es daran, dass ich Dr. Rodriguez vertraute. Er war nicht nur freundlich und mitfühlend, sondern auch gut aussehend, fit und dynamisch. Das inspirierte mich. Er wusste eindeutig, wovon er sprach, obwohl sich herausstellte, dass er ein Chiropraktiker war und kein Dr. med. Er sagte mir, sein Titel sei „Biochemischer Fachberater", was bedeutet, dass er meine spezielle Diät und das Nahrungsergänzungsprogramm auf Grundlage meiner individuellen Gesundheitssituation erstellte bzw. anpasste. Sobald meine Bluttests da wären, würde er das Programm entsprechend den neuen Informationen noch optimieren.

Im Lauf der nächsten fünf Monate nahm ich beinahe fünfzehn Pfund ab, was eigentlich in Anbetracht der Tatsache, dass ich meine Diät genau befolgte, gar nicht so viel ist. Ich schummelte nie, obwohl ich anfangs so hungrig wurde, dass ich Kopfschmerzen hatte und wirklich verzweifelt war. Weisungsgemäß rief ich Dr. Rodriguez nach den ersten fünf Tagen an und als er wissen wollte, ob ich Fragen hätte, hatte ich nur eine: Kann ich einen Snack haben? Ich sagte ihm, wenn die meisten Menschen sich um ca. sechs Uhr zum Abendessen hinsetzen, dann ging ich gerade in mein Yogastudio und gab einen Yogakurs mit einem ganz leeren, hungrigen Magen. Er genehmigte mir einen Bagel oder Joghurt. Ich verstand eigentlich nicht, warum ein Bagel in Ordnung war, denn er hatte ja meinen Zucker- und Kohlehydratekonsum eingeschränkt, doch ich wollte ihn vorsichtshalber nicht fragen, nicht dass er dann seine Meinung änderte. Oh, aber ich hatte doch noch eine Frage: Wie lange musste ich diese Diät einhalten? Er senkte seine Stimme wie ein Halloween-Geist: „Für immer." Sehr witzig, Dr. Rodriguez!

Als meine Blutergebnisse eintrafen, sagte mir Dr. Rodriguez, ich hätte eine Autoimmunerkrankung namens Hashimoto-Thyreoiditis und schickte mich zu einem Schilddrüsenspezialisten, der die Diagnose bestätigte. Jairo warnte mich, ich würde wahrscheinlich täglich Medikamente nehmen müssen, mit größter Wahrscheinlichkeit für den Rest meines Lebens, und auch hierin hatte er recht. Ich begann mit der täglichen Einnahme von synthetischen Schilddrüsenmedikamenten, befolgte aber auch Jairos Empfehlung, bei der Diät zu bleiben.

Und überraschenderweise gewöhnte ich mich an diese Diät. Selbst ins Restaurant zu gehen war kein Problem mehr, weil es mir Spaß machte, zu sehen, ob ich aus irgendeinem Menü eine „zulässige" Mahlzeit machen konnte. Etwa zwei Monate, nachdem ich mit der Jairo-Diät angefangen hatte, wie David und ich sie nannten, waren wir zu einem schicken Dinner mit Vorführung eingeladen, das zugunsten meiner buddhistischen Gruppe, mit der ich praktizierte, veranstaltet wurde. Wir saßen an einem Tisch mit dem A&R[7]-Vizepräsidenten einer großen Plattenfirma, mit dem Produzenten eines berühmten klassischen Komponisten, mit einem superreichen Geschäftsmann, der sich auf klimaverträgliche Initiativen konzentrierte, und dessen Frau, die kurz

[7] *Artists & Repertoire*; Begriff aus der Musikwirtschaft für den redaktionellen Bereich einer Plattenfirma (Anm. der Lektorin)

zuvor ein Curriculum für Fachkräfte im Gesundheitswesen entwickelt hatte, die mit Traumapatienten arbeiteten. Alle waren Buddhisten, und dies war ein exklusives Buddhisten-Plauderkränzchen. Ich konnte nichts essen und trinken außer einer halben Hähnchenbrust und Mineralwasser. Und damit ging es mir gut! Der antisoziale Aspekt, nicht zu essen wie ein normaler Mensch, machte mir nichts aus. Vielmehr hatte ich das Gefühl, rechtschaffen und „sauber" zu sein.

Doch am Ende wurde auch das nur zu einem weiteren Verlangen. Denn sich rechtschaffen und sauber fühlen ist kein ausgewogener Daseinszustand, ebenso wenig, wie sich schuldig und schmutzig zu fühlen. Es ließ keine Abweichung zu. Es gab keine nachgiebigen Säume, keine Leichtigkeit bzw. Bewegungsfreiheit. Offenbar fühlte ich mich bei all dem am sichersten, wenn ich wie Leroy war und, wie beim Essen, einfach immer genau dasselbe tat. Doch das Leben ist nicht so. Alles im Leben ist wie Ebbe und Flut, und das gilt auch für meinen Körper. So soll es auch sein. Stabilität entsteht nicht aus dem Festhalten an Extremen. Sie entsteht dadurch, dass man auf den Wellen reitet, nicht, indem man das Wasser festhält. Nach einiger Zeit brauchte ich mehr Bewegung.

Nach und nach ersetzte ich die entrahmte Milch in meinem Kaffee durch Halbfettmilch, genehmigte mir hin und wieder ein Glas Wein und teilte mir manchmal einen Nachtisch mit jemandem. Nichts davon ist wirklich schlimm, und wenn es mir möglich gewesen wäre, dabei locker und gelassen zu bleiben, hätte ich mich gut gefühlt.

Doch in dem Maße, wie ich mir hin und wieder etwas Nervennahrung gestattete, kehrte auch etwas anderes zurück: die alten Schamgefühle. Immer, wenn ich von den Diätregeln abwich, wurde ich nervös. Ich tastete herum, ob sich irgendwo eine neue weiche oder aufgeschwemmte Stelle gebildet hatte, und am nächsten Morgen spielte ich wieder die alte Platte ab: Ich ließ die Dinge Revue passieren, die ich am Abend zuvor gegessen hatte, und gelobte, es an diesem Tag besser zu machen. In gewisser Hinsicht entspricht das genau dem, was Mark Bittman vorschlägt, nur ohne die damit einhergehende schlechte Stimmung. Da sich jedoch meine Sucht auf das Drama insgesamt bezog, loderte alles wieder auf, wie bei einem Rückfall in die Abhängigkeit.

Sobald ich wusste, dass ich keinen Krebs hatte und meine Krankheit kontrollierbar war, verlagerte sich meine Absicht: weg von der Gesundheit, wieder hin zum vertrauteren, materialistischeren Ziel DSH – dünn, schlank, hinreißend zu sein. Damit war ich genau auf Jairos Schiene, die wiederum meiner Sucht, meinen Körper anders haben zu wollen, in die Hände arbeitete.

Zunächst vermittelte mir das Gefühl, so dünn und leicht zu sein, ein gewisses Selbstvertrauen, doch mit der Zeit kehrte sich dieses Verhältnis um. Je mehr Gewicht ich verlor, umso anfälliger wurde mein Selbstvertrauen, als würde ich mir ständig über die Schulter blicken, um zu sehen, was die ganze Sache sabotieren könnte. Das großartige Gefühl, eine DSH-Göttin zu sein, hatte ich mir hart erarbeitet, und ich war gewissermaßen wahnhaft von der Vorstellung besessen, es könne mir jederzeit wieder genommen werden. Ich war nicht entspannt. Ich war auf der Hut. Ich traute mir selbst nicht, voller Angst, meine Disziplin könnte mir abhandenkommen, sodass ich alle Macht dem Essen gab statt mir selbst. Dies führte mich direkt wieder in eine Besessenheit; nicht so, dass ich ständig aß, aber so, dass ich ständig darüber nachdachte und plante, was ich wann essen könnte, und wie viel davon. Am Ende fühlte ich mich genau wie vor meiner

Gewichtsabnahme: ganz und gar mit meinem Körper beschäftigt. Ich hätte ein Gefühl von Entgiftung und Reinheit haben können, war jedoch durchdrungen von unreinen Gefühlen der Scham, die mit der kleinsten Schummelei einhergingen. Wen überrascht es, dass ich mit der Zeit das gesamte Gewicht – und sogar noch mehr – wieder zunahm?

Doch damals erkannte ich das nicht. Vereinbarungsgemäß ging ich weiterhin alle fünf Wochen zu Jairo, um Bericht zu erstatten. Er führte mich dann in einen kleinen Untersuchungsraum, wo ich meine Schuhe auszog und mich auf die große Waage stellte, um mich zu wiegen. Dann zog ich meine Socken aus und legte mich auf eine Liege für die Chiropraktik-Behandlung, während Jairo die Kabel eines kleinen, elektronischen Messgerätes auspackte, das wie ein EKG-Gerät aussah. Er befestigte Plastikelektroden an meinen Händen und Füßen und stellte mir jedes Mal dieselbe Frage:

„Wie alt sind Sie?"

Jedes Mal, wenn ich ihm mein Alter sagte, tat er so, als sei er schockiert und als hätte er es vorher noch nie gehört.

„Sie sehen fantastisch aus! Sie sind eine unwahrscheinlich gut aussehende Frau!"

Er gab mein Alter und Gewicht in das Gerät ein, drückte einige Knöpfe, und dann rollte ein Papierstreifen aus dem Gerät, wie eine Taxiquittung. Ich erhob mich, zog meine Socken an und kehrte in sein Büro zurück für den Moment der Wahrheit. Der Ausdruck enthüllte, ob ich in den vergangenen vierundzwanzig Stunden Zucker gegessen hatte, und weitere Einzelheiten, wie zum Beispiel meinen derzeitigen Körperfettanteil. Er war zufrieden mit meinen Ergebnissen. Meine Schilddrüsenwerte waren im gesunden Bereich, und ich hatte den DSH-Zustand erreicht.

Wenn ich die Praxis von Dr. Rodriguez verließ, fühlte ich mich stets genauso fantastisch, wie ich laut Dr. Rodriguez aussah. Ich bin nicht sicher, ob er mit mir flirtete, aber es fühlte sich so an, und jedes Mal, wenn er mir sagte, wie gut ich aussehe, gaben mir seine Worte Bestätigung. Immer strebte ich aus der Tür in Richtung Central Park West und fühlte mich sexy und voller Kraft – für den Moment.

Letztendlich ging ich nicht mehr zu Jairo, weil ich nicht mehr in der Lage war, die repressive Diät beizubehalten, und ich all die Vitamine, die ich täglich einnehmen musste, kaum noch hinunterbekam. Die Schilddrüsentablette, die meinen Stoffwechsel förderte, nahm ich jedoch weiterhin. Bei meinem ersten Termin hatte ich Dr. Rodriguez gesagt, ich sei erschöpft. Später erfuhr ich, dass bei Personen mit meiner Schilddrüsenkrankheit nicht selten fälschlich das chronische Erschöpfungssyndrom diagnostiziert wird.

Obwohl ich zunächst panisch wurde, als ich hörte, dass ich für den Rest meines Lebens jeden Tag eine Tablette nehmen musste, hatte ich doch nach und nach immer mehr Ausdauer und Energie, und ich fragte mich, wie ich es nur geschafft hatte, mit einer Schilddrüsenunterfunktion so lange so viel zu schaffen. Doch es ist keine Zaubertablette. Sie macht einen nicht dünn. Sie verhindert nur, dass Hashimoto zu etwas Schlimmerem, zum Beispiel Herzversagen, führt.

Mein Versagen war anderer Natur. Ich hatte das verloren, was meine buddhistischen Lehrer als grundlegendes Vertrauen bezeichnen. Es ist nicht davon abhängig, dass wir etwas Gutes oder Anerkennenswertes tun, sondern dieses Vertrauen ist unser Geburtsrecht, das wir als Menschen haben; es ist das Vertrauen, das wir verdienen, weil wir geboren wurden und im Kern gut sind. Mein Vertrauen war jedoch nicht grundlegend vorhanden, sondern es war bedingt. Und ob ich dünn war oder nicht, welche Form auch immer mein Körper annahm, im Kern fehlte mir das Vertrauen. Ich hatte kein Zutrauen, dass ich selbst für mich Sorge tragen könne, und ich fühlte mich nur dann gut, wenn mir jemand anderes sagte, ich sähe gut aus.

Ich hatte das Vertrauen in mein mir innewohnendes Grundlegendes Gutsein verloren.

***

Eine der wichtigsten Lektionen in meinem Lehrer-Trainingsprogramm bezeichnen wir als VKM: Vertrauen, Klarheit und Mitgefühl. Das sind die Eigenschaften eines guten Yogalehrers und genau das, was ich versuche auszustrahlen, während ich meine fortgeschrittenen Schüler in Bakasana, die Haltung der Krähe, führe, in der man auf den Armen balanciert. Es ist eine neue Haltung für sie, und ich weiß aus Erfahrung, wenn ich sie erst vormache, werden manche sich schon geschlagen geben, ohne es überhaupt versucht zu haben, und einfach sitzen bleiben. Also werde ich sie gar nicht vormachen, sondern sie ganz unauffällig in diese Haltung hineinführen.

Hier überlappen sich Vertrauen, Klarheit und Mitgefühl. Ich habe Vertrauen, dass ich ihnen beibringen kann, wie diese Haltung ausgeführt wird, oder zumindest, wie sie an diese Haltung herangehen. Dieses Vertrauen gründet sich auf der Tatsache, dass ich plane, sie mit klaren Anweisungen Schritt für Schritt mitzunehmen, und dass ich ihnen mitteile, dass es in Ordnung ist, nur so weit zu gehen, wie sie mögen, und nicht weiter. Hier kommt das Mitgefühl mit hinein.

VKM ist so wichtig für einen Yogalehrer, weil dies die Eigenschaften sind, die ich den Schülern vermitteln möchte, und die Haltung der Krähe bietet eine gute Möglichkeit dafür.

Fünfunddreißig Schüler sitzen auf dem Boden, die Beine gerade vor sich ausgestreckt.

„Beugt jetzt die Beine und lehnt euch zurück, indem ihr euch auf die Hände stützt."

Das fällt ihnen leicht und sie mögen es sogar, denn es ist gut zur Stärkung der Mitte, und selbst Yogis haben gerne feste Bauchmuskeln.

„Hebt erst den rechten Fuß vom Boden ab, dann den linken Fuß."

Bis jetzt machen sie mit, so weit, so gut.

„Jetzt hebt ihr die Arme vom Boden und streckt sie auf Schulterhöhe aus. Von da aus beugt ihr die Arme, sodass die Handflächen nach vorne weisen, und sagt: Uff!"

„Uff!" Alle sagen es und lachen, wodurch manche umkippen. Kein Problem. Sie rollen wieder in die Position zurück und schließen sich den andern dreißig Leuten an, die auf ihren Gesäßknochen in einer Haltung balancieren, die meiner guten alten John F. Kennedy President's Fitness Club-Übung ähnelt, die auch als V-sit oder Schwebesitz bekannt ist.

„Okay, nun bleiben die Füße zusammen, geflext, als würdet ihr darauf stehen. Bringt jetzt den rechten Ellenbogen an das innere rechte Knie."

Das löst ein paar ungebetene Uffs aus, und noch weitere, als ich sie auffordere, dasselbe auf der linken Seite zu tun – gleichzeitig! Es wird schwierig, aber ich weiß, sie mögen es, und das ist im Grunde Teil des Weges, den sie einschlagen müssen, um das Vertrauen zu entwickeln, das sie zum Ausführen der vollen Krähe brauchen.

„Sehr gut, alle, ja! Haltet die Füße zusammen … atmet aus, und lasst die Beine wieder auf den Boden sinken. Lehnt auch auf die Ellenbogen zurück und schüttelt kurz die Beine aus."

Das brauche ich nicht zweimal zu sagen. Das gehört auch in die Abteilung Mitgefühl.

„Jetzt macht ihr dieselbe Haltung noch einmal, nur werdet ihr dabei auf den Händen stehen statt auf den Füßen."

Es überrascht mich nicht, dass einige zurückschrecken, während andere auf die Füße kommen, bereit, es auszuprobieren. Sie versuchen, ihre Ellenbogen in die Kniekehlen zu schieben und auf den Händen zu stehen, doch die meisten von ihnen schaffen es nicht, sich in die Luft zu heben.

„Meine Bauchmuskeln sind zu schwach."

„Meine Hüften sind zu angespannt."

„Meine Arme sind nicht stark genug."

Aus Erfahrung weiß ich, dass solche Kommentare kommen.

„Es spielt keine Rolle, wenn eure Arme oder eure Bauchmuskeln schwach sind oder eure Hüften angespannt sind. Bei dieser Haltung geht es, wie bei jeder Yogahaltung, um das Zusammenwirken des Ganzen. Habt ihr schon einmal jemanden getroffen, der eine großartige Ausstrahlung hat, Freundlichkeit und Vertrauen ausstrahlt, jemanden, der euch magnetisch anzieht? Und dann, auf den zweiten Blick, wenn ihr hyperkritisch und weniger nett seid, fällt euch vielleicht auf, dass das Kinn dieser Person zu klein ist oder ihre Nase zu groß oder etwas dergleichen? Mit anderen Worten, diese Haltung ist größer als die Summe ihrer Teile!

Ihr könntet sogar sagen, dass keines dieser Hindernisse existiert, weil es in der Haltung der Krähe darum geht, dass all diese Teile – Arme, Hüften, Bauchmuskeln, Beine, Atem und Konzentration – in diesem Moment zusammenkommen, und das ist es, was sie zu Yoga macht."

Ich bitte sie, sich auf einem Yogablock hinzuhocken und ihren Rücken rund zu machen, sodass ihr Körper wie ein möglichst kleiner, runder Ball geformt ist.

„Lehnt euch nach vorn, und bringt die Hände zum Boden."

Das können sie.

„Rutscht jetzt mit den Schultern zwischen die Oberschenkel."

Auch das schaffen sie.

„Langsam, ganz langsam, verlagert ihr jetzt das Gewicht auf die Hände. Nur ein bisschen. Hebt jetzt den rechten Fuß vom Block. Stellt ihn wieder auf den Block. Hebt den linken Fuß einen Atemzug lang vom Block ... und stellt ihn wieder auf den Block. Entspannt euch."

Sie steigen von ihren Blöcken mit einem Anflug von Befriedigung, gemischt mit Enthusiasmus. Sie haben die Haltung der Krähe beinahe vollständig ausgeführt, haben jedoch noch nicht beide Beine gleichzeitig in der Luft gehabt.

„Und, wie war es?" Ich will mich vorher noch einmal bei ihnen vergewissern, bevor ich zum nächsten Schritt übergehe.

„Ich habe Angst, dass ich auf den Kopf falle."

„Ich auch."

Viele nickende Köpfe.

„Ja, da mache ich euch keinen Vorwurf. Dies ist eine ziemlich ausgefallene Sache, und um ehrlich zu sein: Ihr könntet tatsächlich auf den Kopf fallen. Mir ist das mehrmals passiert, als ich diese Haltung gelernt habe. Aber ich habe einen Tipp für euch. Faltet zwei Decken und legt sie vor euch auf den Boden – so."

Ich ziehe zwei gefaltete Yogadecken zu mir und gehe in die Hocke, sodass ich wie ein kleiner Ball bin. Dann verlagere ich mein Gewicht nach vorne und hebe einen Fuß, dann den anderen. Ich lege meine gebeugten Füße zusammen, als würde ich darauf stehen, und sage: „Und dann, wenn ihr überkippt, wird das geschehen" – und ich lehne mich so weit nach vorne, dass ich mit dem Kopf – wupps – direkt auf der Decke lande.

Alle lachen herzlich, weil der Sturz so unspektakulär ist.

„Wollt ihr es mal versuchen?"

Das tun sie und manche schaffen es, abzuheben, manche nicht, aber ich sehe, wie sich ihr Vertrauen zeigt. Und ich denke bei mir: „Sie haben wirklich zugehört, als ich ihnen gesagt habe, dass es bei dieser Übung um das Erweitern der Komfortzone geht." Ich sehe ihnen zu, wie sie es nach und nach noch einmal versuchen und klar und neugierig daran arbeiten, jeden Schritt des Ablaufs auszuführen, statt direkt zum Endziel springen zu wollen. Ich bin froh zu sehen, dass sie großzügig mit sich selbst umgehen, mitfühlend in Bezug auf das, was sie heute zu tun in der Lage sind.

***

Meine Freundin Jamie hat tonnenweise Selbstvertrauen. Den größten Teil ihres Lebens stand sie in der Öffentlichkeit und hat gelernt, positive Aufmerksamkeit und traurige Berühmtheit ins Gleichgewicht zu bringen. Mit zweiundfünfzig weiß sie, wer ihre Freunde sind und wo ihre Prioritäten liegen. Ich weiß, sie hat hart dafür gearbeitet, diese gesunde Bilanz in ihrem Leben herzustellen. Also fuhr ich nach Kalifornien, um ihren Rat zum Thema Körperbild, Selbstvertrauen und Gutsein zu erhalten.

Ihr sexy Körper ist nur einer der Gründe, weswegen Jamie Lee Curtis berühmt ist. Sie ist auch bekannt für ihr komödiantisches Talent, ihren anmutigen Übergang ins mittlere Alter und ihre inspirierenden Kinderbücher zu interessanten Themen. Ihre Freunde kennen sie als großzügigen, ehrlichen und extrem gut organisierten Menschen.

Diese drei Eigenschaften traten deutlich hervor, als ich mit ihr darüber sprechen wollte, wie es ist, eine Frau – eine berühmte Frau – in einem Körper zu sein. Wir sind schon fast zwanzig Jahre befreundet; eine Freundschaft, die sich aus der lebenslangen

Freundschaft unserer Ehemänner ergeben hatte. Jamie stimmte nicht nur sofort zu, mit mir über die Beziehung zu ihrem Körper zu sprechen, sondern machte daraus einen besonderen Abend, indem sie David und mich zu etwas einlud, für das sie im Freundeskreis berühmt ist: zu einem gesunden, köstlichen, selbst zubereiteten Essen.

Unser Flug von New York City hatte vier Stunden Verspätung. Statt uns also vier Stunden im Hotel zu erholen, ging es direkt weiter zur Autovermietung. Wir riefen Jamie an, die uns durch Nebenstraßen lotste, damit wir den schlimmsten Berufsverkehr in Los Angeles umgehen konnten. Obwohl ich mich verknittert und von der Reise etwas mitgenommen fühlte, waren die frische Luft vom Meer und das sanfte Licht des frühen Abends belebend. Ich kurbelte die Fenster nach unten und berauschte mich am südkalifornischen Flair. Da gab es die Pep Boys, Manny, Moe und Jack, eine Kette für Autoersatzteile und Reparaturservice; den freundlichen Riesen-Donut, der schon seit den Siebzigern auf dem winzigen Donut-Shop angebracht war; esoterische Religionen auf Tuchfühlung mit Maniküresalons und Autos, Stoßstange an Stoßstange, ohne Fußgänger weit und breit. Hinter dem Bikram Yoga College of India bogen wir um die Ecke und ich fragte mich, ob Jamie hier immer noch Yogaunterricht nahm.

Schließlich rollten wir die Auffahrt hinab in einen ruhigen Hinterhof voller blühender Pflanzen und als wir die Stufen hinaufstiegen und ins Herz des Hauses, die Küche, gelangten, begrüßte Jamie uns mit Umarmungen und Küssen. Wir vier machten es uns eine Weile in ihrer geräumigen, hyperfunktionalen, brandneuen Küche gemütlich, tranken Mineralwasser und aßen selbst gemachten Hummus und warme Pitabrot-Dreiecke.

Dann griff sich mein Mann seine Gitarre und ihr Mann seine Mandoline und Jamie und ich zogen uns in ihr Büro zurück, als die beiden begannen, Bluegrass-Country-Musik zu spielen.

In den Jahren unserer Bekanntschaft hat Jamie, wie all meine Freundinnen, immer wieder zu- und abgenommen. Dann und wann war sie auf Diät, seit über zehn Jahren ist sie „trocken" und trinkt keinen Alkohol mehr, manchmal macht sie Yoga – im Grunde dieselben Dinge, die viele meiner Freundinnen durchlaufen haben. Mit einem Unterschied: Sie tat all das öffentlich!

Ich wusste, dass Jamie nichts zurückhalten würde, und so wählte ich einen ganz direkten Einstieg und erwähnte *True Thighs*[8]. *True Thighs* war ein Artikel im Magazin *More* aus dem Jahr 2002, in dem sie als Model ihren Körper so ablichten ließ, wie er wirklich war. Sie kam später darauf zu sprechen, aber wahrscheinlich hätte ich nicht überrascht sein sollen, dass ihr beim Thema Körperbild als Erstes ihre Mutter Janet Leigh einfiel, deren Tod erst wenige Jahre zurücklag.

„Ich habe gerade einen Artikel über meine Mutter für ein Magazin geschrieben, über den Körper meiner Mutter und ihre Beziehung zu ihm. Zunächst hatte ich die Worte benutzt: ‚Die engste Beziehung meiner Mutter war die zu ihrem Körper.' Diese Formulierung habe ich aber wieder geändert, weil ich fürchtete, sie könnte als Überschrift verwendet werden. Ich wollte nicht, dass diese Aussage zum öffentlichen Diskussionsthema wird und möglicherweise dem liebevollen Andenken an meine Mutter schadet. Ihre Beziehung zu ihrem Körper war aber tatsächlich sehr eng.

[8] Etwa: „Wahre Oberschenkel"; die Artikelüberschrift *True Thighs* ist offenbar eine Anspielung auf *True Lies – Wahre Lügen,* einen Film aus dem Jahr 1994, in dem Jamie Lee Curtis mitgespielt hat.

Und wenn das Gut einer Frau ihr Körper ist … und sie wegen ihres Körpers berühmt ist, wie auch Sportlerinnen –"

Ich fiel ihr ins Wort: „Wie ich. Ich war Tänzerin und bin jetzt Yogalehrerin."

Sie nickt, spricht jedoch weiter. Sie ist in Fahrt gekommen bei einem Thema, über das sie sehr viel nachgedacht hat. „Der Körper solcher Frauen – ich will nicht sagen, dass er sie im Stich gelassen hat, denn sie wurden nicht im Stich gelassen –, aber ihr Körper hat sich verändert, wie Körper das eben tun. Doch ihre seelische Beziehung zum Körper ist kompliziert; komplizierter als die einer normalen Frau, die Kinder bekommt, die üblichen Gewichtszunahme nach einem Baby durchmacht und schließlich als Frau in mittleren Jahren aufwacht."

Jetzt nickte ich. „Klar, das ist einleuchtend. Auf einer ‚durchschnittlichen' Frau lastet weniger Druck, weil ihr Körper nicht bewirkt, dass sie ihren Job verliert oder dass jemand etwas über sie schreibt." Jamie winkelt ein Bein an und lehnt sich zurück, um nachzudenken. „Es liegt daran, dass wir geistig darauf fixiert sind. Ich habe es schon lange kommen sehen. Mit zwanzig habe ich ein Gedicht darüber geschrieben mit dem Titel *‚I Felt My Body Go Today'*":

I felt my body go today,
or was it yesterday,
I don't know
I just know it's not the same,
you see it now in younger years,
they say it's in the air,
I say it's up here,
Your brain is where decay begins …

Heute spürte ich meinen Körper vergehen
Oder war es gestern,
Ich weiß es nicht
Ich weiß nur, er ist nicht derselbe
Ihr seht ihn jetzt, in jüngeren Jahren
Das liegt in der Natur der Dinge, sagen sie
Ich sage, es liegt hier oben
Im Kopf beginnt der Verfall …

Sie verstummte eine Minute, versuchte, sich den Rest des Gedichts in Erinnerung zu rufen, das sie dreißig Jahre zuvor verfasst hatte. Und ich war gleichermaßen erstaunt darüber, dass sie es aus ihrem Gedächtnis hervorholen konnte, wie darüber, dass sie sich schon im Alter von etwa zwanzig mit diesem Thema auseinandergesetzt hatte.

Die Hauptaussage kommt ihr wieder in den Sinn. „Da war noch etwas darüber, wenn alte Menschen einem jungen ein Bild aus ihrer Jugend zeigen und man blickt auf ein zerknittertes Gesicht, das sagt, das war ich, und du denkst dir, na klar, träum weiter!

Diese Zusammenhänge waren mir schon in jungen Jahren bewusst, als ich gerade wegen meiner Figur bekannt wurde. Nicht wegen meiner großen Schönheit, sondern wegen meiner Figur.

Da waren *Die Glücksritter*, *Perfect* und *True Lies – Wahre Lügen*. In diesen drei Filmen kristallisierte sich sozusagen mein toller Kino-Körper heraus, und glaub mir, wenn ich *Perfect* heute sehe" – sie macht eine dramatische Pause –, „dann sitze ich da und sage: ‚Unglaublich. Es ist unfassbar …' Ich würde mich hassen! Ich würde sagen: ‚Ich hasse dich!'"

Wir lachen jetzt beide, weil es komisch ist und auch ein gutes Gefühl, so ehrlich zu sein. Es fühlt sich gut an, zuzugeben, dass wir auf jüngere Körper eifersüchtig sind – selbst wenn einer dieser Körper eine von uns war.

Jamie kann über sich selbst lachen, weil sie sich daran erinnert, was es sie kostete, so perfekt zu sein. „Ich weiß noch, wie ich Aerobic-Lehrerinnen zugesehen habe, die drei dieser engen Lycra-Hosen trugen. Es waren die Anfänge des Lycra. Im Umkleideraum habe ich gesehen, wie diese Frauen drei Lycra-Hosen übereinander anzogen, um so fest und glatt auszusehen. Und ich entsinne mich, dass Lycra sogar damals ein Mittel war, sich zu verkleiden.

Einmal ging ich zu Bikrams Yogaunterricht – er erlaubte nicht, dass wir etwas über unsere Beine zogen –, und ich trug Strumpfhosen. ‚Zieh das aus', sagt er. – ‚Wie bitte?', fragte ich. Und er wiederholte: ‚Keine Strumpfhosen.'"

„Wie alt warst du da?"

„Anfang zwanzig. In einem Trikot ohne Strumpfhosen. Ich dachte, ‚oh mein Gott'. Selbst damals, mit etwas über zwanzig, brachte ich es kaum über mich."

„Und, hast du es getan?"

„Na sicher, das musste man. Und weißt du was? Irgendjemand hat dann anonym in einer dieser Beverly-Hills-Zeitungen geschrieben – ich glaube, es war der *Beverly Hills Courier*: ‚Es gibt da so eine junge Filmschauspielerin, die angeblich perfekt ist, aber ich habe sie im Trikot gesehen, und sie war gar nicht so perfekt.'

Es war so abfällig! Ich tat so, als hätte ich den Artikel gar nicht gesehen, aber von da an fühlte ich mich nicht mehr wohl, wenn ich mit nackten Beinen draußen unterwegs war."

Sie erhob sich, um nachzusehen, wie es mit dem Dinner voranging, drehte sich aber noch einmal um und fügte nur zwei Worte hinzu: „Nie mehr."

Jamie bereitete auf Zedernholzplatten gegrillten Lachs zu, zusammen mit einem Veggie-Salat aus einem Kochbuch von Jamie Oliver. Wie immer, war sie voller Energie, klar, konzentriert und effizient beim Multitasking.

Dabei sah sie besser aus als je zuvor, in einem marineblauen Hemd mit bis auf Dreiviertellänge hochgekrempelten Ärmeln und dazu passenden Caprihosen. Sie wirkte entspannt mit einem hellen, frühlingsfrischen Nagellack auf Händen und Füßen und ich dachte: „So wie sie *gerade jetzt* aussieht, ist es eigentlich perfekt."

Wahrscheinlich sollte es mich nicht überraschen zu erfahren, dass Jamie sich eben aufgrund dieser positiven Aufmerksamkeit, die ihr wegen ihres schönen Körpers zuteil wurde, nie wirklich wohl damit fühlte, ihn zu zeigen.

Auch mir ergeht es ähnlich: In der Regel glauben andere, dass ich meinen Körper gerne zeige. Immerhin bin ich eine Yogalehrerin! Ich kann so lange, wie ich will, auf dem Kopf, den Unterarmen und den Schultern stehen und dabei die ganze Zeit ruhig und zentriert wirken. Niemand würde annehmen, dass ich bei einer tiefen Seitbeuge krampfhaft an den kleinen Fleischklumpen zwischen Rippen und Hüfte denke. Ich denke nicht an das geschmeidige Gefühl auf der anderen Körperseite, der Seite, die gestreckt und verlängert wird. Nein, ich konzentriere mich tendenziell immer auf das Wabbelige, auf das „nicht Perfekte". Warum sollte es also für einen Filmstar anders sein?

Jamie kehrte mit nachgefüllten Gläsern Mineralwasser zurück und ich überlegte laut, ob ihre Unsicherheit in Bezug auf ihren Körper sie damals dazu brachte, besonders hart für eine solch perfekte Figur zu arbeiten. Ich wollte wissen, wie sie ihr Gefühl der Befangenheit damit in Einklang brachte, dass sie es über sich gebracht hatte, eine Starrolle in einem Film mit dem Titel *Perfect* anzunehmen.

„Ich habe nicht hart dafür gearbeitet. Eine Sportlerin war ich nie. Ich bin nie gelaufen. Ich habe nie auf einem Laufband trainiert, nie etwas wirklich Schweißtreibendes gemacht. Das Einzige, bei dem ich ins Schwitzen gekommen bin, war Aerobic – wenn du herumspringst, dein Puls steigt, die Haare nass werden und du dich gut fühlst."

„Sich gut fühlen ist eines, aber wusstest du auch, dass du gut aussahst?"

„Ja, das wusste ich …"

„Also hattest du ein gewisses Maß an Selbstvertrauen?"

„Ich habe mich nicht besonders wohl in meiner Haut gefühlt, aber ich konnte damit umgehen. Mein Stoffwechsel war so großartig. Ich habe viel Energie. Ich habe mehr Energie als irgendein anderer Mensch, den ich je getroffen habe. Mein Stoffwechsel verbrennt einfach alles. Ich brauche mir nie Sorgen deswegen zu machen. Beim Dreh von *Perfect* wusste ich aber dennoch, wenn ich zu viel aß, bekäme ich einen kleinen Bauch. Ich wusste es. Also habe ich nicht so viel gegessen. Ich meine, ich habe sogar damals schon kontrolliert, wie viel ich gegessen habe, und da war ich fünfundzwanzig Jahre alt."

Etwa ab Ende zwanzig war Jamie Mutter: 1986 adoptierte sie zuerst Annie und dann, zehn Jahre danach, Tom. Obwohl sie weiterhin in Filmen mitspielte – wobei sie häufig, wie sie sagt, Stützstrumpfhosen trug –, verlagerte sich ihr Fokus weg vom Bewahren ihres Aussehens, und sie hatte nicht genug Zeit oder Lust, regelmäßig zu trainieren.

„Stützstrumpfhosen?" Ich verzog das Gesicht.

„Heute wollen die Leute weiche Baumwolle tragen. Aber jedes

Mieder – wie es Frauen zu jener Zeit trugen – quetscht ein. Wenn ich auch nur das Geringste von Physik verstehe, ist es doch so: Wenn du eine Sache eindrückst, dehnt sich eine andere aus. Viele junge Mädchen ziehen diese superengen Tanktops an, aber selbst sie haben, wenn sie einen BH tragen, etwas Rückenfett, weil ihre Kleidung so eng ist."

Ich wusste genau, wovon sie sprach, also schaltete ich mich ein. „Mir scheint, dass es manchen Frauen egal ist. Es kümmert sie nicht, ob sie am Rücken Fettpölsterchen haben oder ob ihr Bauch über die Hose quillt. Wahrscheinlich halten sie es entweder für sexy oder einfach für normal oder sie sagen sich: Natürlich ist da ein kleines ‚Speckpolster', weil das eben dein BH ist; als wäre das keine große Sache. Ich dagegen hatte immer das Gefühl, ich müsste vor Scham sterben, wenn ich Fett am Rücken hätte. Vielleicht ist das Körperbewusstsein dieser Frauen nicht so ausgeprägt, oder sie waren weder Schauspielerin noch Tänzerin, oder …"

Jamie setzt sich auf und unterbricht: „Oder" – gewichtige Pause wegen des Effekts – „vielleicht fühlen sie sich so geliebt! Und ihre Männer halten sie für die schönste Frau, die die Menschheit je gesehen hat."

Wieder eine Pause. Natürlich hat sie recht. Ist es nicht einleuchtend? Wenn jemand uns sagt, wir seien schön, und uns offensichtlich ganz genau so liebt, wie wir sind, warum sollten wir uns dann um etwas wabbelige Stellen Gedanken machen? Als hinge es allein davon ab, ob jemand uns liebt oder nicht. Ich denke, zu jener Zeit hatte ich noch nicht herausgefunden, dass wir die Liebe anderer erst erfahren oder annehmen können, wenn wir uns selbst lieben. Bis dahin können wir uns nicht entspannen, noch nicht einmal bei winzig kleinen Fettpölsterchen hier und da. Wir müssen uns in Acht nehmen, nicht der starken – wenn auch unausgesprochenen – Täuschung zu unterliegen, nur wenn unser Körper in jeder Hinsicht vollkommen sei, könnten wir geliebt werden.

Ich fragte sie: „Aber warum ist das nicht immer für jede Frau genug? Ich weiß, dass es zu Leid führen kann, wenn man in Bezug auf sein Glück alles auf eine Karte setzt: Wenn ich ein Baby habe, wenn ich einen Hund bekomme, wenn ich diese Stelle kriege, wenn ich einen perfekten Körper habe, dann bin ich glücklich. Der gesamte Druck konzentriert sich dann auf diese eine Sache, und nichts anderes kann sie erfüllen, schon gar nicht eine Beziehung. Denn das würdest du von deinem Mann nicht erwarten."

Jamie erinnert sich an eine besonders dunkle Episode. „Ich sollte bei einem Film mitspielen, in dem ich einen Badeanzug zu tragen hatte. Statt drei Monate mit einem Trainer zu arbeiten und mir zu sagen, wenn du das und das und das weglässt, kannst du zwanzig Pfund abnehmen; du kannst dafür sorgen, dass alles fester wird; unter all dem verbirgt sich eine sehr gute Form. ... Ja, stattdessen unterzog ich mich einer plastischen Operation, weil das eine leichte, schnelle Lösung war ... aber es hat nicht geklappt! Das war wirklich der Beginn einer Abwärtsspirale, die erst endete, als ich vom Alkohol loskam. Das war vor über zehn Jahren, und ich kam davon los, weil ich nach Griechenland fuhr."

Großartiger Übergang. Sie weiß wirklich, wie man eine Geschichte erzählt. Griechenland war vorher schon zur Sprache gekommen, weil sie dort gelernt hatte, solch köstlichen Hummus zuzubereiten. Das erinnerte sie daran, wieder kurz in die Küche zu gehen, um nach dem Abendessen zu sehen. Dann war sie wieder da. „Auf meiner Reise nach Griechenland mit meiner Schwester und Freunden", erinnert sie sich, „fühlte ich mich so unwohl in meinem Körper. Es war der Beginn der Paparazzi, die Zeit, als es wirklich schlimm wurde. Ich ging in einen Surf-Laden und kaufte lange Hosen, die nass werden konnten. Die trug ich auf dem Weg zum Strand, weil ich nicht wollte, dass irgendjemand mich im Badeanzug fotografierte.

Nach der Rückkehr von der Reise fand ich diese Versuche, meinen Körper zu verbergen, demütigend. Außerdem war ich erst vierzig."

So kam es, dass *More* das veröffentlichte, was vielleicht der berühmteste Artikel in der Geschichte des Magazins wurde. „Jamie Lee Curtis will sich Ihrem Blick preisgeben", beginnt der Text mit dem Titel *True Thighs*. „Das ist, so sagt sie, der einzige Weg, die Dinge richtigzustellen."

Und genau das geschah. „Wir wussten, dass der Artikel wichtig war", sagte Susan Crandell, damals Chefredakteurin von *More*, der *San Francisco Chronicle*. „Aber wir wussten nicht, wie enorm er sich auswirken würde. Selbst eine dreiundzwanzigjährige Assistentin in der Show *Today* sagte, durch den Artikel habe sie eine sehr viel bessere Einstellung zu ihrem Körper gewonnen."

In der Tat wollte Jamie mit ihrem mutigen Schritt inspirieren. „Ich habe die *More*-Fotosession gemacht, weil ich mein fünftes Kinderbuch, *I'm Gonna Like Me* („Ich werde mich mögen"), promoten und darüber sprechen wollte. Es geht darin um Selbstachtung. Ich hatte das Gefühl, es sei ein echter Fehler, mit Kindern über Selbstachtung zu sprechen und nicht zu erkennen, dass ich selbst einige Probleme damit hatte."

Ich spornte sie zum Weiterreden an: „Also hast du dich sogar nach den begeisterten Reaktionen immer noch wie eine Betrügerin gefühlt?" Sie warf mir einen „Du hast's erfasst"-Blick zu. „Ich schreibe über Selbstachtung und trete dafür ein, dass man sich selbst mag, liebt und annimmt. Und dann tue ich so etwas wie …" – sie macht eine Pause.

Ich beende den Satz für sie: „… wie am Strand lange Hosen tragen".

„Direkt nach Erscheinen des *More*-Artikels veröffentlichte ein Boulevardblatt ein Foto von mir in Griechenland, wie ich am Pier aus dem Wasser steige, in einer kleinen Stadt im Nirgendwo, wo wir ans Meer gegangen waren. Ich gehe so gerne ins Wasser! Ich sprang also hinein und schwamm in meinen Hosen herum. Und als ich herausstieg und meinen Arm nach jemandem ausstreckte, der mich hochziehen sollte, wurde ich geknipst. Und die Zeitung schrieb: ‚Zeit für Gewichtiges: Ist sie es wirklich?'"

Während sie mit ihrer Computermaus scrollt, um das Bild aus ihren super organisierten Foto-Ordnern zu holen, sagt sie: „Es war ein sehr unvorteilhaftes Foto. Ich sehe so breit aus wie ein Haus. Es ist ein schlechter Winkel, und ich bin patschnass." Das Foto erscheint, und ich sehe, was sie meint.

Wir sitzen da und schauen uns für eine Weile an. Das muss wirklich übel gewesen sein! Von uns allen gibt es mal schlechte Fotos, und in Zeiten von Facebook werden, wie ich weiß, viel zu viele unattraktive Fotos gepostet – und ich hasse das. Aber dennoch: Fotos von mir schauen sich nicht so viele Leute an. Ich kann mir den Grad unerwünschter Aufmerksamkeit, die dieses Foto Jamie gebracht hat, nur vorstellen. Doch gerade, als ich das denke, beugt sie sich ein bisschen vor, denn nun will sie den Clou des Ganzen, die Pointe der Geschichte, preisgeben:

„Wäre dieses Foto erschienen und ich hätte mir vorher *nicht* vorgenommen, mich gewissermaßen zu outen, dann wäre ich wahrscheinlich am Boden zerstört gewesen. Ich hätte mich so geschämt! Stattdessen empfand ich etwas wie: ‚Ihr könnt mich mal! Ich habe es doch schon gemacht. Ich habe es doch schon hingekriegt, vielen Dank.‘

Die *More*-Sache war dann aber auch verrückt! Ich habe das gar nicht erwartet. Ich hatte vorher gar nicht in die Richtung gedacht: Das wird bestimmt eine große Sache. Ich wusste, dass Frauen sich davon angesprochen fühlen, es wertschätzen würden. Es ist, als würde man jemandem einen Gefallen erweisen und sagen, oh, und ganz nebenbei: Falls du mich jemals angesehen und etwas wie ‚boah!‘ gedacht hast …“

Ja, ich habe verstanden und bin mit an Bord. „Du brauchst mich gar nicht erst zu hassen, weil …“

„Ja, sei nicht hasserfüllt, denn mir geht's genauso.“ Sie lehnte sich zurück. Sie war nicht im Geringsten selbstgefällig, fühlte sich nur einfach gut, weil sie ihre Botschaft vermittelt hatte.

Ich fand die ganze Sache einfach toll. Sie hatte herausgefunden, wie sie andere ermutigen und ihnen helfen konnte und dabei gleichzeitig die eigene Macht stärkte. Da ich Bodhisattva-Aktivitäten stets anerkenne, machte ich ihr ein Kompliment: „Jamie, es war perfekt, weil es für alle, dich selbst eingeschlossen, etwas Gutes bewirkt hat.“

So weit wollte sie jedoch nicht gehen. „Aber es *war* auch Betrug dabei. Der Betrug bestand darin, dass ich sagte: So sehe ich aus. So alt bin ich. Ich habe zwei Kinder. Ich bin verheiratet. Ich arbeite an der Schule meiner Kinder. Ich habe nicht genug Zeit, es so zu machen wie manche Schauspielerinnen, die über ihr Workout-Programm, ihre privaten Yogalehrer, ihre Darmspülungen und ihr Dieses und ihr Jenes bloggen und schreiben. Ich habe das nicht, weil ich bin wie ihr. Ich bin eine Mutter. Ich arbeite, und darum bin ich nicht bereit“ – sie macht eine Pause, um das Folgende zu betonen –, „nicht ‚deswegen *kann* ich nicht‘, sondern ‚ich bin nicht *bereit*, die Zeit aufzuwenden, die für das Vervollkommnen meines Körpers erforderlich wäre.‘ So sehe ich also aus. Hier habt ihr es.

Was aber dann geschah, war, dass Frauen zu mir kamen und sagten: ‚Gratulation, sei so wie wir!! Wir lieben dich. Du bist echt! Deine Figur spielt keine Rolle.‘“

Nun war ich diejenige, die sich im Stuhl vorbeugte. Warum gab ein solches Feedback ihr das Gefühl, weniger authentisch zu sein?

Sie fuhr fort. „Dann passierten zwei Dinge. Erst erschien in einem weiteren Klatschblatt ein Bild von mir, wo es hieß: Weight Watchers. Sie schrieben eine Zahl neben mein Foto, der zufolge ich achzig Kilo wog. Und ich dachte: Ach du lieber Himmel! So etwas passiert, wenn du sagst“ – sie macht ein Kussgeräusch – „ich bin, was ich bin. Ich esse, was ich esse. Ich esse, was ich will. Ich esse Müsliriegel und Salzgebäck. Das ist gut für euch, und so bin ich eben. Und dann“, sie verlangsamt ihr Redetempo und denkt laut darüber nach, dass sie in dieser etwa fünf Jahre andauernden Phase nicht wirklich für sich selbst Sorge getragen hatte. „Ich dachte, jetzt bin ich fünfundvierzig Jahre alt. Wie viel werde ich mit fünfundfünfzig wiegen? Vielleicht fünfundachzig oder neunzig Kilo? Und wenn ich über siebzig bin, wiege ich dann noch mehr?“

Ihr Energiepegel, so gestand sie, war gesunken. Sie wollte nicht mehr trainieren. „Mein Cholesterinspiegel war ein Witz, und ich war nicht gesund.“

Sie versuchte, gesund zu werden. Mit dem Ansatz, für sich selbst zu sorgen, bei dem auch Gewichtsabnahme mit einbegriffen war, begann für Jamie eine echte Veränderung. Sie erkannte, dass die Menge an Brot, Mehl, Reis und Nudeln, die sie zu jener

Zeit zu sich nahm, ihr nicht gut tat, insbesondere deswegen, weil es sich ohne Training einfach in Zucker verwandelte und sie übergewichtig machte. Sie begann, sich proteinreicher zu ernähren und ließ langsam das weg, was nicht gut für sie war. Das tat sie in einem vernünftigen Zeitrahmen, sodass sie nicht das Gefühl hatte, ihr fehle etwas. Auch Bewegung gehörte zu ihrem Programm.

„Ich habe eine Fettschicht, die nie weggehen wird. Ich habe auch völlig eingesehen, dass ich eine ungarische Jüdin aus Budapest bin. Dreimal in der Woche gehe ich ins Fitnessstudio, aber" – sie zeigt auf schlaffe Stellen am Oberarm – „das wird nie weggehen. Selbst wenn ich fünfzehn Kilo abnehme, das wird nie weggehen. Ich trage kaum Tanktops, weil ich meine, dass ich damit nicht besonders attraktiv aussehe. Aber ich habe nicht das Gefühl, dass ich etwas verberge. Ich finde, dass ich gut aussehe. Ich fühle mich gut. Ich versteife mich nicht darauf. Ich stelle mich auf die Waage und sehe, dass ich mein Gewicht halten kann, mit geringen Schwankungen im Fünf-Pfund-Bereich."

Im Fünf-Pfund-Bereich! Sie hatte herausgefunden, was auch Collette festgestellt hatte, die silberhaarige Frau im Pediküresalon, die gesagt hatte, sie stelle sich den weiblichen Körper wie einen zu- und abnehmenden Mond vor: dass fünf Pfund in der einen oder anderen Richtung kein Drama sind. Es ist normal. Statt auszuflippen, wenn die Anzeige der Waage innerhalb dieses Rahmens hin und her springt, warum es nicht einfach in unsere Liste angemessener Körperoptionen aufnehmen?

Ich wollte Jamie noch einmal beglückwünschen und wiederholen, wie großartig es meiner Ansicht nach war, dass sie gelernt hatte, so gut für sich selbst zu sorgen. Aber die Zeit, über all das zu sprechen, war offenbar abgelaufen. Jamies Aufmerksamkeit galt ihrem

Computer. Mit einem Klick förderte sie ein weiteres Foto zutage, diesmal, wie sie vom Pier ins Wasser eintaucht und nicht, wie sie herausklettert. Sie trägt eine richtige Badehose, die ihre schlanken, gut geformten Hüften und Beine betont. Auf diesem Bild sieht sie anmutig und elegant aus, wie ein Delfin, der durch die Luft fliegt. Sie bringt unser Gespräch mit einem Happy End zum Abschluss: „Jetzt, mit zweiundfünfzig, fühle ich mich viel wohler in meiner Haut."

Und damit riefen wir unsere Männer und setzten uns zum Abendessen. Das Gespräch wandte sich nun ganz anderen Themen zu, doch ich war den größten Teil des Abends nicht besonders gesprächig. Als ich das sommerlich-leichte Dessert aß – dünnes Mürbegebäck mit Himbeeren und zwei Klecksen Sahne – war ich voller Respekt und Bewunderung für meine Freundin, die gelernt hatte, wie sie mit ihrem Körper umgehen und ihr Selbstvertrauen wahren konnte, unabhängig davon, ob über ihren Körper nette oder weniger nette Dinge gesagt wurden.

***

Lola, Tia, Jules und ich saßen an einem robusten Holztisch über dem Strand von Nosara auf der Halbinsel Nicoya in Costa Rica. Jedes Jahr sehen wir uns eine Woche lang beim alljährlichen Omega-Winter-Retreat. Während unsere Männer sich auf der Terrasse versammelten, kamen wir Frauen zusammen und ließen die Luft des warmen Winterabends unsere kalten nordöstlichen Knochen auftauen.

Eines der besten Dinge an unserer Freundschaft ist, dass wir auf Small Talk verzichten, weil wir uns so selten sehen. Wir sprechen darüber, was wir gelernt und praktiziert haben, was wir entdeckt oder geschaffen haben und was wir loslassen konnten. Da ich zu jener Zeit auf der Suche nach Frauen war, die mir Ratschläge geben konnten, fragte ich sie, wie sie sich mit ihrem Körper fühlten.

Stille kam auf. Wir saßen gemütlich beisammen und fühlten uns wohl. Lola ist eine große, kräftige Blondine, der es offenbar nichts ausmachte, einen Bikini zu tragen, als wir im vergangenen Jahr segeln gingen, obwohl ich von ihrem Mann wusste, dass sie mit ihrem Gewicht unzufrieden war. Die zierliche Jules hatte sich vor einiger Zeit Brustimplantate einsetzen lassen, die ein Geschenk für ihren mittlerweile Ex-Freund sein sollten; und Tia, die von uns allen die sinnlichsten Formen hat, ist eine wahre Dakini mit langem Haar und einem drallen Körper. Sie trägt stets rote, schwarze oder weiße fließende Röcke und luftige Tuniken. Das also sind meine drei „Jahresfreundinnen": eine Boutique-Besitzerin, eine Massagetherapeutin, eine Autorin und dann ich, die Yogalehrerin, die ihren Körper hasst, nie im Badeanzug gesehen werden will und immer schlabbrige Yogakleidung trägt.

Lola beantwortete meine Frage mit einer Geschichte über eine Frau, die in ihr Geschäft in Rhinebeck, New York, kam. Die Frau probierte ein Kleid an und blieb dann in der Mitte des Ladens stehen und bewunderte sich im Spiegel. Sie strich mit den Händen an ihrem Körper auf und ab und schnurrte: „Wow, ich sehe so gut aus in diesem Kleid!"

„Und sie sah wirklich gut aus! Alle im Geschäft schauten sie an und mochten ihre Art."

Ich ergriff das Wort: „Das ist cool. Es ist ja praktisch illegal in unserer Gesellschaft, direkt und laut auszusprechen, dass man sich selbst gut aussehend findet."

Da brachte Lola den Clou: „Ja, und sie war siebzig Jahre alt!" Oh, irgendwie änderte dieses Detail die ganze Geschichte. Ich überlegte laut: „Glaubst du, du hättest genauso auf eine Fünfundzwanzig- oder Fünfunddreißig- oder Fünfundvierzigjährige reagiert, die sich öffentlich bewundert hätte?"

Lola dachte einen Moment lang nach und antwortete: „Ich würde immer noch denken: ‚Schön für dich!'"

Ich wagte es, ganz ehrlich zu sein und zu sagen: „Nun, ich gebe das nicht gerne zu, aber vielleicht würde ich dabei denken: Solche Frauen mag ich nicht, oder? Ich weiß nicht, warum wir Frauen uns immer miteinander vergleichen, statt einfach Vertrauen in uns selbst zu haben."

Vielleicht ereiferte ich mich nur über mein eigenes inneres Drama, doch alle wussten, wovon ich sprach. Dann wartete Lola mit einer weiteren Geschichte auf. Sie empfahl uns, unbedingt einen kleinen Kleiderladen in Nosara aufzusuchen. „Ihr müsst einfach diese Modedesignerin treffen. Sie ist wirklich gut darin, Sachen zu finden, die dir gut stehen, in der Regel solche, die du noch nicht einmal im Traum anprobieren würdest." Lola erzählte, wie die Designerin sie dazu überredet hatte, ein schönes Kleid anzuprobieren, das ärmellos, rückenfrei und sehr weit ausgeschnitten war – drei Dinge, die sie sonst nie trägt. Zu ihrer Überraschung gefiel ihr, wie das Kleid an ihr aussah, also fasste sie sich ein Herz und kaufte es.

Abends ging sie auf eine Party, auf der eine andere Frau dasselbe Kleid in Rot trug. Es machte Lola nichts aus, dass jemand dasselbe Kleid trug wie sie, aber an der anderen Frau gefiel ihr das Kleid nicht. Und plötzlich war sie sicher, dass sie selbst auch nicht gut darin aussah. Ihr Selbstvertrauen sank in den Keller, als ihr klar wurde, dass sie auf einer Party war und ein ärmelloses, rückenfreies, tief ausgeschnittenes Kleid trug, das ihr überhaupt nicht stand. Sie zog die Brust ein, warf sich ihren Schal um die Schultern und beschloss, dieses Kleid nie wieder zu tragen.

Alles klar. Wir alle konnten die Geschichte nachvollziehen. Wir wussten genau, was Lola empfand. Warum ist unser Selbstvertrauen so leicht zu erschüttern?

Ich fragte sie: „Könnt ihr euch vorstellen, welches Gefühl es wäre, solch ein Selbstvertrauen in Bezug auf den Körper zu haben wie die Frau in Lolas Laden?"

Um meine Bemerkung über das Selbstvertrauen zu widerlegen, sagte Jules: „Ich finde, ich sehe gut aus für mein Alter."

Herzlich stellte Lola fest, wir alle sähen ziemlich gut aus für unser Alter, in der Tat außergewöhnlich jung.

„Einverstanden", sagte ich, um zu zeigen, dass ich gegenüber meinen Freundinnen auch positiv und unterstützend sein kann. „Aber was wäre erforderlich, damit wir sagen können, dass wir gut aussehen – Punkt. Ohne den Teil mit ‚für mein Alter'?"

„Hmmmm …" Jules wand sich etwas.

Ich bat sie, sich vorzustellen, dass sie sich in ihrem Körper wohlfühlten, und wie das aussähe.

„Wie steht es mit dir, Tia?"

Ich war neugierig, was sie sagen würde. Tia hat einen Mann, der sie abgöttisch liebt, und manchmal legt sie nach dem Dinner ihre Fußkettchen mit Glöckchen an und unterhält uns mit ultra-weiblichem indischen Kathak-Tanz. Wenn sie keine Bücher schreibt oder Workshops abhält, entwirft sie ihre eigenen weißen, roten oder schwarzen Spitzentuniken und kümmert sich um ihre Ponys.

Sie lächelte. „Wahrscheinlich sollte ich mehr über meinen Körper nachdenken. Ich weiß nicht … aber wenn ich visualisiere, glücklich zu sein, kommt mir in den Sinn, dass ich mich leicht fühle."

Was meinte sie damit? Sich leicht fühlen? Für mich sah Tia weder schwer noch leicht aus. Sie ist nicht dünn. Aber ich glaube nicht, dass sie das damit sagen wollte. Ich habe seit diesem Abend sehr oft darüber nachgedacht und meine, dass ich es jetzt verstehe.

Ich glaube, Tia meinte nicht leicht im Sinne von Pfunden, sondern eher energetisch leicht. Geistig leicht. Nicht festgefahren in Dingen, die belanglos sind. Und genau das denke ich wirklich von Tia. Statt sich auf ihren Körper zu konzentrieren, richtet sie ihre Aufmerksamkeit als die ernsthaft Meditierende, die sie ist, bewusst auf das, was im Moment passiert: Tanzen, Kreativität, Familie, anderen helfen. Ihre Bemerkung fand ich inspirierend und im Stillen dachte ich: „Das, was sie hat, werde ich auch haben."

Doch die Sache, dass sie eigentlich nicht über ihren Körper nachdenkt? Sie erinnerte mich an den Buddha und seine frühen asketischen Mitpraktizierenden, die sagten: „Wir wollen die Existenz unseres Körpers negieren, weil er die Quelle unseres Verlangens ist, und Verlangen ist die Quelle des Unglücklichseins." Kann man sich existenziell leicht fühlen auf eine Art, die den Körper anerkennt, sich am Körper erfreut, diese Freude aber nicht begrenzt, indem das Ganze nur auf eine einzige Körpergröße und -form begrenzt wird?

Zurück in New York City beschloss ich, einen Monat lang positives Visualisieren zu praktizieren, vergleichbar mit einem einmonatigen Yogaretreat: Ich würde meinen Körper ganz bewusst so visualisieren, wie ich ihn gerne hätte, und sehen, ob es funktionierte. Doch dann geriet ich ins Stocken. Denn wie sollte er aussehen? Ich wusste es nicht. Ich wusste, dass ich aus der Sackgasse des materialistischen Lebensansatzes ausbrechen wollte, der Süchte nährt, wie zum Beispiel die, dünner und perfekter sein zu wollen. War ich nicht darauf aus, mich von innen her leicht zu fühlen? Wie sähe das aus? Wenn ich also mein gewohntes Bild des „perfekten" Körpers als Ziel aufgab, welches Bild sollte ich dann stattdessen zeichnen?

Ich dachte an einen gesunden Körper und erkannte, dass ich einen solchen habe. Ich dachte an einen starken Körper – auch den habe ich. Ich dachte an einen jüngeren Körper und wusste, dass ich so weit nicht gehen wollte. Es ist zwar gut, herauszufinden, dass ich jüngere Frauen in gewisser Hinsicht beneide, aber ich verspüre keinen Drang, mich wegen meines Alters zu quälen. Ich habe jetzt graues Haar und mag es. Wenn ich also stark, gesund und mit meinem Alter einverstanden bin, warum bin ich dann nicht glücklich mit meinem Körper? Wie Tia möchte ich mich von innen her leicht fühlen, von innen her leicht sein. Heißt das, ich muss meinen Körper ändern oder meinen Geist, oder beides? Wenn der Körper gesund ist, kann der Geist dann leicht sein? Wenn der Geist schwer ist, kann der Körper dann leicht sein?

Diese einmonatige Übung der Körpervisualisierung war wie ein Koan, eine jener mysteriösen Zen-Fragen, auf die es keine direkte Antwort gibt. Statt über das Geräusch des Klatschens mit einer Hand nachzudenken, überlegte ich:

Wie viel wiegt ein Lichtkörper?

Oder:

Wenn ein Körper sich verändert, aber niemand es bemerkt, kann er dann noch leicht werden?

Falls die Dreißig-Tage-Visualisierungsübung, wie mein Körper aussähe, wenn er sich leicht anfühlte, ein Zen-Rätsel war, dann sollte ich versuchen, es wie eine Zen-Praktizierende zu lösen. Das bedeutete: meditieren.

***

Bei meinem ersten Sesshin, einem intensiven Meditationsretreat, am Dai Bosatsu Zendo war ich erstaunt, zu entdecken, dass ich völlig unbedarft war. Bis dahin hatte ich mehrere Jahre meditiert und die Achtsamkeitstechnik namens Shamatha oder Ruhiges Verweilen praktiziert. Im Zen heißt die Sitzmeditation Zazen, und die eigentliche Meditationstechnik ist beinahe identisch.

Wie meine Freundin Pat O'Hara Roshi zu sagen pflegt: „Beginne mit dem Teil deines Geistes, den du deinen Körper nennst." Das bedeutet, man beginnt, indem man auf dem Kissen eine gute, aufrechte Haltung mit gekreuzten Beinen einnimmt. Die Handflächen sind nach oben gedreht und liegen übereinander. Die Augen sind halb geöffnet, sodass der Blick auf dem Boden ruhen kann. Die Meditierenden richten nun die Aufmerksamkeit bewusst auf ihren natürlichen Atem, spüren das Ein- und Ausströmen der Luft. Der Atem wird als Basis für den umherschweifenden Geist genutzt, denn Atmen kann nur im gegenwärtigen Moment geschehen, niemals in der Vergangenheit oder in der Zukunft. Immer, wenn man merkt, dass der Geist abschweift, dann wird diese Aktivität dadurch anerkannt, dass man sich mit einer sanften, neutralen inneren Stimme sagt: „Denken." Anschließend richtet man die Aufmerksamkeit wieder auf den Atem. Das ist alles.

Es ist so einfach, dass es schwierig ist. Wir alle wollen es perfekt machen und interpretieren es tendenziell als „keine Gedanken haben". Doch darum geht es bei der Achtsamkeitsmeditation nicht im Geringsten. Es ist eine Praxis, die uns hilft, wahrzunehmen, wenn unser Geist sich im Denken verliert – und Letzteres bedeutet tatsächlich, dass wir in der Vergangenheit oder der Zukunft sind, wir etwas bedauern oder es noch einmal durchleben, etwas planen oder einüben. Meditieren ist eine Methode, diese gewohnheitsmäßige Aktivität zur Ruhe zu bringen und in die Gegenwart zurückzukehren, immer wieder aufs Neue. Es geht nicht darum, gar nicht mehr zu denken, sondern darum, dass wir lernen, mit unseren Gedanken umzugehen, die wir ganz natürlich haben. Und hier besteht der erste Schritt darin, dass wir erkennen, wenn wir Gedanken haben, und wie sie uns hin und her zerren. Diese einfache Technik umfasst das Wahrnehmen, Loslassen und Zurückkehren – an keinem Gedanken festhalten, sei er positiv oder negativ.

So kreieren wir allmählich eine Kluft zwischen einem Reiz – wie dem eines Gedankens – und einer Reaktion darauf, wie zum Beispiel, etwas zu sagen oder zu tun. Natürlich müssen wir denken, um zu funktionieren, doch zum größten Teil sind unsere Gedanken gewohnheitsbedingt und werden begleitet von schnellen Reaktionsimpulsen. Auf diese Weise vertiefen sich die „Spurrillen", in denen wir feststecken, immer mehr. Wir gehen durchs Leben und springen dabei von einer gewohnheitsbestimmten Reaktion zur nächsten – und wundern uns, warum wir uns hilflos und haltlos fühlen und verwirrt sind. Meditationspraxis trägt, wie es heißt, zur Entwicklung geistiger Gewohnheiten der Stärke, Stabilität und Klarheit bei, die in Situationen außerhalb der Meditation nützlich sind.

Obwohl ich bis dahin in der Linie des Tibetischen Buddhismus praktiziert hatte, wurde ich eingeladen, Yoga als Teil des Spätherbst-Sesshin im Zendo zu unterrichten. Ich wurde herzlich empfangen, man zeigte mir mein Zimmer, und als Nächstes fand ich mich mit einer Robe über den Schultern wieder und saß in Sukhasana in der Meditationshalle. Bei diesem strengen Zen-Retreat war es weder erlaubt zu sprechen noch sich zu bewegen. Die Tradition schrieb vor, dass es auch keinen elektrischen Strom geben durfte, also wurde bei Sonnenuntergang der Raum dunkel, und Kälte breitete sich aus. Ich hatte Glück, dass mein Kissen gegenüber dem Fenster war, denn es war schön zu sehen, wie draußen der Schnee fiel. Allerdings wünschte ich mir, ich hätte lange Unterhosen unter meiner Baumwollrobe angezogen. Der Ansatz des tibetisch-buddhistischen Mittleren Weges erlaubt etwas körperliche Bewegung, und ich wäre beinahe aufgestanden, um einen Pullover zu holen, doch dann fiel mir wieder ein, wo ich mich befand, und ich blieb, wo ich war.

Ich saß vollkommen ruhig. Der Gedanke „Ich friere!" kam auf, und ich kehrte zu meinem Atem zurück. Nach mehreren Stunden schwand meine Entschlossenheit mit dem Winterlicht dahin. Ich wollte nicht immer wieder zum Atem zurückkehren. Ich wollte lieber in innerem Greinen schwelgen. Es kann ohnehin niemand sagen, was man denkt, nicht wahr? Ich ließ meinem Geist freien Lauf. „Warum haben sie mir nicht gesagt, dass bei diesem Retreat nicht geheizt wird? Wir sind nicht im mittelalterlichen Japan. Bitte. Ich hasse das. Jetzt werde ich mich wahrscheinlich erkälten. Es ist wirklich das Letzte! Und das ist erst der erste Tag!" Schließlich erschöpften sich diese Gedanken von selbst, und ich kehrte zum Atem zurück.

Dann wieder hatte ich mehr Energie, mehr Mut, mehr Neugierde und dachte: „Wow, was bin ich doch für ein Baby. Ich bin es gewohnt, all meinen Empfindungen sofort nachzugeben. Mir ist kalt. Und ich habe Hunger. Und ich bin müde. Wie interessant!" Dann benannte ich all diese Gedanken und kehrte erneut zu meinem Atem zurück. Es faszinierte mich zunehmend, wie diese gewohnten Bedürfnisse und Gelüste aufkamen und dann erstaunlicherweise, wenn ich nicht auf sie einging, von allein wieder verschwanden. Manche brauchten länger als andere, und es wurde eine immer größere Herausforderung, nachdem mich jeden Tag um 4.20 Uhr der Gong geweckt hatte, im schwindenden Nachmittagslicht wach zu bleiben. Doch es war klar, dass Gefühle – emotionale und physische – nur eines tun, nämlich sich verändern. Es ist unnötig, sich über etwas aufzuregen, was am Ende ohnehin von selbst aufhört.

So gewann ich nach und nach Selbstvertrauen. Ich fand heraus, dass ich nicht Sklavin meiner Gedanken zu sein brauchte. Ich brauchte sie noch nicht einmal zu beachten. Ich musste nichts weiter tun, als standhaft bleiben.

Eines Abends nach der Hälfte des Retreats schritt der Abt des Tempels, Eido Roshi, langsam durch die Meditationshalle, gefolgt von einem Mönch, der eine Papierlaterne an einem Stab trug. In eleganten Gewändern, die an einen Samurai erinnerten, ging Roshi an allen Meditierenden vorbei und drehte seine Runden wie ein General, der seine Truppen inspiziert. Als er an mir vorbeikam, berührten mich seine Anmut und Würde. Fast siebzig Jahre alt, hatte Roshi dieses Retreat gleichzeitig mit uns in Meditation verbracht. Er nahm seinen Platz vorne ein, ließ einige Momente in Stille vergehen, und dann gab er uns die Zen-Version einer Aufmunterungsrede.

Er gab zu, dass tiefe Praxis schwierig sei; jedoch hätten schon viele vor uns diese Aufgabe bewältigt. Dadurch, dass wir entschlossen einen ruhigen Raum kreierten und gemeinsam darin verweilten, entwickelten wir spirituelle Reife.

Um uns eine kleine Gaumenfreude zukommen zu lassen, wurden wir aufgefordert, unsere leeren Tassen hinzuhalten. Ein älterer Mönch löffelte grünes Pulver in jede Tasse – eine nach der anderen an der Kissenreihe entlang –, die ihm von zwei dankbaren Händen über gekreuzten Beinen mit Knieschmerzen dargereicht wurde. Ein weiterer Mönch goss heißes Wasser in jede Tasse, und ein dritter Mönch rührte das grüne Pulver in jeder Tasse zu einem schaumigen grünen Tee. Jeder von uns durfte ein Stückchen Schokolade essen. Wir wandten dabei die Achtsamkeitspraxis an, kosteten die Leckereien langsam und genossen die reichen Aromen des grünen Tees und der Schokolade. Ich war zufrieden an diesem kalten, dunklen, ruhigen, sicheren Ort.

Als er sich erhob, um die Meditationshalle zu verlassen, kam unter seiner Dharma-Krieger-Härte, die durch jahrzehntelange Praxis in der Rinzai-Zen-Tradition geschärft worden war, die Freundlichkeit des Roshi zum Vorschein. Im typischen brummenden Tonfall japanischer Schauspieler gab er uns eine letzte Ermutigung: „Tut euer Bestes!"

Wenn ich auch nicht in der Lage gewesen war, herauszufinden, welchen Körper ich in meiner Dreißig-Tage-Visualisierungsaufgabe anstreben sollte, so beschloss ich doch, immerhin die Technik der Achtsamkeitsmeditation auf meine nörglerische innere Stimme anzuwenden, die irgendwie in meinem Gepäck den ganzen Weg nach Hongkong und Indien mitgereist war. Warum nicht die Methode des Benennens als Mittel gegen die aufkommenden unfreundlichen Gedanken über meinen Körper anwenden?

Je mehr ich darüber nachdachte, umso mehr war ich davon überzeugt, dass das Loslassen der Gedanken der einzige Weg sei, meine innere Meckerstimme zum Schweigen zu bringen. Ich gelobte, meine Meditationspraxis zu nutzen, um die Macht dieses ausgetretenen Denkpfades zu verringern.

Meine Dreißig-Tage-Aufgabe bestünde darin, zuzulassen, dass der Schweiß meiner Entschlossenheit jene überbeanspruchten Pfade aufweichte und dadurch diese Basis für falsches Denken schwächte.

Wenn ich über die Nervenbahnen des Urteilens Gras wachsen lassen könnte, dann gäbe es schließlich keinen erkennbaren Weg mehr, um durch dieses Gelände zu laufen. Dann könnte ich eine andere Landkarte mit einem sanften neuen Weg schaffen, einen, der vielleicht kein klares Ziel hätte, aber das Versprechen einer weitgespannten, geistig offenen, nicht-wertenden positiven Einstellung barg.

Ist das nicht der Grund, warum ich praktiziere? Auf dem Kissen sitzen, stundenlang und tagelang den Atem beobachten soll mich nicht zur besten Meditierenden machen. Es ist eine Übung, um Achtsamkeit auf Dinge anzuwenden, die wichtig sind, auf meine wirklichen Lebensthemen. Mein Bauchgefühl sagt mir, dass diese Richtung zu Leichtigkeit und Freiheit führen wird. Diese lang erprobte Methode, die durch den Roshi und durch Rinpoche und all meine kostbaren Lehrer an mich weitergegeben wurde, wird dazu beitragen, meine Gewohnheit der harten Gedanken nach und nach zu besiegen. Das wird Zeit erfordern, doch ich werde geduldig sein und mich an den Rat des Roshi erinnern: Ich kann nur mein Bestes tun.

***

Nach der ersten fünfminütigen Sitzmeditation hob Bob, einer der Schüler in meinem Workshop Yoga für den Körper – Buddha für den Geist, *den Arm: „Ich bin darin nicht gut. Ich kann das nicht."*

Die Vorstellung, man müsse üben, um still zu sitzen, scheint noch fremd. Wissen wir nicht alle, wie man still sitzt? Tun wir das nicht, wenn wir fernsehen oder E-Mails schreiben? „Wenn du darin nicht gut bist, worin bist du denn dann gut, Bob? Was hast du in deinem Leben schon gemeistert?"

Bob starrte mich nur an, und alle lachten gutmütig, froh, nicht selbst in Verlegenheit gebracht worden zu sein. Doch mir gefiel der Gedanke. „Jeder soll jetzt mal erzählen, was er oder sie geschafft hat!" Ich war richtig gespannt.

Zuerst wollte niemand etwas sagen. Es ist schwierig zuzugeben, dass wir sehr gut in etwas sind. Also fing ich an und erzählte dem Kurs, ich hätte es geschafft, mit einem Krimi, einem Cappuccino und Leroy auf der Couch zu liegen. Wenn es sein muss, kann ich das stundenlang!

Es stellte sich heraus, dass im Kurs eine Meisterschläferin war. Sie kann so lange schlafen, dass sie sogar ein dreistündiges Vorschläfchen hält, bevor sie abends ins Bett geht. Es gab eine Feuerschluckerin – mir fiel auf, dass sie eine große kahle Stelle am Kopf hatte. Es gab eine großartige Mutter, einen tollen Hundevater, einen Experten im Verabreichen von Grippeschutzimpfungen und jemanden, der stets einen Plastikbehälter in der richtigen Größe fand, um Reste darin aufzubewahren. Einer sagte, er sei in der Kunst bewandert, ein ausbalanciertes Leben zu führen.

Wie sind wir alle so gut in diesen Dingen geworden? Wiederholung. Einfach dadurch, dass wir es tun. Es ist wie Yoga. In jedem Kurs, tagein, tagaus, mache ich den Sonnengruß. Mit den Jahren habe ich das Vertrauen in meine Fähigkeit gewonnen, in nicht ausbalancierten Stellungen im Gleichgewicht zu sein. Ich weiß, mir geht nicht die Puste aus, und ich kippe auch nicht um, und selbst wenn das passiert, macht es nichts. Tatsächlich bewirkt genau diese Einstellung, dass ich auf diesem Feld so meisterhaft bin.

Während die Schüler weiterhin ihre meisterhaften Fähigkeiten erkannten und kundtaten, wandten sich meine Gedanken nach innen. Ich würde es dem Kurs nicht sagen, aber mir wurde klar, wie ich solch meisterhafte Kritikerin jedes Winkels meines einzigen kostbaren Körpers geworden war: durch Wiederholung. Wie für jede andere Fertigkeit galt auch hier, dass Übung den Meister machte.

Die Wissenschaft nennt diese Fähigkeit Neuroplastizität. Das heißt, wenn wir einen bestimmten Gedanken oft genug wiederholen, wird dadurch eine Nervenbahn geschaffen. Wenn wir dieses Gedankenmuster weiterverfolgen, verstärkt sich die Bahn. Das Gute daran ist die Plastizität. Weil das Gehirn flexibel ist, können wir diese Bahnen nämlich auch ändern. Wenn wir unsere geistigen Gewohnheiten ändern, können wir die Nervenbahnen verändern und neue erzeugen, die der Art und Weise, wie wir gerne wären und leben würden, förderlicher sind. Doch wie das Anlegen einer neuen Straße, ist das kein leichtes Unterfangen, und noch schwieriger ist es, die alte, ausgefahrene Spur zu demontieren. Es erfordert Entschlossenheit und, ja, Übung.

Alle Schüler waren beschwingt, weil sie kundgetan hatten, worin sie Meister waren, und es war spürbar, wie sie sich miteinander über ihre Kreativität und hervorragenden Fähigkeiten freuten.

„Okay. Wir wollen versuchen, noch einmal fünf Minuten still zu sitzen. Richtet die Aufmerksamkeit auf den Atem. Wenn ihr merkt, dass ihr denkt, dann lasst den Gedanken los und kehrt wieder zum Atem zurück. Mit Übung wird euch auch das gelingen."

***

Millies Zustand hatte sich verschlechtert. Nachdem sie ein weiteres Mal gefallen war, kam es zu einem Nierenversagen, und ihr Geist ging wer weiß wohin. Die Ärzte sagten mir, sie werde zweifellos innerhalb der nächsten drei Tage sterben, und ich solle das Nötige vorbereiten. Mit zitternden Händen und Tränen in der Kehle rief ich den Pfarrer, das Bestattungsinstitut und Millies

Schwester, Tante Betty, an. Doch dann stabilisierte sich ihr Zustand wieder. Sie starb nicht, doch sie kehrte auch nicht wieder in die Welt zurück. Ich saß jeden Tag bei ihr. Es stellte sich heraus, dass Krankenhauszimmer ein guter Ort zum Meditieren sein können, obwohl ich manchmal eine Pause einlegen musste.

So betrat ich eines Tages den Aufzug und traf eine Freundin. Nancy in die Arme zu laufen war wie eine Pranainfusion, eine regelrechte Lebenskraftspritze. Wir machten beide Besorgungen für unsere Mütter, meine in einem Bett der geriatrischen Abteilung und ihre in der VIP-Suite vier Stockwerke weiter oben. Wir entflohen den krankheitsbelasteten Fluren des New York Presbyterian Hospital und traten hinaus in die Julihitze von New York City. Normalerweise drückend in ihren zähen, stinkenden Ausdünstungen war die städtische Bruthitze, die uns traf wie ein Schlag, an jenem Tag ein gutes Gefühl. Oder zumindest überhaupt ein Gefühl. Ein längerer Aufenthalt in einem Krankenhaus ist, als sei man im Bardo, dem Zwischenstadium, in dem wir uns nach dem Tod und vor der nächsten Wiedergeburt aufhalten. Draußen zu sein und Nancy zu sehen rief mir in Erinnerung, dass ich immer noch am Leben war, hier und jetzt.

Theoretisch ist ein Krankenhaus ein Ort der Heilung, und meine Mutter machte winzige Fortschritte. Doch es ist auch ein Ort, der einen nach einiger Zeit extrem schwächt. Zwei Wochen in dem Schuppen, und Millie hatte eine Lungenentzündung. Die hatte sie sich, wie Dr. Gopal, die schöne Ärztin mit dem Gesicht einer Dakini, sagte, dort zugezogen. Ich konnte meine Mutter zwar noch nicht nach Hause holen, aber ich musste einfach einmal da rauskommen, und dasselbe galt für Nancy.

Nachdem wir unser Wissen zum Fortschritt unserer Mütter verglichen hatten, trennten sich unsere Wege – meiner führte zum Buchladen und zu Cappuccino, Nancys zur Apotheke. Doch als ich zurückkam an diesen weißen, geräuschvollen Ort trafen wir wieder aufeinander. Beide zogen wir unsere Foto-ID-Karte, als wir an den Sicherheitswachmännern vorübergingen. Sie hatte zwei Tuben Arnikacreme gekauft, gut gegen Blutergüsse und Schwellungen, und gab mir eine für meine Mutter. Ich hatte meine Mutter im Jahr zuvor nach New York kommen lassen, um sie in meiner Nähe zu haben. Seitdem war sie geistig noch mehr weggetreten, und nun ging es auch körperlich zu Ende.

Millie. Da lag sie, im Bett. Hatte sie überhaupt bemerkt, dass ich draußen gewesen war? Wo war ihr Geist? Sie weinte viel, aber wenn ich sie fragte, warum, wusste sie es nicht. Manchmal konnte ich sie mit Schokoladeneis ablenken, obwohl ich sie eigentlich viel lieber umarmt hätte. Wenn sie so weinte, zerriss es mich innerlich. Es tat so weh! Zusätzlich zur Demenz hatte sie Fieberfantasien, aber manchmal war sie dennoch klar im Kopf, und ihre ganz eigene lebendige, spielerische Persönlichkeit schimmerte durch die Risse.

Schwester Jennifer – meine Lieblingskrankenpflegerin, weil sie mir erzählt hat, dass sie Yoga macht und einen Freund hat – kam herein, um die Vitalfunktionen zu prüfen. Meine Mutter schien halb im Koma zu liegen. Seit fast acht Tagen hatte sie sich nicht bewegt, gesprochen oder in irgendeiner Weise wirklich auf etwas reagiert. Offenbar war die fröhliche Schwester Jennifer solche Situationen gewöhnt, denn sie sprach mit uns, als sei alles normal.

„Ihre Mutter hat eine tolle Haut. So rein und glatt."

„Ich weiß. Sie hatte immer schon einen guten Teint."

„Ich hoffe, ich habe in dem Alter noch solche Haut. Oder besser gesagt, ich wünschte, ich hätte *jetzt* eine solche Haut!"

„Nun, sie hat etwas dafür getan, wissen Sie. Sie hat mir beigebracht, immer viel Feuchtigkeitscreme zu verwenden. Ihre Technik ist, sie so dick aufzutragen, dass das ganze Gesicht mit einer weißen Schmierschicht bedeckt ist und sie einfach einwirken zu lassen, während sie im Haus herumgeht."

„Und am Ende zieht es einfach ein?"

„Ja. Meine Mutter hat so ein Programm mit mir angefangen, als ich in der Junior High war. Damals haben wir uns das Gesicht gewöhnlich mit Noxzema-Reinigungscreme gewaschen. Erinnern Sie sich noch an das Zeug?"

„Und ob!"

Wir lachten beide.

„Na ja, so schlecht ist es gar nicht!" Millies Worte waren plötzlich zu vernehmen, obwohl ihre Augen geschlossen waren. Wahrscheinlich spürte sie, dass ihre Meinung zum Thema respektiert würde und war zuversichtlich, dass ihr glattes Gesicht den Beweis für ihre Sachkenntnis in diesem Bereich lieferte.

„Stimmt, Mama."

Jennifer und ich lachten wieder, doch Millie war erneut in andere Gefilde abgetaucht. Sie kann ihren Geist nicht halten, und ich kann sie nicht halten. Mein Mann sagt, ich müsse sie gehen lassen.

Ich kann sie nicht in der Welt halten, wenn sie nicht mehr hier sein will. Also halte ich das, was ich halten kann. Ihre weichen kleinen Hände, durch die vielen Infusionen mit blauen Flecken übersät, tragen immer noch mädchenhaft-rosa Nagellack. Ich reibe die Arnikasalbe auf ihre Arme bzw. auf das, was die Krankenschwestern offenbar für so etwas wie Nadelkissen für die endlosen Spritzen und Infusionen halten. Dunkellila und grüne Blutergüsse, schmerzhaft aussehende Einstichverletzungen sprenkeln ihre Handrücken und die Innenseite ihrer weichen Altfrauen-Ellenbogen. Ihre Arme – die, die sie hasst – sind mehr als weich, fast wie Joghurt, völlig nachgiebig auf eine Art und Weise, die mir ultrafeminin erscheint.

Als ich an ihrem Bett sitze, bin ich dankbar für meine Yoga- und Meditationspraxis. Durch Meditation bin ich geübt darin, mich achtsam zu bewegen: jedes Mal, wenn ich im Herabschauenden Hund bin, die Beschaffenheit meiner Yogamatte unter mir zu spüren; in jeder entgiftenden tiefen Drehhaltung meine Gedanken ohne Wertung wahrzunehmen; in einer Dehnung eher weicher zu werden, als mich anzuspannen. Als ich meiner Mutter übers Haar strich und sie mit winzigen Bissen Apfelmus fütterte, erkannte ich, dass es diese zarten Momente sind, für die ich all die Jahre praktiziert habe.

Seit zehn Tagen ist Millie nicht mehr im Krankenhaus. Sie kann sich noch nicht ohne Hilfe vom Stuhl erheben und schafft es kaum, mit ihrem Gehwagen umherzuschlurfen. Zwei Wochen in einem Krankenhausbett nimmt einer Fünfundachtzigjährigen sehr viel Kraft und Energie, und voraussichtlich wird es ein paar Monate dauern, bis sie sich wieder normal bewegen kann. Aber ich bin stolz auf sie, und ich sage: „Mom, du bist toll! Wir sind alle so froh, dass es dir so viel besser geht. Du siehst fantastisch aus!“ Sie lächelt etwas, runzelt aber die Brauen und weist kurz auf ihren Schoß. „Diese Hose passt eigentlich nicht zum Top; es ist nicht gerade ein tolles Outfit.“

***

„Ist Ihre Mutter narzisstisch?" Ohne meine Antwort abzuwarten, antwortete Christiane Northrup an meiner Stelle. „Natürlich."

Auf der Bettkante hockend, mit angezogenen Knien und in meiner Schlafkleidung – Tanktop und Schlabberhose – definitiv unsexy gekleidet, sann ich über diese Frage nach, ohne zu antworten. Es war acht Uhr morgens in Kalifornien, elf Uhr in Maine, und ich telefonierte über Lautsprecher mit Amerikas beliebtester Frauenärztin und einem meiner persönlichen Idole. Ich hoffte, dass mein Aufnahmegerät alles aufzeichnete, und mehr noch, dass ich in der Lage wäre, so früh an einem Montagmorgen ein vernünftiges Gespräch mit ihr zustande zu bringen.

Am Wochenende hatte ich an der Konferenz *I Can Do It!* teilgenommen, die vom Selbsthilfeverlag Hay House in San Diego organisiert worden war. David trat bei der Konferenz auf: Er spielte Gitarre mit dem bekannten Kirtan-Sänger Krishna Das, und ich hatte das zum Anlass genommen, einfach mitzufahren. Dr. Christiane Northrup war eine der Vortragenden. Außer ihr habe ich noch nie jemanden kennengelernt, der mitten in einem Vortrag eine Toilettenpause anbot. Sie bezeichnete den Waschraum als „ihr Büro", weil sie sich beim Warten auf eine Kabine dabei wiederfindet, auf eine Frage nach der anderen einzugehen. Sie plauderte mit allen und bewegte sich mühelos von Fragen über Vaginas zu „Woher haben Sie diesen pinken Blazer?" Ich quetschte mich durch die Menge hoch zur Bühne und stellte mich schüchtern vor. Obwohl sie freundlich und offen war, fühlte ich mich steif und befangen.

Zwei Tage darauf fuhren David und ich bei Los Angeles die Küste hinauf. Ich freute mich sehr, dass Dr. Northrup sich zu einem Einzelgespräch bereit erklärt hatte, war aber auch nervös wegen des Interviews. Ich wollte lockerer werden, mehr ich selbst sein und entschied, dass mir dies am besten gelänge, wenn ich mich vorbereitete. Montagabend kletterte ich auf unser großes Hotelbett mit Blick auf den Strand von Santa Monica und machte mich kundig für das Gespräch.

Ich breitete Dr. Northrups Hauptwerke vor mir aus – Bestseller wie *Frauenkörper – Frauenweisheit: Wie Frauen ihre ursprüngliche Fähigkeit zur Selbstheilung wiederentdecken können*[9], *Mutter-Tochter-Weisheit: Wege zu körperlicher und seelischer Gesundheit*[10], *Weisheit der Wechseljahre: Selbstheilung, Veränderung und Neuanfang in der zweiten Lebenshälfte*[11]; doch irgendwie wurde ich in *Lustvoll durch die Wechseljahre: Sexualität, Lebensfreude und Neuorientierung in der zweiten Lebenshälfte*[12] hineingesogen. Es ist nicht das, was Sie denken. Es geht nicht darum, Hitzewallungen zu vermeiden oder jetzt, mit über fünfzig, eine tolles, starkes Weibsbild zu werden. Nein, nicht im Geringsten. Es geht um Stickoxide (Stickstoffmonoxid – NO) und um Lubrikation (Scheidenfeuchtigkeit). Dr. Northrup sagt, dass der Körper – wie alle Maschinen – dann am besten arbeitet, wenn er „gut geölt“ – feucht – ist. Und die beste Methode, unsere Organe zu „ölen“ besteht darin, Genuss zu empfinden, denn das verbessert die Durchblutung, was wiederum Nahrung zu den Zellen bringt und Giftstoffe beseitigt. Sie vergleicht es damit, „den Kühlschrank aufzufüllen und gleichzeitig den Mülleimer zu leeren“. Es ist etwas ganz Natürliches, das passiert, wenn wir genussvolle Empfindungen haben oder uns entspannt oder gesund fühlen (zum Beispiel durch Sex, Yoga, frische Luft und Lachen). Das liegt an

[9] München: Goldmann 2010.

[10] München: Zabert Sandmann 2005.

[11] München: Goldmann 2010.

[12] München: Goldmann 2011.

einem kleinen Gas namens Stickoxid, das freigesetzt wird. Christiane Northrup hat sich in ihrer zweiten Lebenshälfte vorgenommen, Frauen dabei zu helfen, alles zu lernen, das in ihrem Körper „gut laufen" kann, und ihre Nummer-eins-Empfehlung ist Vergnügen! Die perfekte Gesprächspartnerin also für meine Körperthemen. Vielleicht könnte sie mir beibringen, wie ich die Angelegenheit umkehre und wiederum meinen Schülerinnen, Freundinnen und Frauen überhaupt helfen kann.

Voller Hoffnung und ganz kribbelig vor Nervosität, hing ich über dem Telefon auf dem Nachttisch, blickte auf das Meer und versuchte, ruhig zu bleiben, indem ich gleichmäßig ein- und ausatmete. Ich hätte mir keine Sorgen machen müssen. Als sie am Telefon war, löste sich meine Nervosität auf. Dr. Northrup ist unbeschwert, lebhaft-fröhlich, einfach unmöglich, anstößig, superintelligent und eine unglaublich gute Rednerin. Ich fand es toll, dass sie in der ersten Viertelstunde unseres Telefongesprächs das Wort *Muschi* verwendete. Vorher sprach sie über ihre Uranus-Saturn-Konjunktion, die Lokalpolitik in Maine, und sie zitierte Deepak Chopra mit den Worten: „Du bist entweder Teil des universellen Energiefelds oder nicht. Wenn nicht, dann versuch einmal, aus ihm herauszutreten." Dann brach sie in Lachen aus und sagte: „Das geht natürlich nicht!"

Als unser Gelächter abebbte, gestand ich ihr, dass mir ihr Vortrag am vorhergehenden Samstag wirklich gefallen hatte und ich mich von allem, was sie gesagt hatte, sehr stark angesprochen fühlte. „Als wären Sie mir in meinem ganzen Lebensumfeld gefolgt."

Diese Äußerung überraschte sie nicht. „Das ist eine interessante Sache. In meinem Horoskop ist etwas, das ich habe und das genau auf die gesamte Kultur passt. Das bedeutet, was in meinem persönlichen Leben geschieht, spiegelt das wider, was kollektiv für viele Menschen geschieht. Und so achte ich auf mein eigenes Leben und spreche darüber, weil es für das Kollektiv, für viele Menschen relevant ist. Mein ganzes Leben lang habe ich gewusst, wie ich über das sprechen kann, was bei mir persönlich abläuft, nicht, weil es persönlich ist, sondern weil es wirklich wichtig für das Lehren, die Arbeit des Heilens ist.

„Etwas, was ich im Medizinstudium gelernt habe – ich glaube, es stammte aus irgendeinem wissenschaftlichen Aufsatz aus den Fünfzigern –, ist dies: In der Tradition der Wissenschaft schrieb man während des größten Teils der menschlichen Geschichte seine Beobachtungen auf und benutzte dabei das Pronomen ‚ich', wie in ‚das habe ich herausgefunden'. Irgendwo in den vierziger oder fünfziger Jahren hieß es plötzlich, dieser Ansatz sei ‚nicht objektiv' und das Personalpronomen müsse entfernt werden."

Und hier änderte sie ihre Stimme, um zu betonen, wie lächerlich die folgende Vorstellung war: „Als könnten wir unser Bewusstsein von dem trennen, was wir beobachten!"

Um diesen Punkt näher auszuführen und das zu tun, was sie so gut kann, kombinierte sie Wissenschaft und Medizin mit Seelentiefe und Bauchgefühl und fuhr fort: „Wenn wir etwas beobachten, ändern wir es – das besagt die Heisenberg'sche Unschärferelation. Das ist einfach Wissenschaft. Es ist eine wissenschaftlich bewiesene Tatsache, dass der Beobachter mit dem Beobachteten interagiert und dass dies zu einer Veränderung im Versuchsplan führt. Aber sie haben beschlossen – wer auch immer ‚sie' sind –, dass wir uns von uns selbst abtrennen sollen.

Mit all dem möchte ich sagen: Wenn wir über irgendetwas reden, und dazu gehören auch wissenschaftliche Untersuchungen oder was auch immer, dann müssen wir uns selbst als Teil der Schwingung, die die Realität erzeugt, mit einschließen. Es läuft also darauf hinaus – und das ist für mich eine immense Erleichterung: Wenn du eine große Veränderung auf dem Planeten herbeiführen willst, dann arbeite an dir selbst.

Das Schöne an meinem Ansatz ist die Tatsache, dass er überschaubar und gut umsetzbar ist. Man arbeitet an sich selbst und sieht, was passiert. Welch eine Erleichterung! Das ist sehr weiblich, wissen Sie. Offenbar ist es etwas Männliches, ‚entkörpert' zu sein.

Ich weiß nicht, ob Sie je *Die Helden der Nation* von Tom Wolfe gelesen haben. Es geht um Kampfpiloten zu Beginn des Raumfahrtzeitalters, die abstürzten. Während sie trudelten, berichteten sie, was die Instrumente anzeigten: ‚Ich habe dieses getan, ich habe jenes getan.' Irgendwie wussten sie, dass sie abstürzen und verbrennen würden, aber sie berichteten objektiv von der Front, und dafür muss man sich von sich selbst abkoppeln. Ein rechtshändiger Weißer mit dominanter linker Gehirnhälfte ist gut darin, und das ist sehr nützlich. Aber um den Körper zu heilen, ist es tödlich."

Im Gespräch über Körper und Heilung kamen wir ganz natürlich auf das Thema Yoga und körperliche Ausdrucksformen zu sprechen. Und da erzählte ich ihr schließlich, dass ich ein Buch darüber schrieb, wie ich meinen Körper hasse. Im selben Moment kam Christiane richtig in Fahrt:

„Ich glaube, Sie berühren da ein Kernthema für Frauen, nämlich, dass wir gelernt haben, *unser eigenes Fleisch zu hassen!*

Teilweise kommt es daher, dass die patriarchalischen Religionen uns eine Gehirnwäsche verpasst haben. Ich finde es großartig, dass Sie Yogalehrerin sind, denn Sie sind von der Tradition durchdrungen, dass wir unseren Körper irgendwie überwinden müssten. Denn der Körper ist in den meisten religiösen Texten ein grundlegendes Problem."

Das kam mir bekannt vor. Eine Pfarrerstochter, die von ihrer Pfarrersfrau-Mutter etwas über den Körper gelernt hatte … Ja, ich würde sagen, dass meine Mutter auf jeden Fall ihren Körper überwinden wollte oder zumindest von ihrer Sexualität in Verwirrung gebracht wurde. Während meiner Jahre an der Junior Highschool arbeitete sie als Kellnerin im Lokal neben der großen Kirche meines Vaters in der Innenstadt von Seattle. Normalerweise wurde das Lokal vom Besitzer und seiner Frau betrieben, aber er erkrankte, und deswegen sprang meine Mutter als Aushilfe ein. Am Ende blieb sie, weil ihr die warme, familiäre Atmosphäre gefiel, ganz zu schweigen davon, dass sie meinen Vater jeden Tag zum Mittagessen sah und ein bisschen Extrageld verdiente.

Eines Abends beim Dinner, so erinnere ich mich, erzählte sie meinem Vater von einem Kunden, über den sie sich geärgert hatte. Ich war erst dreizehn, daher bin ich nicht sicher, ob ich das Problem richtig verstanden hatte, doch soweit ich es erfasste, war ein Mann hereingekommen, hatte ein Stück Kuchen bestellt und währenddessen mit meiner Mutter geflirtet. Besonders von ihren schönen Beinen sprach er. War das etwas Schlechtes? So musste es wohl sein. War der Mann deswegen unheimlich und aufdringlich, weil er das gesagt hatte? Ganz offensichtlich. War meine Mutter in Gefahr? Vielleicht. Warum hatte ich dann aber auch das Gefühl, dass meine Mutter ein bisschen prahlte? Selbst während sie meinem Vater erzählte, was geschehen war, wurde sie rot und hampelte unbeholfen herum. Ich war nicht sicher, ob sie Angst gehabt hatte oder wütend geworden war, oder ob mein Vater sich aufgeregt hatte. Ich meine, mich zu erinnern, dass er sie etwas gönnerhaft in der Art eines beschützenden Mannes warnte. Ich persönlich fand meine Mutter zwar vollkommen schön, einschließlich ihrer Beine, und ich war mir ziemlich sicher, dass mein Vater ebenso dachte. Doch die ganze Angelegenheit kam dennoch bei mir an als Botschaft, es sei falsch, wegen seines Körpers bemerkt und geschätzt zu werden.

Noch während die Erinnerung in mir aufstieg, antwortete ich Christiane: „Ja, nun, über diesen Aspekt der Yogaphilosophie, der Körper solle überwunden werden, bin ich schon lange hinweg."

In einer leisen Unter-uns-gesagt-Stimme sagte sie: „Ja, darauf möchte ich wetten."

Das heißt, ich glaube, ich bin darüber hinweg. War ich nicht ein Kind der Sechziger? Es mag mir zwar peinlich gewesen sein, mich nackt zu zeigen, aber das machte mich noch lange nicht voreingenommen und prüde. Und selbst wenn ich damals wirklich sexuell etwas gehemmt war, dann erhielt diese Einstellung durch mein neues Leben als Tänzerin in New York City einen heftigen Schlag, der sie kurzerhand den gesamten Weg zurück nach Seattle beförderte.

Das erste Mal, als ich zu Simone Fortis Unterricht in Kontaktimprovisation ging, der in einem dunklen, staubigen Loft in Soho stattfand, fragte ich einen anderen Tänzer nach dem Umkleideraum. Während er direkt vor mir seine Hose herunterzog, sagte er: „Na ja, du kannst da drüben in die Ecke gehen, wenn du dich zurückziehen willst." Ich entsinne mich auch, dass Simone eine Anleitung gab, bei der sie sich zwischen den Beinen berührte und in diesem Zusammenhang die Bezeichnung „Geschlecht" benutzte. Das war auch neu. Meine Lehrer in Kalifornien benutzten Worte wie *Geschlecht* und *Sex* im Tanzunterricht nicht. So fügte ich mich also und tat so, als seien diese befreiten Einstellungen ganz normal für mich, und am Ende waren sie das auch – in gewisser Hinsicht.

„Yogananda." Ich hörte, wie Christiane am anderen Ende der Leitung ein Buch aus dem Regal nahm. „Er gibt hier Dinge über weltliche Vergnügungen von sich, die kaum zu glauben sind. Es klingt wie: Bitte hilf mir, von meiner Sexualität geheilt zu werden." Sie atmete einmal tief durch: „Hier: ‚Lehre mich, nicht in weltlichen Vergnügungen zu versinken. Lehre mich, meine Sinne zu disziplinieren, sodass sie mich stets wirklich glücklich machen können. Lehre mich, die Versuchung des Fleisches durch das höher entwickelte seelische Glück zu ersetzen.'"

Wie bei einem Aha-Moment rief sie aus: „Da haben wir es, genau hier! Natürlich hassen wir unsere körperlichen, sinnlichen Aspekte, weil uns beigebracht wurde, dass der Körper einer Frau Ursache für den Niedergang der Menschheit war. Wohin sonst könnten wir von da aus gelangen, wenn nicht dahin, unseren Körper zu hassen?"

Mittlerweile versetzte mich dieses Telefongespräch wirklich in Begeisterung und ermutigte mich. Ich fühlte mich zutiefst bestätigt, weil meine Heldin, Christiane Northrup, das Thema sofort für so diskussionswürdig befand. Sie machte die Aspekte von Frauen-, Körper- und Selbstachtung zu einem Dreh- und Angelpunkt für Frauen: Ändere dich selbst, und ändere die Welt. Das fügte sich vollkommen in mein Bodhisattva-Ideal ein, was nicht der Komik entbehrte in Anbetracht dessen, wohin sie das Gespräch als Nächstes brachte: weg vom Spirituellen, hinaus auf die Straße.

„Ich war bei der *Rachael Ray Show* dafür engagiert worden, über die weibliche erogene Anatomie im Beckenbereich zu sprechen. Ich wartete im Aufenthaltsbereich für Darsteller und Showgäste mit einigen anderen, darunter auch mehreren Frauen im Alter von vierundzwanzig bis etwa fünfundfünfzig, die darüber klagten, wie schwierig es sei, einen guten Mann zu finden. Ich sagte:

'Ich könnte euch mit hinausnehmen auf die Straßen von Manhattan und ein Date für euch finden.' Später riefen mich die Produzenten an und fragten: 'Könnten Sie das?' Ich antwortete: 'Ich könnte schon, aber ich werde es nicht tun, denn genau hier in Manhattan lebt die Meisterin, bei der ich gelernt habe – Regena Thomashauer. Mama Gena unterrichtet Flirten als spirituelle Übung in ihrer School of Womanly Arts.[13] Ihr zufolge ist es die Kunst, es sich selbst gut gehen zu lassen in der Gesellschaft eines anderen. Das ist alles. Es heißt schlicht und einfach, dem Moment eine positive Stimmung zu verleihen."

Die Idee gefiel mir, Freude an unserem Körper zu haben und zu flirten – nicht deswegen, weil wir etwas erreichen oder erhalten wollen, sondern einfach, um Freude zu haben, tolle Energie zu spüren und die Stimmung aller Beteiligten zu heben. Das war, wie ich fand, eine weitere gute Idee. Oder nicht? Haben wir nicht genau das für Larry Kirwan an seinem Geburtstag in der St. Marks Bar getan?

Ich setzte an, etwas zu sagen, doch Christiane war schon vorausgeprescht. „Mama Gena sagte den Frauen, sie sollten in einem ersten Schritt zunächst einen Mann finden, der nicht gefährlich ist, und zu ihm gehen. Augenkontakt oder dergleichen ist nicht notwendig. Dann sollten sie etwas an ihm bewundern, zum Beispiel seine Hände oder seine Haare. Irgendetwas. Und währenddessen" – sie legte wieder eine Pause ein, um sicherzugehen, dass ich für das Folgende bereit war – „sollten sie an ihre Muschi denken!" Sie genoss es, mir das zu sagen. „Ich weiß, es ist unerhört, aber in diesem einen Moment kam alles für mich zusammen. *Oh mein Gott!* All die Kraft solcher alten Höhlen, die

[13] „Schule für weibliche Künste"

wie Vaginas geformt und mit Dreiecken bedeckt sind. Wir brauchen gar nicht zu jener Zeit zurückzukehren, als der weibliche Körper als heilig galt. Denn das können wir genau jetzt tun!

Für die *Rachael Ray Show* führte Regena also drei Frauen über vierzig in eine Bar in der Wall-Street-Gegend. Bevor sie sich an die Theke setzten, nahm sie die drei mit in den Waschraum, damit sie ihre Unterwäsche auszogen. Natürlich kann man im nationalen Fernsehen nicht ‚Muschi' sagen – obwohl man über die erogene weibliche Anatomie im Becken sprechen darf! Also sagte Mama Gena ‚Business' dazu. Denkt an euer ‚Business'."

Hier war ein weiterer Punkt, den ich laut und deutlich hören sollte. „Der Trick ist, dass Energie dem Bewusstsein folgt. In der weiblichen Anatomie liegt Magie. Man hat es uns zwar ausgeredet, aber das ist der Ort, wo die Magie liegt.

Und in der Yogatradition versuchen wir immer, unsere Wünsche, unser Verlangen zu überwinden. Und stellen Sie sich vor – auch das ist ein Verlangen!

So lange wir auf Erden sind, werden wir Verlangen empfinden. Und wo empfinden wir es? Im Körper. Wie können wir erkennen, dass wir auf dem richtigen Weg sind? Wir fühlen es in unseren Genitalien. Oho! Also bringt man uns das ganze Leben lang bei, uns bloß nicht damit zu befassen."

Es ist die alte Hungernder-Buddha-im-Wald-Geschichte, nur hat Christiane Northrup sie auf den Kopf gestellt. Ja, Verlangen entspringt dem Körper, doch anstatt diesen zu verleugnen, akzeptieren wir ihn. Wir schätzen den Körper und lieben ihn sogar. Letztendlich ist dies die Lektion: Was auch immer geschehen mag, bleibe im Körper und bleibe bewusst. Wo war sie, als ich ein kleines Mädchen war? Während ich noch darüber nachdenke, geht Christiane schon darauf ein.

„Oh, übrigens habe ich dem Mann in meinem Leben das Video gezeigt, wie Regena die Frauen mit in die Bar genommen hat. Sie hat ihnen Mantras gegeben – ‚ich bin toll' –, Dinge, die man sich innerlich wiederholt, bevor man etwas tut, wovor man sich fürchtet. Und er sagte zu mir: ‚Versteh ich nicht. Das weißt du doch schon, seit du ein kleines Mädchen warst.' Und ich erwiderte: ‚Nein, ich wusste es nicht.' Offenbar meint mein Lebensgefährte, Frauen wüssten irgendwie, dass sie über diese Macht verfügen. Aber das ist nicht der Fall! Und ich konnte ihn auch nicht davon überzeugen, dass sie es nicht wissen. Er sagte: ‚Das weiß doch jede Frau. Darum sagt man ihnen, sie sollen nicht mit Fremden sprechen.'"

Diesem Teil stimmte sie zu. „Das wird einem gesagt, noch bevor der Frontallappen-Intellekt an Bord ist. Man weiß noch nicht einmal, dass etwas am eigenen Körper schlecht oder nicht in Ordnung ist."

Erneut rief ich mir Larry Kirwans Geburtstagsparty in Erinnerung. Wir wollten zwar mutig und frech sein, gaben aber nur vor, so zu sein – sogar uns selbst gegenüber. Angeblich überreichten wir ihm ein Geschenk, doch wir alle hielten etwas zurück. Vielleicht konnten wir nicht alles hingeben, weil uns schon als kleines Mädchen die ersten grundlegenden Verhaltensmuster eingeimpft worden waren, nämlich: Wenn wir uns selbst hingeben, bedeutet das, dass uns etwas genommen wird. Ich fragte mich, was Christiane darüber dachte, und sagte: „Und wenn man zulässt, dass irgendjemand mit einem so weit geht, dann verliert man etwas."

Natürlich verstand sie sofort, worauf ich hinauswollte. „Genau, man verliert etwas! Man gewährt diesem Menschen Zutritt zum Allerheiligsten. Das ist die Quelle Gottes – genau hier. Es ist der schnellste Weg zur Gotteserkenntnis, wenn wir die Verbindung zwischen Spiritualität und Sexualität verstehen."

Inspiriert, aber auch überwältigt, fragte ich: „Wie sollen wir denn, was das betrifft, auf Kurs bleiben? Offenbar sind die negativen Denkmuster, die uns eingepflanzt wurden, sehr stark. Gibt es einen Weg, da die Gewichtung zu verändern?"

„Schön ist, dass das gerade jetzt auf unserem Planeten passiert. Eine Frau schickte mir einen Facebook-Link namens ‚Sex, Schokolade und dein Beckenboden'. Ich habe ihn angeklickt und sah, dass sie in Texas diese wunderbaren Beckenbodenübungen machen und dass die Frauen nach und nach ihre Shakti in Besitz nehmen, ihre göttliche weibliche Kraft. Normalerweise gelingt das nur in einer Gruppe. Für eine Frau allein ist es wirklich beängstigend. Doch wenn Frauen zusammenkommen, werden sie wirklich sehr schnell anzüglich. Es ergibt sich einfach. Und es ist lustig, weil Frauen sich gegenseitig aufstacheln."

„Und wir haben so lange gewartet." Warum habe ich das gesagt? Und meinte ich nicht eigentlich mich mit dem „Wir"?

Sie war so nett, nichts dazu zu sagen. „Ja, wir haben darauf gewartet, und jetzt passiert es. Ich glaube, dahin führt uns unser Weg. Dahin müssen wir gelangen: so eine zügellose, wundervolle Shakti zu sein."

Es gefiel mir, dass sie meine Yogasprache sprach. *Yoga* bedeutet letztendlich auch das „Vereinigen der Gegensätze". Es besagt, dass wir alle weiblichen und männlichen Energien in uns vereinen. Die göttliche weibliche Shakti-Kraft ist genauso wesentlich wie die göttliche männliche Kraft, hat jedoch andere Eigenschaften. Bei der Shakti geht es um Schöpfung, Fruchtbarkeit, Wandlung, Befreiung. Natürlich ist Shakti vorrangig im weiblichen Körper vorhanden. Bewusst aus dieser Energie zu schöpfen löst einen großen Schwung erdhaft-körperlicher „Zügellosigkeit" aus, die sich von dem höhlenartigen Kraftpunkt zwischen den Beinen der Frauen – ihrem „Geschlecht" – erhebt.

Das Thema Anzüglichkeit führte Christiane wieder zurück zu Mama Gena. „Zuerst hielt ich Regena für völlig überkandidelt – ich meine, welche Frau läuft schon mit einer rosa Federboa herum?"

„Ich habe eine", sagte ich und fügte, etwas betreten, leiser hinzu: „Aber sie ist hinten in meinem Schrank."

„Tja, dann!" Ihre Stimme sagte alles, und die Botschaft kam bei mir an. Du hast vielleicht die Federboa, Cyndi, aber sie ist/du bist eindeutig noch immer im Schrank. Doch dann begann sie, mir Ratschläge zu geben, was in erster Linie der Grund gewesen war, warum ich sie überhaupt hatte sprechen wollen. Ich spitzte die Ohren.

„Man muss mit ein bisschen Humor an die Sache herangehen. Ich habe so ein sagenhaftes kleines Tango-Top, das ich mit einigen Kleidern der Firma Tango Babe erhalten hatte. Es war wie geschaffen für eine Bekannte, die auch Tango tanzt. Also habe ich es ihr geschenkt. Sie ist einfach hinreißend. Sie ist um die fünfzig, und natürlich weiß sie nicht, dass sie einen vollkommenen Körper hat und einfach toll ist. Also gab ich ihr das Top, und sie sagte: ‚Das kann ich nie tragen. Nie!'

‚Okay', erwiderte ich, ‚könntest du es denn im Badezimmer tragen? Dich selbst im Spiegel ansehen? Dieses Tango-Babe-Logo ansehen und sagen: Ich bin ein Tango Babe?'

‚Ich weiß nicht. Ich glaube, nein', antwortete sie.

Ich fragte: ‚Könntest du es denn wenigstens ein Mal anprobieren?'

Und dann erklärt sie, wie verklemmt sie sei, und sagt: ‚Ich bin ja so dumm. Ich bin ja so mies.'

Ich sagte: ‚Du kannst zwar sagen, ‚ich bin dumm', ich bin mies', aber warum sagst du nicht, ‚ist das aber hinreißend'? Du musst dir den Nazi in deinem Kopf schnappen und ihm eine Federboa überwerfen."

Wow! Das ist der beste Ratschlag, der mir je zu Ohren gekommen ist. Ich bin noch nicht einmal sicher, ob ich verstand, was genau er bedeutete, doch dieser innere Feldwebel war mir bestens bekannt.

„Das ist der einzige Weg. Nichts anderes funktioniert. Denken Sie an den alten feministischen Ausspruch von Audre Lorde: ‚Du kannst nicht das Haus des Herrn mit dem Handwerkszeug des Herrn abreißen.' Sie können Ihren Körperhass nicht mit der linken Gehirnhälfte bekämpfen, mit dem Intellekt, der immer beurteilt, trennt und so weiter. So werden Sie es nie schaffen. Wir müssen von der rechten Gehirnhälfte ausgehen; die rechte Hälfte hat Verbindungen zum Körper. Wir müssen zurückgehen und wieder zu einem törichten Mädchen werden."

Im Rückblick kann ich kaum glauben, dass dieser tolle, brillante Ratschlag bei mir zum einen Ohr hinein- und aus dem anderen wieder hinausging, doch so war es. Vielleicht ging er zu tief, war zu saftig, zu überwältigend. Es war genau der Rat, den ich brauchte, aber irgendwie war es mir nicht möglich, ihn aufzunehmen. Eine Zeitlang war ich noch in meinem Kopf, benannte Gedanken, ohne sie wirklich zu fühlen, ließ nicht zu, dass meine Energie in die warme Höhle meines Herzens oder meiner Shakti hinabfiel. Fürs Erste wechselte ich einfach das Thema.

Ich fragte sie: „Eine Sache, die Sie Samstag angesprochen haben, war das biologische Alter im Vergleich zum chronologischen Alter. Das fand ich interessant, denn ich kann zwar Kopfstand und alle möglichen tollen Sachen, aber da ist so eine kleine

Stimme, die sich immer meldet und sagt: ‚Weißt du, für 56 siehst du gar nicht so schlecht aus.' Sie haben über das Konzept der Selbstbegrenzung gesprochen. Gibt es eine Methode, wie ich mein Alter akzeptieren kann, ohne mich selbst zu begrenzen?"

Liebenswürdig wie immer antwortete sie: „Sie brauchen nur zu beschließen, dass das Alter unwichtig ist. Ich bin zu dem Schluss gekommen, dass Altersdiskriminierung die letzte große Diskriminierung ist, die noch akzeptiert wird. Rassismus ist nicht akzeptabel und Klassendenken nicht, Sexismus auch nicht, aber Altersdiskriminierung ist akzeptabel. Sie sehen Fünfundachtzigjährige in Altersheimen, die schimpfen: ‚Ich will diese alten Leute nicht um mich haben.'"

„Meine Mutter", sagte ich in wissendem Ton.

„Sie will nicht mit den anderen Leuten zusammen sein, oder?"

„Ja, genau. Dabei ist sie schon völlig weggetreten. Sie hat Lewy-Körper-Demenz. Geistig und körperlich bekommt sie nichts mehr auf die Reihe, aber sie will diese anderen Leute nicht um sich haben. Und sie ist stolz darauf, die am besten aussehende, am hübschesten gekleidete Frau dort zu sein."

Ohne es zu merken, hatte ich Christiane soeben einen wirklich saftigen Bissen hingeworfen. Obwohl sie theoretisch diejenige war, die befragt wurde, hörte sie doch alles, was ich sagte, aufmerksam an. Die Beschreibung meiner Mutter ermöglichte ihr, mich und mein Interesse an der Thematik des weiblichen Körpers insgesamt anders zu verstehen.

Sie erklärte meine Mutter ganz klar für narzisstisch, doch ich war zunächst zurückhaltend mit meiner Zustimmung. Meine Mutter tat mir so leid, ich konnte es nicht ertragen, etwas Kritisches über sie zu sagen. Doch dann tat ich es. „Ich glaube, das stimmt", äußerte ich ruhig.

Christiane zögerte nicht. „Ich weiß, dass sie das nicht sagt bzw. nicht sagen würde.“ Ihre Energie war noch einmal in die Höhe geschnellt. Die Ärztin war nun „angeschaltet“. „Sie sind nun also die Tochter einer narzisstischen Mutter. Sie sind nie gut genug, wenn Sie eine narzisstische Mutter haben, weil in ihr eine Art alles verschlingender Abgrund ist und sie kein Gefühl für sich selbst hat. Noch so viel Wertschätzung von außen vermag diesen Schlund in ihr nicht zu füllen.“

„Ja, Sie haben den Nagel auf den Kopf getroffen.“

„Ich bin auch ein bisschen narzisstisch“, fuhr sie fort. „Ich gehöre auch zu dieser Gruppe.“

Obwohl sie mir den Weg wies, wollte ich mich nicht bereitwillig mit diesem Etikett versehen, also faselte ich drauflos: „Nun ja; wahrscheinlich bin ich irgendwie so.“

„Nun – ja!“ Ihr Ton implizierte, dass es ganz offensichtlich so war. „Denn unser Körper wurde in diesem Bewusstsein geschaffen, verstehen Sie?“ War das mein genetisches Erbe? Habe ich mir den Narzissmus meiner Mutter schon im Mutterleib eingefangen? Okay, ich gebe zu, dass meine Mutter und ich uns darin ähnlich sind. Aber ich hatte mich für meine „Zulassung“ qualifiziert, indem ich darauf bestand, dass ich nicht mehr so sein wollte. Mir war klar geworden, dass es nicht gesund ist, so selbstbezogen zu sein, und ich wollte mich ändern. „Was soll ich denn tun?“, fragte ich.

„Sie haben sich selbst bestätigt, und Sie haben überlebt. Nun geht für Sie alles darum, sich wirklich zu entfalten. Mit neunundfünfzig, sechzig Jahren beginnt das Leben erst richtig. Man nimmt nichts mehr ernst. Es ist eine sehr aufregende Zeit.“

Ihr Stimme wurde wieder lauter, um auf etwas Wichtiges hinzuweisen: „Von jetzt an müssen Sie von der Lebenskraft geleitet werden. Sie müssen von Shakti geleitet werden, sonst wird alles auseinanderfallen."

Dann wurde sie ruhig: „Sie wissen das."

„Ja, ich spüre es", erwiderte ich. „Ich will nicht mehr von meiner Lebenskraft abgekoppelt sein, nicht nur meinetwegen, sondern wegen aller Frauen. Ich bin Yogalehrerin, und viele Leute schauen auf mich." Ich musste diesen Einwurf machen, damit sie wusste, dass ich zwar dem Narzissmus zuneigte, aber nicht selbstsüchtig war.

Sie hörte das. Sie hörte es alles und formulierte so den folgenden Ratschlag um meine Bodhisattva-Neigung herum und erinnerte mich daran, dass das, was gut für mich ist, für alle gut ist.

„Je leichter Sie werden, je offener, je sinnlicher, je alberner und ausgelassener, umso besser für alle. Ich möchte, dass Sie die Erfahrung dessen machen, was ich die ‚Shakti-Plazenta' nenne."

Da war es wieder, das Wort *leicht*. Und Shakti. Auch damit war ich vorher schon konfrontiert worden. „Ein ayurvedischer Astrologe und Handleser hat mir gesagt, ich säße auf einem Shakti-Vulkan."

Christiane sagte: „Ja, aber die Zeit war noch nicht reif. Jetzt ist sie reif. Sie mussten erst eine stabile Grundlage errichten. Shakti kann Sie, wie Sie wissen, sofort wegpusten. Darum heißt es ja auch, der tantrische Weg sei der mit der größten Anzahl an Körpern, die auf der Strecke bleiben. Aber Sie haben die Disziplin. Das ist wichtig. Jetzt hat die Shakti ein starkes Behältnis, und so wird auch Ihr restliches Leben sein."

***

Einige Monate darauf kehrte ich nach Indien zurück, der angestammten Heimat von Shakti, der Göttin kreativer weiblicher Energie.

Smith hat mir gesagt, nach einem Reisetag sei es ganz normal, dass man zunimmt und sich aufgeschwemmt fühlt. Ihm zufolge ist es nur das Gewicht des Wassers, das sich durch das lange Sitzen ansammelt. In meinem Fall könnte es mehr sein. Der Fünfzehn-Stunden-Flug nach Indien begann gut. David und ich waren in Hochstimmung wegen unseres Wechsels in die erste Klasse. Hand in Hand lehnten wir uns in den sexy schalenartigen Sitzen zurück und sagten Ja zu allem, was uns angeboten wurde. Wir begannen damit, dass wir mit Champagner anstießen, um unsere erste gemeinsame Indienreise zu feiern.

Doch gerade, als die Curry-Shrimp-Vorspeise kam, unterbrach der Pilot unseren Film mit der Ankündigung, dass es zu Turbulenzen käme. Er versuchte, das Ganze herunterzuspielen und erklärte, dieser Hurrikan sei soeben zu einem tropischen Sturm heruntergestuft worden. Dabei sprach er in einem mittelamerikanischen näselnden Ton, der suggerieren soll, dass ein Pilot ein echter Mann sei und alles völlig unter Kontrolle habe. Keinen von uns beruhigte das. Was mich beruhigt, wenn ich in einer riesigen Blechbüchse über den Ozean fliege, die hin und her bockt und schwankt, ist ein Glas Wein. Vielleicht sogar mehrere Gläser Wein. Bei jedem *Klonk* spürte ich, wie mein Cortisolspiegel in die Höhe schnellte! Man sollte meinen, dass ich durch all die vielen Flüge daran gewöhnt sei, doch das bin ich nicht. Und ich weiß, dass Selbstmedikation Verleugnung in Aktion ist, aber es ist das Einzige, was dafür sorgt, dass ich in solchen Momenten nicht aus der Haut fahre. Die Bocksprünge hielten nicht so lange an, und ich habe wirklich nicht zu viel getrunken, aber dennoch wachte ich am nächsten Tag in Indien auf und fühlte mich fett, fett, fett. Schon wieder.

Wie konnte es dazu kommen? Zwei Jahre nach meiner ersten Pilgerreise war ich wieder am selben Punkt: Abermals in einem Bus ohne Stoßdämpfer in den Bergen von Darjeeling unterwegs, war ich erneut obsessiv damit beschäftigt, wie eng mein Hosenbund sich anfühlte. Noch vor vier Tagen, als ich für die Reise packte, war diese Hose bequem gewesen. Doch als ich über die Straßen Sikkims hüpfte, fühlte ich mich elend, war angewidert, frustriert und voller negativer Gedanken über mich, und all das ging einher mit denselben alten langweiligen Schwüren, weniger zu essen, mich anders zu ernähren und mehr Sport zu treiben.

Wenige Tage darauf ging es mir wieder gut. Ich hatte meinen Jetlag etwas überwunden, und nach drei Hotels mit Bettwanzen, die kaltes, wässriges Porridge und kalte Duschen boten, checkten wir im Mayfair Gangtok ein, einer blitzblanken neuen Hotelanlage mit Wellnessbereich und Kasino, eine Mischung aus Las Vegas und Disneyland. An jeder Ecke des labyrinthartigen Hotelkomplexes entdeckten wir überlebensgroße, regenbogenfarbige Buddhastatuen, ähnlich den inspirierenden Statuen, die ich im Hirschpark gesehen hatte, nur dass diese hier in Hochglanzfarben lackiert waren; außerdem gab es spritzende künstliche Wasserfälle und echte Feueraltäre mit echten Hindumönchen, die echte Hindugesänge anstimmten.

Am Hoteleingang begrüßte uns eine kniende Garuda-Statue. Garuda ist ein mythisches Vogelwesen. Die Statue hatte eine schnabelähnliche Nase, eine Krone und große rote Flügel – ein charmanter Ausgleich für die erdigeren bewaffneten Wächter und Metalldetektoren, fand ich. Letztere zeigten jedoch, wie modern das Hotel war, und bedeuteten auch, dass unser Zimmerboden aus funkelndem, sauberem Holz bestand und perfekt für Yoga geeignet war.

Statt erneut die ewig gleiche Seifenoper abzuspielen, die bei läppischen fünf Pfund Gewichtszunahme auf dem Programm steht, rief ich mir Collettes Äußerungen über die weibliche Natur des Zu- und Abnehmens ins Gedächtnis. Ich dachte an Jamies Fünf-Pfund-Fenster und erinnerte mich daran, dass diese neu erworbenen zweieinhalb Kilo nicht beständig waren. Ich ließ mir die Definition von Meditation als „gerichtete Aufmerksamkeit" noch einmal durch den Kopf gehen. Im Grunde richten wir unsere Aufmerksamkeit immer auf etwas, aber Meditation bedeutet, dass wir sie bewusst ausrichten oder ggf. auch abziehen, weg von Dingen, die keine Aufmerksamkeit mehr benötigen.

Meine alten geistigen Gewohnheiten waren stark, doch nach und nach schwächte meine Meditationspraxis sie, ebenso wie Yoga. Obwohl es bequem war, mich selbst auszuschimpfen, erkannte ich, dass ich an diesem Punkt schon einmal gewesen war; es wirkte auf mich wie ein alter Hut. Möglicherweise lag es daran, dass es mir im Mandala des Garuda oder in der Nähe der Shakti-Energiebank sicher vorkam: Diesmal fühlte ich mich inspiriert, die Verpflichtung einzuhalten, meine Komfortzone auszudehnen und etwas anderes – Gutes – zu tun.

Nach einer heißen Dusche und einem Schläfchen ließ ich mich also auf Hände und Knie nieder und verband mich wieder auf positive Weise mit meinem Körper. Das klingt sexy, und es war definitiv sinnlich. Ich begann damit, dass ich ein paarmal die Katze-Kuh-Übung machte, um meine Wirbelsäule aufzuwärmen, und arbeitete mich dann weiter vor in einen köstlichen Herabschauenden Hund. Mit neuer Energie erfüllt, rollte ich mich hoch zum Stand und nahm ein paar kraftvolle, stärkende Haltungen des Kriegers ein.

Inspiriert durch meinen Freund am Eingangstor, ging ich in Garudasana (die Adler-Haltung), eine Gleichgewichtshaltung, bei der ich ein Bein um das andere wand, die Arme vor meinem Gesicht ineinander verschlungen. Wenn ich meine Schüler diese Haltung lehre, erkläre ich ihnen immer, die innere Qualität des Garuda zeichne sich dadurch aus, dass er ungeheuerlich ist. Der Garuda ist ungeheuerlich, weil er ein fliegendes Wesen ist; er landet nie. Er landet nie, weil er nie ermüdet. Er ermüdet nie, weil er auf dem Wind reitet. Ich atme tief ein und erinnere mich, dass der Wind mein Atem ist. Wenn ich mich gegen den Lauf der Dinge wehre, geht es mir nicht gut. Das ist nicht dasselbe, wie sich zu ergeben oder schwach zu sein. Es bedeutet, dass ich, wenn ich die Dinge so sehe, wie sie sind, und mit der gegebenen Situation arbeite, mit größerer Wahrscheinlichkeit positive Entscheidungen treffe, die mir das Gefühl geben, besser geerdet, gesünder und mehr in Verbindung mit mir und meinem Leben zu sein. Ich atmete aus und zählte dabei langsam bis acht.

Okay, Garudasana auf dem anderen Bein, und dann auf den Rücken, um einige Drehungen der Wirbelsäule auszuführen, die dringend nötig sind, um meine inneren Organe zu entgiften und meine Rückenmuskeln zu lockern, die sich in dem Bus wie verrückt verkrampft hatten.

Ich beendete meine Übungen mit meiner Lieblingshaltung, „Beine an der Wand“. Ich ließ mich seitlich auf das bequeme, saubere Bett fallen und schwang meine Beine wie einen Fischschwanz hoch, bis knapp unter einen mit Goldspray angefertigten Buddha-Druck. Ich spürte, wie ich mich entspannte, als die Lymphe und das Wasser in meinen Beinen in die entgegengesetzte Richtung liefen und meine Knöchel und Füße abschwollen. Ich liebe diese Haltung, denn sie ist ganz einfach und wirklich jeder kann sie fast überall und jederzeit ausführen und gleichzeitig ist sie extrem gut für uns. Eine der positivsten Auswirkungen dieses Asana ist die, dass das Herz in dieser Umkehrhaltung ein bisschen mehr arbeiten muss als normalerweise, um das Blut zu pumpen. Obwohl wir also nur daliegen und nichts tun, wird das Herz gestärkt – ein sehr günstiges Verhältnis von Mühe und Lohn. In beinahe jeder Hinsicht stellt die Haltung „Beine an der Wand" das Gleichgewicht wieder her; das schließt auch mit ein, dass es eine regenerierende Yogahaltung ist. Sobald ich es mir auf dem Bett bequem gemacht hatte, mit ein paar kuscheligen Kissen unter dem Becken und einem kleinen gefalteten Plaid unter meinem Kopf, brauchte ich nur noch dazuliegen und mich für die Erfahrung zu öffnen. Das ist der weibliche Aspekt des Yoga, das empfangende Prinzip, das uns in Erinnerung ruft, dass manchmal weniger Aktivität zu besseren Ergebnissen führt.

Am nächsten Tag war meine Verdauung wieder im Lot, und als ich mich im Standspiegel betrachtete, hob sich meine Stimmung. Ich fühlte mich viel leichter und sah auch so aus. Ich war zufrieden mit mir, denn ich hatte meinen Körper energetisch angenommen und war nicht im Frustrationsgebräu, das normalerweise in meinem Kopf vorherrschte, stecken geblieben.

Als ich die lila Hose anzog, die perfekt passte, erkannte ich in diesem ganzen Drama die altvertraute Achterbahn wieder. Wenn mein Körper im Gleichgewicht ist, funktioniert mein Geist besser und ich bin optimistisch und positiv eingestellt. Mir fällt auf, dass mein Leben eine ziemlich heikle Gratwanderung ist, wenn meine Knöpfe so leicht von etwas gedrückt werden, das sich immer wieder ändert – die Ebbe und Flut meines persönlichen Grundwasserspiegels.

Doch ganz allmählich zeigte sich die Wirkung meiner Achtsamkeitspraxis. Ich spürte, wie sich ein Raum in meinem Geist öffnete, wie eine gewisse Freundlichkeit Einzug hielt, eine Bereitschaft, nicht so zu reagieren wie früher. In meinem Herzen weiß ich, dass dies die Art ist, wie Leid abnimmt: nicht in einem plötzlichen Erleuchtungsblitz, sondern Atemzug für Atemzug für Atemzug.

Bevor ich wieder in den Bus stieg, um weitere vierzig Meilen zurückzulegen – was mindestens vier Stunden dauern würde –, zog ich eines der scharlachroten Satinkissen vom glänzenden Zweiersofa in unserem Zimmer. Ich rutschte darauf so lange hin und her, bis ich das Gefühl hatte, stabil und fest verankert zu sitzen. Dann richtete ich meine Aufmerksamkeit auf meinen Atem und saß in Stille. Ich brauchte nicht zum Bus zu hetzen, brauchte keinen Raum mit – geistiger oder körperlicher – Aktivität zu füllen, wenn Empfänglichkeit genügte. Ich saß einfach da und atmete, und wenn mein Geist abschweifte, kehrte ich sanft zum Atem zurück.

***

Während ich in Indien war, entwickelte Millie ein lebensbedrohliches Geschwür, weil sie sich wund gelegen hatte. Sie brauchte künftig Betreuung durch erfahrene Pflegekräfte, daher brachte ich sie in einer neuen Einrichtung unter und stellte Maureen an, eine Hilfskrankenschwester und persönliche Begleiterin. Sie badete Millie, zog sie an, fütterte sie und sorgte für ihre Sicherheit.

Maureen war ganz ungezwungen in meiner Gegenwart und machte sich nicht die Mühe, Hallo zu sagen, als ich das Zimmer meiner Mutter im Pflegeheim betrat. Sie blickte nur kurz auf, sah mich und sagte: „Na, wenn ich so eine Figur hätte, würde ich sie aber doch zeigen!“ Ich sah an mir herab und war ratlos. Erstens hatte ich den Sweater eigentlich schon für recht eng gehalten; zweitens bin ich nicht der Ansicht, dass meine Figur wirklich so großartig ist, ganz zu schweigen davon, dass ich gerade einen Ich-fühle-mich-fett-Tag hatte. Aber Maureen konnte ich so etwas natürlich keinesfalls sagen; davon abgesehen war es möglich, dass sie recht hatte. Sie hat ein tolles Stilempfinden, und sie gefiel mir in ihrer tomatenrot-gold-grün-gestreiften Bluse, mit funkelnder Stretchhose, grünem Lidschatten, orangefarbenem Lippenstift und blonder Perücke.

Zwei Tage nachdem sie begonnen hatte, für meine Mutter zu arbeiten, erzählte mir Maureen die Geschichte ihres Körpers. Ich hatte sie nicht danach gefragt, aber wir saßen stundenlang am Bett meiner Mutter zusammen und kamen währenddessen natürlich auf Dinge zu sprechen, über die sich Frauen unterhalten, wenn sie sich kennenlernen: Haare, Haut, Körper. An jenem Tag trug sie ihre Perücke nicht und ich stellte fest, dass wir beide graue Haare hatten. Das brach das Eis. Maureen erzählte mir dann, dass ihre Figur nicht immer so ausgesehen hatte wie jetzt; sie hatte nämlich etwa acht Jahre zuvor fünfundsiebzig Kilo abgenommen. Das schaffte sie, indem sie anderthalb Jahre lang vier Stunden täglich zu Fuß ging: zwei Stunden auf dem Weg zur Arbeit und zwei Stunden auf dem Heimweg.

Jetzt, da ich weiß, wie hart sie arbeitet, bin ich sogar noch beeindruckter. Maureen ist diejenige, die sich hauptsächlich um meine Mutter kümmert. Sie arbeitet in Zwölf-Stunden-Schichten, von acht Uhr morgens bis acht Uhr abends, meistens ganz eigenständig. Sie braucht niemanden, der ihr sagt, was zu tun ist, denn sie ist ausgebildete Schwesternhelferin, hat eine tadellose Arbeitsmoral und ist einfach ein Engel. Sie ist fürsorglich und auch zu mir ganz besonders freundlich, weil sie weiß, dass mein Herz jeden Tag, an dem ich meine Mutter dahinschwinden sehe, ein bisschen mehr bricht. Heute haben wir festgestellt, dass meine Mutter einundvierzig Kilo wiegt.

Aber Maureen? Nun, sie hat die fünfundsiebzig Kilo wieder zugenommen – und noch etwas mehr. Sie kann sich kaum zwischen die Lehnen des Stuhls quetschen, der neben dem Bett steht. Ich habe sie zwar nie etwas essen sehen (was bekanntlich ein Zeichen für heimliche Fressattacken ist), doch in jenen Tagen hat sie auch nicht die Möglichkeit, sich viel zu bewegen. Sie muss mehrere Busse und einen Zug nehmen, damit sie um acht Uhr morgens am Pflegeheim ist, und kommt erst gegen halb elf Uhr abends wieder nach Hause. Keine Zeit zu laufen.

Sie sagt zu mir: „Sie ernähren sich bestimmt ganz gesund."

„Na ja, ich versuche es." Ich fühle mich schuldig, weil ich weiß, dass ich manchmal Nachtisch, Tortilla-Chips und Guacamole esse oder Rotwein trinke.

Maureen sagt: „Ich würde gerne gesünder essen, aber Fast Food ist billiger." Das macht mich traurig und ich frage mich, ob ich es mir leisten kann, ihren Lohn zu erhöhen.

„Um solch eine schöne Figur zu bekommen, machen Sie sicherlich viel Yoga."

„Nun ja, aber dieses Fett um meine Hüfte geht nicht weg, ich kann es offenbar nicht loswerden."

Ups. Einen Moment lang dachte ich, Maureen und ich sind ja wie ich und meine Freundinnen, alle Freundinnen seit der Juniorhighschool. Wir wurden nicht so erzogen, dass wir das Selbstvertrauen der Siebzigjährigen in Lolas Geschäft hätten nachvollziehen können. Frauen, die sich so verhielten, galten bestenfalls als arrogant, mit größerer Wahrscheinlichkeit als Schlampen. Also war ich automatisch zur Selbstkritik übergegangen. Doch dann wurde mir bewusst, dass Maureen und ich körperlich nicht in derselben Liga spielten. Ich hörte also auf, meinen Rettungsring zu quetschen, und sagte stattdessen: „Ja, ich mache fast täglich Yoga, und es macht Spaß! Kommen Sie doch in mein Yogastudio, Sie haben freien Eintritt zu den Kursen." Sie lachte, und es sah tatsächlich so aus, als säße sie in einem Eimer Wackelpudding.

„Maureen, Sie könnten am Anfängerkurs teilnehmen, wo alle zuerst Hemmungen haben und keiner in Form ist oder irgendetwas über Yoga weiß."

Ihre Antwort darauf ist eine Kombi aus süßem Lächeln und einer Kopfbewegung, die ausdrückt: „Machst du Witze?" Worte sind für sie unnötig, um mir mitzuteilen, dass sie nie im Leben mit diesem Körper ein Yogastudio betreten würde.

Also sage ich: „Ich gebe Ihnen ein Video und Sie können zu Hause üben."

Sie lacht und antwortet: „Ich habe ein Video, das sehe ich mir gerne beim Essen an!"

„Na, das ist doch schon mal ein Anfang, meine ich!" Wir brechen beide in Lachen aus.

Ich versuche es mit einem anderen Ansatz. Schön aufrecht auf dem Rand meines Stuhls sitzend, sage ich: „Wissen Sie was, Maureen? Yoga muss nicht unbedingt viel Aufwand sein. Wirklich. Sie sitzen ja ohnehin stundenlang hier; dann könnten Sie doch einfach immer dann, wenn Sie daran denken, tief einatmen" – ich demonstriere es, indem ich mich noch aufrechter hinsetze und eine lange, tiefe Einatmung mache – „und dann, beim Ausatmen, eine kleine Drehung machen." Ich lege meine linke Hand behutsam auf meinen rechten Oberschenkel und meinen rechten Arm auf die Stuhllehne hinter mir. Dann mache ich eine kleine Drehung, als hätte ich ebenfalls einen sehr breiten Körper, damit Maureen den Eindruck gewinnt, dass diese einfache Yogaübung auf dem Stuhl sofort für sie zugänglich ist, so, wie sie ist. Als ich die Drehung wieder auflöse, sehe ich jedoch, dass Maureen mich einfach nur ansieht. Sie starrt mich an, folgt meiner Anleitung aber nicht.

„Sie können auch Atemübungen direkt auf Ihrem Stuhl machen. Versuchen Sie es mal damit." Ich hebe meine Arme und sagte: „Einatmen, eins, zwei, drei, vier." Maureen rührt sich nicht.

„Und ausatmen, Arme nach unten, eins, zwei, drei, vier."

Erneut lachend, drückt sie stark auf die Armlehnen ihres Stuhls, um sich hoch auf ihre ständig geschwollenen Füße zu stemmen. „Nie im Leben mache ich das, wenn irgendjemand zuschaut."

Doch jetzt hört Maureen mir nicht mehr zu. Sie beugt sich über meine winzige Mutter und reibt sanft Vaseline auf ihre Lippen. Sie badet meine Mutter jeden Tag und ist dabei besonders vorsichtig an den Füßen, denn die Haut ist dort sehr dünn. Sie kämmt ihr die Haare und putzt ihr die Zähne mit einem Q-tip. Behutsam spritzt sie ihr eine Trinknahrung mit einer großen Pipette zwischen die Zähne.

Maureen ist den ganzen Tag lang emsig, wendet meine Mutter von einer Seite auf die andere, hebt sie in den Rollstuhl, bringt sie dazu, noch einen weiteren Löffel Suppe anzunehmen, wischt alles weg, was auf ihren Latz tropft oder krümelt.

Maureen sorgt für meine Mutter, als sei diese für sie eine sehr kostbare Last, doch wie viele andere Frauen hat sie keine Zeit, für sich selbst zu sorgen.

***

Anfänger im Yoga reagieren fast immer gleich auf eine Anleitung, die sie noch nie vorher gehört haben. Sie stehen zum Beispiel in einer vertrauten, stabilen Haltung im Ausfallschritt, das rechte Bein vorne und das linke lang hinter sich ausgestreckt, beide Hände fest am Boden. So weit haben sie meine mündliche Anleitung befolgt, doch als ich sage, „und jetzt steckt die rechte Schulter hinter euer rechtes Knie", erstarren sie in der Bewegung. Einige setzen sich einfach hin. Andere hören nicht nur mit dem auf, was sie gerade tun, sondern blicken mich an, als sei ich verrückt geworden. „Was?", sagen sie vielleicht oder: „Das geht doch nicht!" Die neue Anweisung ergibt keinen Sinn, also geraten sie aus der Fassung. Die Reaktion fortgeschrittener Schüler auf unerwartete Anweisungen steht dazu in völligem Gegensatz. In der Regel gibt es zwei Kategorien: Sie hören die Anleitung und versuchen es einfach. Oder sie halten in der Stellung/Handlung inne und überlegen einen Moment. Mit diesem zeitlichen und räumlichen Abstand beginnen sie langsam, die Schulter hinter ihr Knie zu winden. Wenn es nicht geht, heben sie vielleicht ihre vordere Hüfte ein wenig an, um mehr Raum für ihre Schulter zu schaffen, ergreifen den Knöchel hinten, um etwas Hebelwirkung zu erzeugen, und dann versuchen sie es erneut. Es macht ihnen Spaß, diese neue Haltung umzusetzen.

Die Anfänger kommen von einer zielorientierten Perspektive her. Sie hören nur eine Ziel-Stellung, die sie sofort als etwas interpretieren, das für sie unerreichbar ist, als hätte ich gesagt, erhebt euch in die Lüfte und schwebt drei Meter über dem Boden. Sie gehen davon aus, dass sie die Haltung nicht ausführen können, weil sie sie noch nie vorher geübt haben und wahrscheinlich auch nie jemand gesehen haben, der sie ausgeführt hat.

Als Lehrerin sollte ich ihnen vielleicht zunächst zeigen, wie es geht, aber ich gebe gerne zuerst die Anweisung und sehe dann, wie sie reagieren. Mein Job ist es, die Schüler durch klare, präzise und angemessene Anweisungen anzuleiten. Auf dem gesamten Weg kreiere ich „Punkte" für sie, doch echtes Lernen beginnt erst, wenn sie eigene Verknüpfungen herstellen.

Das meinen wir, wenn wir sagen, es geht um mehr als nur die reine Yogahaltung; und es ist diese Lehre, die meines Erachtens mit am wertvollsten ist. Wen kümmert es am Ende des Tages, ob sie die Schulter hinter das Knie bringen können? Doch wenn sie ihre Fähigkeit gestärkt haben, gut zuzuhören, wenn sie ihre Neugier auf das, was möglich ist, kultiviert und Vertrauen in ihre Weisheit entwickelt haben, dann haben sie eine Veränderung vollzogen, die wirklich nutzbringend ist. Und diesen Prozess üben wir im Yogaunterricht.

Die fortgeschrittenen Schüler haben schon etwas über die Bedeutung der Praxis erfahren. Sie haben das Wissen verinnerlicht, dass der Weg schließlich klar hervortreten wird, wenn sie nur beharrlich sind, am Prozess dranbleiben und immer weitermachen – auch dann, wenn sie bis dahin in Bezug auf den Weg und das Ziel unsicher waren. Sie lernen, sich beim Lösen von Problemen wohlzufühlen, und verstehen, dass dies einen großen Teil dessen ausmacht, worum es im Yoga, in der Meditation oder in jeglicher Achtsamkeitspraxis wirklich geht. Sich jede Situation anzuschauen und mit den Dingen zu arbeiten, wie sie sich uns präsentieren. Nicht nur: Wie kann diese Haltung zu jener Haltung werden? Sondern: Wie geht der Übergang, um diese Haltung zu jener Haltung werden zu lassen, und zwar mit diesem Körper (angespannte Hüfte, schwache Knie, starke Schultern) und mit diesem Geist (neugierig, klar, benebelt, zerstreut)? Spielt dabei auch Reibung mit hinein? Ja. Das Yogawort für Reibung ist Tapas *(Sanskr. wörtl. „Glut, Hitze"); es bedeutet im Grunde: Wo Hitze ist, da ist auch das Potenzial für Transformation.*

Für die Superfortgeschrittenen beginnt hier die wahre Praxis. Die Reibung ist das, was sie am meisten interessiert, denn dort vollzieht sich die Alchemie.

***

„Ich dachte, du möchtest vielleicht gerne wissen, was die Leute über dich reden.“ Eine E-Mail von jemandem, den ich vor zehn Jahren in Deutschland getroffen hatte, aber natürlich war es leicht, mich über Facebook zu finden. Er wollte mir mitteilen, dass eine ehemalige Schülerin von mir wieder nach Berlin gezogen war und gerade einen Erfahrungsbericht über ihre Zeit in New York veröffentlicht hatte, einen leicht verdaulichen Alles-über-Yoga-Klatsch, den sie enthüllt hatte. Wollte ich nicht von ihrer im Buch veröffentlichten Behauptung erfahren, dass „ein Freund von mir“, der Meditation lehrte, in gewisse „anstößige“ Aktivitäten verwickelt war? In weniger als einer Sekunde hatte ich ein ungutes Gefühl im Magen. Es war auch ein wissendes Gefühl; ich wusste, dass der namentlich nicht genannte „Freund“ mein Mann war.

Ich atmete einmal tief durch und schüttelte das ungute Gefühl ab. Was hätte ich in jenem Moment schon dagegen ausrichten können? Ich musste ohnehin zu meinem Yogaunterricht. Doch am Abend sprach ich mit meinem Mann. „Guck mal, David, ich habe heute eine merkwürdige E-Mail erhalten.“ Ich las sie ihm vor, und er flippte sofort aus. Im Allgemeinen ist David wohlüberlegt in seinen Antworten und gut darin, beide Seiten der Dinge abzuwägen und nicht vorschnell zu urteilen. Als er so übertrieben reagierte – „Unverschämtheit! Wer ist die denn schon?! Ich will das Buch sehen! Ich will eine genaue

Übersetzung! Das ist Verleumdung!", wusste ich daher sofort, dass es um ihn ging. Das ungute Gefühl kehrte zurück.

Ich habe gelernt, auf Gefühle in meinem Körper zu hören, als eine weitere Form der Meditationspraxis. Auf dem Heimweg vom Studio spüre ich oft, dass ich Ameisen im Bauch habe oder den Riemen meiner Yogatasche fest umklammere. Ich übe, diese Dinge mit Neugierde zu betrachten. Es macht Spaß. Ich gehe dem nach, indem ich mich selbst frage: „Okay, was macht mir zu schaffen?" Die Antwort ist normalerweise direkt an der Oberfläche. Dann kann ich mir das Ganze im Kopf herumgehen lassen und entweder zu einer Lösung gelangen oder mir das Thema zumindest genügend bewusst machen, um es zu vertagen und für später aufzuheben. Der Körper weiß, der Geist klärt, und wenn ich beide in Einklang mit meinem Atem bringe, dann gehen die Dinge normalerweise gut aus.

Ein paar Tage später spürte ich, dass das ungute Gefühl – eine Art zersetzende Empfindung, als hätte ich viel zu viel Kaffee getrunken – immer noch da war. Ich hatte es ignoriert, was nicht dasselbe ist, wie etwas für später aufzuheben. Es ist Verleugnung und frisst einen innerlich auf.

Also brachte ich das Thema wieder aufs Tapet, und wieder wurde ich mit derselben Reaktion seinerseits konfrontiert und hatte dasselbe wissende Gefühl.

„Wirklich?", fragte ich. „Du weißt wirklich überhaupt nichts darüber? Wenn etwas Wahres daran ist, würde ich es lieber von dir hören."

Er lehnte sich seufzend zurück und gestand, er sei in „Herrenclubs" gegangen, hätte aber nicht gewollt, dass ich davon weiß. Mit dieser neuen Information machte ich mich auf, um einen Kurs zu geben.

An diesem Abend war er beim Dinner besonders freundlich zu mir; er stand auf, als ich das Restaurant betrat, schob den Stuhl für mich zurecht und stellte seine weltmännische Eleganz voll heraus. Er sagte, er verstünde, dass ich mich besudelt fühlte; dass es mir wegen des Betrugs bestimmt schlecht ginge, ebenso wie ihm selbst. Ich sagte, es sei nicht so schlimm, weiß aber nicht, warum ich das sagte. Ich wusste wirklich nicht, was ich dachte, doch ich wusste immer noch, wie ich mich fühlte: schlecht, innerlich zerfressen, elend.

Als ich am nächsten Morgen erwachte, war ich überrascht, dass das Gefühl immer noch in der Luft hing. Irgendwie wusste ich, dass da noch etwas sein musste. Noch einmal bat ich ihn um Rücksicht: „Bitte lass mich nicht noch weitere Dinge über Facebook herausfinden, okay?"

Er sah mich fest an. „Meinst du, du wirst mit der Wahrheit fertig?"

„Nur zu."

Und dann erzählte er mir von anderen Frauen, mehrere Affären, Dinge, die ich in meiner Ehe nie für möglich gehalten hätte.

Uff! Das hatte ich nicht kommen sehen. Es verschlug mir den Atem. Ich war so schockiert, dass sich mein Inneres verflüssigte und ich ins Bad laufen musste. Bei meiner Rückkehr ins Wohnzimmer war ich ganz zittrig. Ich setzte mich auf die Couch und wartete.

Er sagte, wenn ich als Frau liebevoller, aufmerksamer gewesen wäre, wäre das nicht geschehen.

Er sagte, er hätte meinen Körper immer geliebt, ihn immer schön gefunden. Hatte er mir das nicht immer gesagt? Doch ich hätte, so sagte er, ihm einfach nicht zugehört und mich stattdessen vor ihm versteckt.

Er sagte: „Was erwartest du? Du bist doch diejenige, die ein Buch darüber schreibt, wie du deinen Körper hasst."

Er sagte, ich hätte mich wie besessen um meine Mutter gekümmert, um mein Unternehmen, sogar um meinen Hund – um alles und jeden, nur nicht um ihn.

Hatte er recht? Es stimmte, dass ich mit der Pflege meiner Mutter überfordert gewesen war. Und ja, mein Unternehmen stellt ebenfalls große Anforderungen an mich. Ich hatte mich eindeutig nicht so um David gekümmert, wie er es gewollt hatte. Aber ich konnte schließlich meine Mutter nicht im Stich lassen. Sie hat sonst niemanden. Ich musste mich um sie kümmern. Und ich konnte auch meinen Betrieb nicht vernachlässigen. Und wer wäre sonst mit dem Hund zum Tierarzt gegangen? Er mochte zwar denken, ich hätte mich nicht um ihn gekümmert, doch das liegt einfach daran, dass Männer all die Dinge, die man zu Hause für sie tut, nicht bemerken, nicht wahr?

Das Kaffee-Gefühl in meinem Magen war nun weg und wich einem alles durchdringenden Gefühl von Schmerz und Erschöpfung. Und dann musste ich aufstehen, meine Yogakleidung anziehen, die Straße entlang bis zu meinem Studio laufen und meine Lehrer-Trainingsgruppe leiten. Eine halbe Stunde nach dieser Eröffnung, immer noch zitternd, begann ich meinen Kurs und schlug den Gong für eine gemeinsame Achtsamkeitsmeditation.

Da saß ich nun. Es fiel mir schwer, nicht zu weinen, aber es war weder die richtige Zeit noch der richtige Ort dafür. Mein Körper fühlte sich wirklich seltsam an, feuchtkalt und gestresst. In meinem Geist drehte sich alles im Kreis; Gedanken flogen überallhin, während ich zu verstehen versuchte, dass das, was ich gerade gehört hatte, kein Traum war. Es war Wirklichkeit. Meine Ehe war nicht das, was ich gedacht hatte. Nur unter Schwierigkeiten konnte ich eine gute, aufrechte Körperhaltung wahren. Ein schweres Gefühl in der Brust zog mich herab, was den abgedroschenen Ausdruck „gebrochenes Herz" in mir wachrief.

Ich konnte nichts weiter tun, als damit sitzen. Vom Verstand her sagte ich mir, dass dieses Gefühl sich ändern würde, doch in diesem Moment spürte ich, dass dies eine Art von Schmerz auf Zellebene war, der so bald nicht verginge.

In der Mittagspause zog ich mich in mein Büro zurück, schloss die Tür und setzte mich auf die rote Couch. Ich weinte und weinte, saß da und weinte, und plötzlich kam mir ein neuer Gedanke in den Sinn. Mir fiel auf, dass ich etwas falsch verstanden hatte. Es war das Bodhisattva-Gelübde. In meinem Bemühen, anderen zu helfen, hatte ich vergessen, dass dieses Gelübde zweigleisig sein soll: Es ist eine Verpflichtung, allen Lebewesen zu helfen, frei und glücklich zu werden – *auch sich selbst.* In den Lehren heißt es sogar, wenn man sich selbst kein Mitgefühl entgegenbringt, dann kann man auch anderen gegenüber nicht mitfühlend und fürsorglich sein. Es ist nicht möglich, sich selbst mies zu behandeln und dabei lieb zu anderen zu sein. So funktioniert es einfach nicht. Man muss bei sich selbst beginnen. Das ist der einzige Weg. Es gibt keinen anderen. Wie hatte mir dieses wesentliche Detail nur entgehen können?

Menopause. Es ist keine Entschuldigung, aber eine Erklärung für vieles, was mit mir geschehen war. Abgesehen von der Trauer über den Tod meines Vaters, der noch nicht lange zurücklag, und von der Verzweiflung über den Verlust meiner Mutter, wie ich sie kannte, und der alleinigen Verantwortung für ihre Pflege, hatte mein sexueller Appetit in den letzten Jahren nachgelassen. Verstandesmäßig machte es mir etwas aus. Möchte irgendjemand sich selbst als asexuelles Wesen sehen? So über mich zu denken gefiel mir zwar nicht, doch körperlich kümmerte es mich nicht. Meine Gynäkologin sagte mir später, dass die Wechseljahre zu einem Dilemma führen, denn wenn man keine Libido hat, dann fehlt auch die Motivation, die Libido zu erlangen. Alles im Körper ist wechselseitig voneinander abhängig; das gesamte System ist wirklich ein Vinyasa. Wenn also unsere Libido Schiffbruch erleidet, ist das ein Hinweis darauf, was im gesamten Netzwerk von Körper und Geist vor sich geht.

All unsere natürlichen Energieelemente werden schwächer, so auch das Wasser, das sich verflüchtigt und uns mit trockener Haut, trockenen Haaren und Nägeln zurücklässt; die Windenergie nimmt ab, was Ausdauersport mühselig macht und uns insgesamt in einen Zustand versetzt, in dem wir weniger Schwung und Kraft haben. Das Feuer-Element verpasst uns einen doppelten Haken: Unser Verdauungsfeuer kühlt ab und beschert uns ein Wechseljahresbäuchlein, gleichzeitig stellt sich unser innerer Temperaturregler in unregelmäßigen Abständen auf Hochtouren ein, sodass uns in den ungelegensten Momenten Hitzewallungen überkommen. Plötzlich ist die Stirn schweißüberströmt, wenn man gerade vor eine Gruppe spricht, oder ein Adrenalinstoß erfasst einen um drei Uhr nachts. Es ist hart.

Ich versuchte es in Situationen mangelnder Libido mit einem kleinen Scherz, wies auf meinen Schoß und sagte: „Du bist für mich gestorben!" Mein Mann und ich lachten zwar, aber nicht wirklich. Und doch war ein Teil von mir mit dieser neuen Empfindungslosigkeit einverstanden. Ich erinnerte mich, was ich in der Yogaphilosophie über die vier Stadien der indischen Gesellschaft gelernt hatte: Jugend ist die Zeit für Erziehung und Ausbildung, das frühe Erwachsenenalter die Zeit für Heirat und

Familiengründung; die dritte Lebensphase bedeutet, langsamer zu werden und den Lebensunterhalt zu sichern; und der Zweck der letzten Lebensphase liegt darin, alt und asexuell zu sein, sich ganz natürlich von Lust und Sinnlichkeit abzuwenden und spirituellen Zielen nachzugehen.

Ich dachte viel darüber nach. Ich dachte, warum kann ich mich nicht einfach nach dem richten, was sich für mich natürlich und stimmig anfühlt? Seit ich die fünfzig überschritten hatte, war ich sehr darauf aus, mehr Zeit draußen in der Natur zu verbringen, und wenn ich mich drinnen aufhielt, fühlte ich mich zu häuslichen Aktivitäten hingezogen, wie stricken und Deko-Kissen nähen, Dinge, die ich von meiner Mutter gelernt habe, aber jahrzehntelang nicht getan habe, weil ich zu beschäftigt und aktiv gewesen war. Jetzt war ich ganz zufrieden damit, stundenlang Flaschenpullis zu häkeln oder niedliche Blumenvasen anzufertigen, die ich meinen Freundinnen schenkte. Ich fand das entspannend. Sex fand ich nicht entspannend. Er erforderte Anstrengung, und das andere, das eigentlich Schlimme war, dass ich Schmerzen dabei hatte. Niemand spricht darüber, und so dachte ich, es sei nur bei mir so. Eine weitere Sache, die mit meinem Körper nicht in Ordnung war.

Die Menopause bringt ein zusätzliches Dilemma mit sich, eines, das eine ernst zu nehmende Falle ist, wie zwischen Baum und Borke zu stecken: Frauen sind mit der Frage konfrontiert, ob sie Hormone nehmen sollen, womit sie potenziell ihr Krebsrisiko erhöhen, oder ob sie lieber versuchen wollen, schmerzhaften Sex auszuhalten, oder ob sie die ganze Angelegenheit auf sich beruhen lassen sollen. Eine weitere Option ist, im Stillen auszuflippen und dem Thema aus dem Weg zu gehen – das habe ich getan. Ich wusste nicht, dass es beim Gang zur Gynäkologin nicht nur um den jährlichen Krebsvorsorge-Abstrich ging. Ich hatte keine Ahnung, dass es viele Möglichkeiten gibt, Frauen zu helfen, wieder sexuelle Energie, Erregung und Anziehung zu empfinden. Es gibt Hormoncremes und -pflaster und kleinere, sicherere Dosierungen und neue Tests, um die Gesundheit über den ganzen Zeitraum hinweg zu überwachen. Aber damals kannte ich keine davon. Ich fühlte mich einfach nicht sexy und wusste nicht, was ich dagegen tun sollte. Ich wusste nicht, an wen ich mich wenden oder wie ich überhaupt fragen sollte. Ich war verwirrt, und wie ein indischer älterer Mensch wandte ich mich von meiner Sinnlichkeit ab und ließ sie eines natürlichen Todes sterben.

Es stimmte also, dass mein Mann von mir nicht die sexuelle Aufmerksamkeit erhalten hatte, die er brauchte und verdiente, und er erwartete mit Recht mehr von mir. Doch ich hatte mich nicht um ihn gekümmert, weil ich noch nicht einmal in der Lage gewesen war, mich um mich selbst zu kümmern.

Ist der Weg der Selbstfürsorge der, den Jamie nahm, als sie sich in *More* outete? Meinte Tia, als sie das Wort *leicht* benutzte, damit nicht, etwas Gutes für sich selbst zu wollen? Meine Achtsamkeitspraxis half mir, doch mir ging immer noch etwas im Kopf herum.

Auf meiner roten Couch zu weinen brachte mich wieder in meinen Körper, und mein Bauchgefühl sagte mir, dass der Ursprung des ganzen Problems darin lag, dass ich nicht für mich selbst Sorge getragen hatte. Ich wusste es, weil ich auch wütend war. Ich empfand einen winzigen Drang, mein kleines Ich schützen zu wollen; dieses Ich, das sich zu diesem Zeitpunkt so verletzt und nicht wahrgenommen fühlte. Und diese kleine Saat, eingenistet in mein zweites Gehirn, irgendwo in der Nabelgegend, versuchte mir etwas mitzuteilen.

Von Gelek Rinpoche hatte ich gelernt, dass das tibetische Wort für Geist, *Sems* (Sanskrit *Citta*), auch Herz bedeuten kann. Als mir das wieder einfiel, hatte ich ein weiteres Bauchgefühl, ein Wissen, dass ich all das durchstehen würde, dass ich einfach weniger im Kopf und mehr in meinem Herzen sein müsse. Und während mir dieses Vorhaben im Kopf herumging, wurde das kleine Saatkorn zu einer Stimme, die plötzlich auftauchte, in den Vordergrund drängte und die anderen plappernden Stimmen übertönte, die Kränkung und Schock äußerten, weil eine Beziehung sich nicht als der sichere Hafen erwiesen hatte, für den ich sie gehalten hatte. Diese Stimme sagte: „Du bist in Ordnung."

auflösen

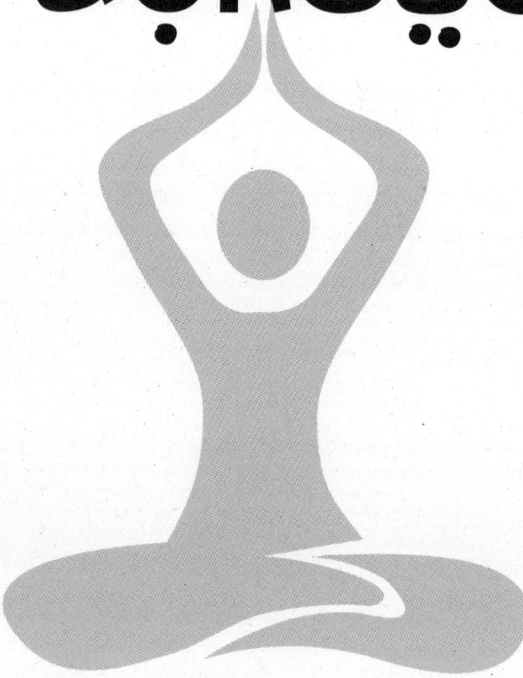

Alles Leben und alles Sterben beginnt gleich: mit einer Ausatmung. Wir kommen mit einem Schrei zur Welt und verlassen sie mit einem Seufzer. Beides wird von der Ausatmung getragen.

Ein Schüler des Buddha, Maudgalyayana, lehrte wiederum seinen Schüler eine wichtige Lektion, indem er ihm einen riesigen Haufen Knochen zeigte. Auf die Frage des Schülers, was das sei, antwortete Maudgalyayana: „Das sind die Knochen all der Körper, die du in früheren Leben hattest."

Die Knochen schwinden stets als Erste; so löst sich das Erdelement in unserem Körper auf. Dann geht das Wasser aus dem Körper, gefolgt vom Feuerelement. Anschließend verweht der uns innewohnende Wind. Nachdem das Luftelement uns verlassen hat, ist das Einzige, was übrig bleibt, unser Bewusstsein, und auch das verlässt schließlich den Körper.

Manche sagen, dass wir nach vierzig Tagen wiedergeboren werden. Wir lassen unseren Körper zurück, aber unser Geist wird geheilt, während wir den Kreislauf des Entstehens, Haltens und Auflösens durchlaufen.

Wir haben Glück, dass wir dieses Vinyasa verkörpern können, ohne im eigentlichen Sinne sterben zu müssen. Der Körper, den wir zurücklassen, könnte die Hülle einer festgefahrenen Vorstellung sein oder auch das verrottende Gerippe eines destruktiven Verhaltensmusters.

Wir haben Glück, dass wir Auflösung praktizieren können, ohne dabei das Gute zu verlieren. Beim Ausatmen können wir wirklich jene harten Gedanken loslassen, die ein hartes Herz bewirken. Das Herz empfängt, bringt in Umlauf und gibt weiter. Es soll geschmeidig und weich sein, es soll schlagen; seine Aufgabe ist das letztendliche „In-spezieller-Weise-Platzieren" – Vinyasa (Skt.): Vi „in spezieller Weise" und Nyasa „platzieren".

Ohne Geben gibt es kein Empfangen, ohne Loslassen kein Einlassen, ohne Auflösung kein neues Entstehen, ohne Ausatmen kein Einatmen.

***

„Was haben Sie denn? Was wollen Sie überhaupt? Wer gibt Ihnen nicht die Liebe, die Sie brauchen?"

„Ich würde gerne mehr Liebe bei meinem Mann spüren", erwiderte ich kleinlaut.

„Na, kein Wunder, dass er Sie nicht liebt! Alles, was Sie tun, ist, zu klagen und über Ihren Körper zu jammern!"

Ich hätte wohl besser verschweigen sollen, dass ich mich zu Beginn meiner Beziehung mit meinem damaligen Freund und jetzigen Mann nicht zu einem Strandtag mit ihm verabreden wollte, damit er meine Cellulite nicht sah.

Ich wusste nicht, dass diese verbale Ohrfeige ein Omen der Dinge war, die noch meiner harrten, und es war gewiss keine Bemerkung, die ich von Louise Hay erwartet hätte. Schließlich ist sie bekannt als „Göttin" der Selbsthilfebewegung und gilt sozusagen als die Urmutter der positiven Affirmationen. Ihre Botschaft der Liebe und Heilung gab in den Achtzigern der Schwulenbewegung Auftrieb, und diese Wirkung griff auch auf die Tanzszene über, wo ich von einer befreundete Tänzerin erstmals von ihrem Buch *Gesundheit für Körper und Seele*[14] hörte. Meiner Freundin hatte es geholfen, ihre chronische Pilzinfektion loszuwerden. Obwohl Louise, wie sie sagt, Affirmationen einsetzte, um ihren Gebärmutterhalskrebs zu heilen, behauptet sie nicht, irgendetwas anderes damit kuriert zu haben. Was Heilen für sie bedeutet, verdeutlicht sie jedoch mit den Worten, es sei „nicht immer körperlich".

[14] Berlin: Ullstein 2010.

„Großartig!", dachte ich. „Dann ist sie ist ja die perfekte Ansprechpartnerin für mich." Das ganze Drama meines Körpers hatte ich inzwischen gründlich satt. Ich war mehr als bereit, mein Leben zu heilen, die nagende Stimme auszumerzen, die mich von innen her zerfraß, und den James-Joyce-würdigen Bandwurmsatz zum Schweigen zu bringen, der mir endlos wiederholte, dass mein Körper unzulänglich sei. All das, so stellte ich mir vor, könnte wie Louises Krebs für immer bereinigt werden, indem ich meinen körperfixierten Ansatz aufgab und das Problem mit einem Bewusstseinscocktail positiver Geistesarbeit anging.

Ich war Louise L. Hay schon anlässlich der Veröffentlichung von *OM Yoga in a Box* begegnet. *Yoga in a Box* ist ein Set für die Yogapraxis zu Hause. Es enthält eine Kerze, Räucherstäbchen, einen Yogagurt und illustrierte Karten, die meine Anleitungen von der beigefügten Yoga-CD bildlich darstellten. Louise war mir als warmherzig und unterstützend in Erinnerung geblieben. Ich war gerührt, als sie mir eine kurze Mitteilung schickte, die etwas sehr Positives über mein Produkt sagte – wie ich später herausfand, handelte es sich dabei um eine Affirmation. Seitdem hatte ich nichts mehr von ihr gehört, und war mir sicher, dass sie sich nicht mehr an mich erinnerte. Unser erstes Wiedersehen seitdem war am Tag vor unserem jeweiligen Vortrag gewesen, als sie die Konferenz *I Can Do It!* – „Ich schaffe das!" – eröffnete.

Ja, so heißt die Konferenz – nicht *You Can Do it!*, denn der Titel *I Can Do It!* hat eine besondere Wirkung: Wann immer Freundinnen darüber sprechen, dass sie an der Konferenz teilnehmen wollen, wenn sie ihren Chef um Urlaub bitten, damit sie zur Konferenz fahren können, und wenn sie ihren Männern sagen, sie wollten ohne sie zur Konferenz, um etwas für sich selbst herauszufinden, dann sprechen sie letztendlich diese Affirmation immer wieder aus: *I Can Do It. I Can Do It. I Can Do It.* Louise wird nie müde, Menschen zu helfen, ihr Potenzial zu bejahen, weil sie weiß, dass wir bei uns selbst anfangen müssen. *I Can Do It* bejaht, dass Heilung sich nicht dadurch vollzieht, dass wir Cheerleader für andere sind, sondern dadurch, dass wir es für uns selbst sind. Warum war ich dann so überrascht, dass sie kein Cheerleader für mich sein wollte?

Vielleicht, weil ich sie mir als Heilige vorgestellt hatte. Die Konferenz wurde von Louise eröffnet, die unter den Standing Ovations von fünftausend Anwesenden – größtenteils Frauen, die sie offensichtlich verehrten – über eine riesige Bühne schwebte. Als ich sie so sah, groß, schlank und elegant, wie sie sich zum Podium begab, hatte ich ganz ehrlich das Gefühl, dass ein Glorienschein der Güte von ihrem blonden Bob ausstrahlte. Sie erreichte das Rednerpult, doch dann trat sie hinter dem Podium hervor, wie um uns mitzuteilen, dass nichts zwischen ihr und uns stehen solle. Sie lehnte sich zwanglos dagegen und sprach ganz normal zu uns, nicht so, als hielte sie einen Vortrag, sondern vertrauter, so als seien wir alle ihre besten Freundinnen. Normalerweise gehe ich nicht zu einem Vortrag über das innere Kind, doch sie behandelte das Thema so bodenständig und sachlich, dass es nur vernünftig schien, zuzugeben, in uns könne ein Baby sein, das unsere Freundschaft brauchte.

„Sie ist ein Engel“, flüsterte ich David zu und zu meiner Überraschung nickte er, ihrem einzigartigen Zauber ebenfalls glücklich verfallen.

Am nächsten Tag fand ich heraus, dass moderne Heilige auch nicht anders sind als unsereins, besonders, wenn sie fünfundachtzig Jahre alt sind. Ebenso alt wie meine Mutter hatte Louise keine Zeit zu verschwenden und wollte die Zeit, die ihr noch blieb, gewiss nicht damit verbringen, über Theorien zu sprechen, wenn echte Arbeit anstand, die erledigt werden musste.

Ihre Sekretärin hatte mich in Louises vollen Terminplan quetschen können, und genau um zehn Uhr morgens klingelte ich an der Tür ihres Hotelzimmers und war überrascht, als sie selbst antwortete. „Nur herein!", tönte sie. „Setzen Sie sich. Ich will bloß noch diesen Tisch von gestern Abend abdecken."

Sie begann, Weingläser vom runden Esstisch zu räumen, während ich ins Wohnzimmer hinüberging und mich in eine Ecke des Sofas plumpsen ließ. Kurz darauf gesellte sie sich zu mir. Sie wirkte frisch, munter und locker, saß in guter, aber dennoch lässiger Haltung da, was mich daran erinnerte, dass sie früher Model gewesen war. Um ihr zu gefallen, trug ich mein japanisches Lieblings-T-Shirt, das niedliche mit einem großen rosa Smiley-Gesicht, das, so hoffte ich, sofort klar machen würde, dass ich ein zutiefst positiver Mensch war. Doch in Wirklichkeit war ich hypernervös und das umso mehr, als sie ihrerseits sehr entspannt war.

Wie ich vermutet hatte, wusste sie überhaupt nicht, wer ich war, was ich in ihrem Hotel-Wohnzimmer wollte und was sie mit mir anfangen sollte. So ergriff ich die Initiative, indem ich mich vorstellte, ihr unsere frühere Verbindung ins Gedächtnis rief und erklärte, wie es kam, dass ich nun hier saß.

Sie hörte sich meinen langen Sermon an – „eine Seuche, die unter Frauen umgeht und bewirkt, dass sie ihren Körper hassen … dass sie immer anders sein, anders aussehen wollen … zerstört das Selbstvertrauen so vieler Frauen … Ich bin auf der Suche, möchte herausfinden, wie ich helfen kann und bla, bla, bla" –, doch sie sprang auf meine Erläuterungen nicht so an, wie es Jamie Lee Curtis oder Christiane Northrup es getan hatten.

Schon jetzt machte sich in dieser Begegnung eine gewisse Mattigkeit breit. Mit Louise zusammen zu sein war, als säße ich bei einem Staubsauger, der mein ohnehin schon minimales Selbstvertrauen aufsaugte und das, was danach von mir übrig war, im luftleeren Raum hängen ließ. Schnell füllte ich die Gesprächspause und erwähnte, dass dies ein Interview für das Buch war, an dem ich gerade schrieb und das den Titel *Ich hasse meinen Körper* trug.

Das entlockte ihr ein Grunzen. „Oh, nun ja. Viele sagen und denken das."

„Ja, viele sagen und denken das, es ist ein großes Thema. Ich bin natürlich nicht die Erste, die sich damit befasst, aber es ist eigentlich noch nicht erledigt." Ich steigerte mich bereits in eine Art leidenschaftliche Erregung hinein in dem Versuch, genug Energie für uns beide aufzubringen, weil sie nicht anbiss.

Sie sagte: „Aha."

„Also … spreche ich Menschen an, die ich bewundere und die, wie ich meine, viel Einsicht haben. Wie Sie."

Ich versuchte es mit dem Ansatz, ihr zu schmeicheln, doch sie war immun dagegen und sagte nichts dazu. Vielleicht sollte ich ihr mehr über mich erzählen?

„Ich bin als Yogalehrerin weltweit ziemlich bekannt. Menschen blicken als Vorbild zu mir auf, aber ich fühle mich ein bisschen wie eine Betrügerin, weil –"

Sie unterbrach mich mit einem leisen Lachen. „Oh, das geht uns allen so! Wissen Sie, wir meinen, um zu lehren, müssten wir perfekt sein, aber wir sollten einfach erkennen, dass wir nur Menschen anziehen, denen wir helfen können. Wissen Sie, man kann nicht für die ganze Welt das ein. Das schafft man nicht!"

Sie setzte sich ein wenig auf, als stimmte sie zu, sich mit dem anstehenden Thema zu befassen. „Ich habe vor langer Zeit beschlossen, Frieden mit meinem Körper zu schließen. Wir alle durchlaufen diese Entwicklung: Wir fangen als kleines, dickes Baby an und werden, falls wir es schaffen, hundert Jahre alt. Diese Erfahrung müssen wir alle machen."

Sie fuhr fort: „Mir ist aufgefallen, dass ich allein in den letzten drei Monaten ein weiteres Stadium der Körperalterung erreicht habe. Auf einer Ebene sage ich mir, dass es traurig ist, und auf der anderen gehe ich zurück zu ‚Louise, damit musst du deinen Frieden machen. Du fühlst dich wohl. Du hast gute Energie. Du sorgst für dich'."

Das gefiel mir. „Sie sagen also, dass dieses Frieden-Schließen mit dem eigenen Körper nichts ist, das ein für alle Mal geschieht und dann erledigt ist."

„Es geschieht ständig." Sie wies auf die Haut an ihren Armen. „Jetzt sind die Falten hier. Ich hatte sie schon eine ganze Weile, also trage ich bestimmte Dinge nicht mehr." Dann zeigte sie auf ihren Bauch. „Und erst vor zwei oder drei Wochen habe ich bemerkt, dass jetzt Falten hier sind. Man kann eigentlich nichts dagegen tun", stellte sie nüchtern fest.

Als ich Louise darüber sprechen hörte, ging mir ein Licht auf. Ich hatte in meiner Yogapraxis gelernt, dass es gute Tage gibt und raue Tage, aber die Yogapraxis nichts ist, das man jemals aufgibt. Und ebenso wenig etwas, das man beherrscht. Entscheidend ist, dass man sein Engagement für den Prozess aufrechterhält, offen bleibt gegenüber Veränderungen, die aufkommen und vergehen, und das Wichtigste: dass man stets freundlich an die Erfahrung auf der Matte herangeht. Dasselbe Verfahren wandte offenbar auch Louise in der Beziehung zu ihrem Körper an.

Doch sie wollte nicht beim Thema der körperlichen Zeichen des Alterns verharren. Ich verstand, dass sie mich auch mit dieser

Botschaft etwas lehrte: Nicht verweilen ist ein wesentlicher Teil der Lösung. Während ich diese Einsicht verarbeitete, ging sie zu einer umfassenderen Sicht ihrer Lehre über:

„Ob wir glücklich sind oder nicht, liegt ganz bei uns. Es hat nichts mit irgendjemandem sonst zu tun. Was wir denken, was wir essen – durch die Entscheidungen darüber kreieren wir einen gesunden Körper."

Ich gestand: „Ich würde nie jemand anderen so mies behandeln, wie ich mich selbst behandele."

Ungeduldig knurrte sie: „Na, was ist denn so schlimm an Ihnen?"

Diese Frage brachte mich aus der Fassung. Louise Hay war die erste Frau, der ich je begegnet war, die nicht sagte: „Ja, ich weiß genau, was du meinst, ich mag meinen Körper auch nicht." Sie hätte sagen können: „Ich arbeite daran, mich mit meinem alternden Körper wohlzufühlen." Doch sie lieferte mir nicht das geringste Quäntchen Unterstützung für mein Drama. Und sie hatte auch nicht das Bedürfnis, besonders nett und sensibel damit umzugehen.

Verdattert nuschelte ich: „Ähm, ja. Eigentlich ist nichts so schlimm an mir, und ich meine, ich verdiene es, von mir selbst besser behandelt zu werden."

„Aber wenn Sie so weitermachen, bekommen Sie mehr Falten!" Angesichts dieser kleinen Spitze brach sie in unbändiges Lachen aus. Ich war ihr in die Falle gegangen, und sie hatte ihren Spaß daran! Allmählich ging mir auf, dass dies kein Interview war. Es war ein chirurgischer Eingriff, und sie war eine Meisterin ihres Fachs. Louise würde alles Nötige tun, um mich dazu zu bringen, mein Skript zu ändern, und ein bisschen Blutvergießen dabei machte ihr nichts aus.

Sie kam zur Sache: „Lieben die Menschen in Ihrem Leben Sie?" Ohne Zögern antwortete ich: „Ja, das tun sie. Und vor Kurzem habe ich sogar gemerkt – bei meinem Yogaunterricht, den ich in verschiedenen Teilen der Welt gebe –, dass meine Schüler mich lieben. Und das, obwohl ich meinen Körper furchtbar finde. Ich spüre es; es ist ihnen egal, wie ich aussehe, weil sie mich mögen."

Louise saß einfach nur da, schaute mich an und hatte dabei ihren Dummes-Zeug-Detektor auf höchster Alarmstufe. Sie wartete, dass ich mit der Nummer aufhörte und ihr etwas Echtes erzählte.

Dann sagte ich, für mich selbst überraschend: „Nun, ich hätte gerne das Gefühl, dass mein Mann mich mehr liebt."

Sie stürzte sich darauf. „Aber Sie erzählen mir doch die ganze Zeit, was mit Ihnen nicht stimmt. Und er ist es leid, das zu hören."

„Ja, es hängt ihm zum Hals heraus."

„Warum tun Sie es dann?"

„Ich weiß nicht. Warum tue ich es?"

„Da muss ich passen. – Weil Sie nicht vergeben haben. Wem sollen Sie vergeben? Wie haben Sie gelernt, Ihren Körper zu hassen? Haben Ihre Eltern Ihren Körper nicht gemocht? Haben sie Ihnen beigebracht, Ihren Körper nicht zu mögen?"

„Meine Mutter war ständig auf Diät. Ich glaube, sie hat ihren Körper gehasst."

„Okay. Also wollten Sie ein gutes Mädchen sein, wie Mami … und vielleicht ihre Mutter …?"

„Ihre Mutter. An sie kann ich mich nicht mehr gut erinnern, aber ihre Kleidung war immer …"

Sie kannte die Antwort besser als ich: „Perfekt?"

Ich nickte.

„Alle mussten perfekt sein."

Ich dachte einen Moment darüber nach. „Vielleicht geht es darum, makellos zu sein. Meine Mutter war eine Pfarrersfrau. Das heißt, man durfte nicht sexy sein. Eine Art Braves-Mädchen-Ding: Immer ganz sauber und genau richtig aussehen, dann ist man akzeptabel. Also will ich das immer noch sein. Ich will immer noch gut aussehen."

„Aber verstehen Sie ...", Louise verlagerte ihre Position ein wenig und hielt kurz inne. Es war, als sei all das so offensichtlich für sie, als habe sie dieses Gespräch schon Millionen Mal geführt. Doch sie war bereit, noch einmal darüber zu sprechen, also lehnte sie sich herüber, um mir diese Meldung zu übermitteln: „Sie müssen das kleine Kind in sich lieben ... und das tun Sie nicht." Oh, stimmt, mit dem inneren Kind, über das sie gestern gesprochen hatte, war ich gemeint.

In einem sanfteren Ton fuhr sie fort: „Sie müssen bereit sein, es zu versuchen."

„Wie denn?"

„Nun, indem Sie die Botschaften in Ihrem Kopf ändern. Sie produzieren verdorbene Affirmationen. Nonstop."

Sie wurde wieder persönlich. „Wie hätten Sie denn die Beziehung zu Ihrem Körper gerne? Zurück können Sie nicht, den Körper einer Achtzehnjährigen werden Sie nie mehr haben. Also, wie soll die Beziehung zu Ihrem Körper sein – jetzt?"

„Freier, freundlicher."

„Was heißt das?"

„Ich habe das Gefühl, ich bin süchtig danach, meinen Körper zu hassen, und ich wäre gerne frei von dieser Sucht."

„Ich sehe hier aber eine Person vor mir, die nicht bereit ist, etwas zu ändern."

„Na ja, ich nehme an, ich spreche darüber, aber ich bin nicht bereit, zu ..."

„Sie sprechen zwar darüber, aber Sie TUN NICHT DAS GERINGSTE, außer Ihren Mann zu ärgern!"

Kleinlaut antwortete ich: „Ja, danke, dass Sie mir das gesagt haben. Ich werde versuchen, es so zu sehen."

„Das sollten Sie! Es ist unglaublich nervig, jemanden um sich zu haben, der die ganze Zeit über etwas jammert, ohne etwas dagegen zu tun."

Louise war – wohl zu meinem Besten – streng mit mir, wollte mich aber noch nicht abschreiben. Sie versuchte es mit einem anderen Ansatz. „Stellen Sie sich vor, Sie wären eine neue, kleine Yogaschülerin. Denn ich habe das Gefühl, zu Ihren Schülern sind Sie sanft."

Woher wusste sie das? Es gab mir ein gutes Gefühl, dass sie das in mir erkannte. Ihre Methode bestand offenbar darin, einen wie ein Ei aufzuschlagen, den proteinreichen weißen Teil vom vitaminreichen Eigelb zu trennen, sodass sie sah, ob etwas verdorben war, und dann die zähflüssige Masse wieder zu einem stärkeren Ganzen zusammenzufügen. Sie wusste, dass man kein perfekter Kreis zu sein braucht, um ein gutes Ei zu sein.

Ich wurde weich und dachte an alle Yogaschüler in meinen Kursen. „Oh, zu meinen Schülern bin ich so …"

Louise schenkte mir ein breites Lächeln, denn sie wusste, worauf dies hinauslief.

„… freundlich. So viel freundlicher zu ihnen, wissen Sie …"

Sie wusste es. Sie wusste, dass ich meinte: freundlicher zu ihnen als zu mir selbst. Sie ermutigte mich, weiterzusprechen: „Ja, ja."

„Ich liebe sie, und es ist mir egal, wie sie aussehen, und ich denke nie, dass ihr Körper nicht in Ordnung ist oder etwas dergleichen."

„Und Sie sehen, dass sie schöner werden."

„Ja, und selbstsicherer. Und das gibt mir ein tolles Gefühl."

Louise lachte leise, freute sich über diesen kleinen Durchbruch. Jetzt war sie bereit, mich gehen zu lassen. Wir erhoben uns gemeinsam. „Sie sehen viel jünger aus als vorhin, als Sie hereinkamen. Falten verschwinden, wenn Spannungen sich auflösen – das können sie ganz schnell."

Sie stand mir gegenüber. „Ich möchte, dass Sie sich oft sagen: *Ich bin meine Yogaschülerin.*"

„Ich bin meine Yogaschülerin", wiederholte ich.

„Und … wenn Sie andere interviewen, dann sagen Sie ihnen nicht, wie sehr Sie Ihren Körper hassen. Hören Sie auf damit. Einfach aufhören! Sie können sagen: ‚Ich hatte dieses Problem, und ich arbeite daran, und ich möchte anderen Frauen helfen.' Aber sagen Sie nicht" – und hier flüsterte sie, weil sie es nicht zu sich selbst sagen wollte –, ‚ich hasse meinen Körper', denn jedes Mal, wenn Sie das sagen, wird es einfach nur … schlimmer."

Sie blickte mir in die Augen, um mir Zustimmung zu entlocken. „Wir werden das also nicht mehr sagen. Wenn überhaupt, dann nur in der Vergangenheit. Denn wenn Sie es für sich selbst hinkriegen, dann kriegen Sie es für alle hin."

Ich seufzte. „Nun, das hoffe ich."

„Nein, nein. Das wissen Sie. Das tun Sie. Sie sind schon dabei. Rufen Sie mich an, wenn Sie Aufmunterung brauchen." Sie griff nach einem Stift. „Hier ist meine Nummer. Wenn Sie erst einmal auf dem Weg sind, dann wissen Sie, dass ein oder zwei Sätze sehr viel bedeuten können."

„Das habe ich mich schon gefragt. Was passiert, wenn man einen Rückfall hat?"

„Seien Sie unbesorgt. Der Prozess, mit Affirmationen zu arbeiten oder etwas Vergleichbares zu tun, bedeutet: Praktizieren und es wieder vergessen. Üben, vergessen. Und darauf reagieren viele so: ‚Aha, seht ihr, ich kriege es nicht richtig hin. Ich mache es falsch!' – Nein! Sie praktizieren, Sie vergessen, und dann fangen Sie sich wieder. Das muss dann gefeiert werden. Sie wissen, wie es ist, wenn Sie Yogaschüler sehen, die eine Haltung einnehmen wollen, es aber falsch machen und sich dann selbst korrigieren. Dann denken Sie …"

Ich klinke mich ein: „Oh, gut – sie schaffen es!"

„Ja, und die Schülerin denkt vielleicht: ‚Oh Gott, ich mache es schon wieder falsch!'. Dabei hat sie sich selbst korrigiert! Nun, so müssen Sie es auch mit den Affirmationen machen – sich einfach selbst korrigieren. Sie werden nicht jede Haltung perfekt einnehmen und sie für immer und ewig perfekt halten."

Sie lächelte mich an. „Ist es nicht interessant, dass wir die Dinge nicht sehen, obwohl sie genau vor unserer Nase sind? Genau hier."

Wir gingen zusammen zur Tür und sie gab mir eine letzte Verabschiedung: „So, dann seien Sie freundlich zu dieser neuen Schülerin. Sie haben eine neue Schülerin, und neue Schüler kommen oft ein bisschen unsicher herein. Wenn Sie einmal festhängen, rufen Sie mich an. Sie gehen jetzt in eine neue Haltung."

Sie umarmte mich fest und ich ging zur Tür hinaus, zurück zum Aufzug, fuhr zehn Stockwerke nach unten und gelangte zurück in unser Zimmer, wo David mit seinem Computer auf dem Bett saß. „Na, wie war's?", fragte er. Und ich brach in Tränen aus.

***

Es war Valentinstag, und ich war verreist. Am Tag vor meiner Abreise hatte ich meiner Mutter ein Dutzend Rosen mitgebracht. Ich gebe es zwar nicht gerne zu, aber sie hätte ohnehin nicht gewusst, welchen Tag wir hatten. Ich schnitt die Stängel kürzer und stellte die Blumen in eine kleine, rosa Keramikvase. „Mom, ich habe dir Rosen mitgebracht“, sagte ich und hielt sie ihr unter die Nase.

Zu jener Zeit sah ich sie kaum noch mit geöffneten Augen. Tubby, die Oberschwester, sagte mir, dass Millie schon manchmal ihre Augen öffnete, aber sie tat es eben nicht, wenn ich zu Besuch kam. „Sie bringen sie direkt zum Einschlafen“, neckte sie mich. „Das passiert bei Müttern und Töchtern.“ Tubby hatte die Theorie entwickelt, dass Mütter sich sicher und geborgen fühlen, wenn ihre Töchter da sind, sodass sie ihre Augen schließen und sich entspannen. Ich wusste es nicht. Ich nahm an, dass das Gehirn meiner Mutter einfach anders arbeitete. Ihre lebhaften Träume fesselten ihre Aufmerksamkeit mehr als die Bilder und Geräusche der Welt, in der ich lebte.

Vor zwanzig Jahren, kurz vor dem fünfundsechzigsten Geburtstag meiner Mutter, waren wir beide auf dem Wochenmarkt in Dallas einkaufen gegangen. Wir sahen ausgestellte Töpferwaren und eine kleine Karte, auf der Kurse angeboten wurden. Als sie sagte: „Ich glaube, das würde ich gerne mal machen“, brachte ich meinen Vater dazu, halbe-halbe mit mir zu machen, und wir erstanden ein Sechs-Wochen-Abo als Geburtstagsgeschenk für sie. Von der zweiten Stunde an war sie Feuer und Flamme. Töpfern wurde die Leidenschaft meiner Mutter und eine der großen Freuden ihres Lebens. Es spielte keine Rolle, dass sie sich als außergewöhnlich talentiert erwies und bei der alljährlichen Handwerksmesse in Dallas blaue Bänder gewann; was zählte, war, dass es ihr einfach Spaß machte. Es hatte sicherlich viel mit dem taktilen Aspekt zu tun: den Ton bearbeiten und zu etwas Schönem, Nützlichem zu formen, so wie sie es in meiner Kindheit und Jugend mit Stoff getan hatte.

Jetzt ist mein Zuhause angefüllt mit solchen Erinnerungen: Leroys Wassernapf mit dem Bild eines Welpen, dessen Ohren mehr an eine Katze als einen Pudel erinnern; die Obstschale mit den eleganten Füßen auf meinem Esszimmertisch; der rosa Becher ohne Henkel, in dem meine Buntstifte stehen; die kleinen Vasen, die jeweils nur eine kleine Blume fassen können.

Ich dachte, sie wolle vielleicht eine ihrer eigenen Vasen in ihrem Zimmer im Pflegeheim haben. Am Tag, als ich sie brachte, wollte sie die Augen nicht öffnen, also legte ich ihre Hand auf die kleine, rosafarbene Vase. Vielleicht würde sie die doppelte Rille wiedererkennen, die sie direkt unter der engen Öffnung eingearbeitet hatte. Und so war es! Im selben Moment, als sie die Vase fühlte, lächelte sie, und es war klar, dass sie wusste, was sie berührte.

Sie hatte das Gefühl für Ton immer noch in den Fingern, obwohl sie mit ihren Händen kaum mehr etwas konnte. Noch vor wenigen Monaten öffnete und schloss sie ihre Finger immer wieder und knüllte ihre Bettdecke oder die Vorderseite ihres T-Shirts zusammen. Dann bat sie: „Könntest du das für mich halten?" Ich ließ den Stoff aus ihrer Hand gleiten und sagte: „Klar, Mom, ich habe es jetzt." Dann entspannte sie sich. Ein oder zwei Sekunden später fing sie wieder von vorne an. Doch inzwischen war sie selbst für diese Bewegung zu schwach, und so blieben ihre damenhaften Hände auf ihrem Schoß liegen, mit eingerollten Fingern und einem kontinuierlichen Zittern in beiden Handgelenken.

Etwas Vertrautes war an diesen Händen auf dem Schoß. Ich erkannte die ruhige Anmut, ja, und auch den zurückgenommenen Aspekt meiner Mutter – eine tiefe Zurückgezogenheit und Scheu. Vielleicht hätte es mich nicht überraschen sollen, dass ihr Innenleben fesselnder war als das reale Leben in einem

Pflegeheim. Sie war nie gut darin, sich auf potenziell heikle Gespräche einzulassen, welcher Art auch immer.

Als es etwa an der Zeit war, mich über die Bienen und die Blumen aufzuklären, holte sie mich von der Schule ab, brachte mich nach Hause, drückte mir eine Broschüre in die Hand und sagte, ich solle sie lesen. Falls ich hinterher Fragen hätte, könne ich sie stellen. Mir war das Ganze total peinlich. Ich stürmte ins Wohnzimmer, ließ mich aufs Sofa plumpsen und überflog das Heftchen über Menstruation. Du lieber Gott, müssen wir das wirklich, Mom?

Inzwischen habe ich natürlich erkannt, dass es ihr ebenfalls peinlich war, mit mir darüber zu reden, sonst hätte sie die ganze Angelegenheit sicherlich anders angepackt. Doch ihre Art, die Sache so unpersönlich zu halten, machte mich auch wütend. Ich las das Büchlein in zehn Minuten und suchte dann meine Mutter, die sich gerade im Bad schön machte, um mit meinem Vater auszugehen. Ich starrte sie zornig an, während sie ihr Haar bearbeitete.

„Hast du's durchgelesen?“ Sie legte ihren Lockenstab nicht aus der Hand.

„Ja, und ich weiß den ganzen Kram sowieso schon.“

„Okay.“ Punkt. Das war's. Beinahe. Sie zog eine Schublade heraus, in der sie einen dicken Stapel Monatsbinden aufbewahrte. „Hier sind Kotex-Binden und ein Gürtel für dich. Weißt du, wie man die benutzt?“

Eigentlich nicht, aber, nun ja, es war alles so eklig und peinlich. „Ja“, erwiderte ich patzig und stürmte wieder ins Wohnzimmer.

Ein paar Jahre später fragte ich meine Mutter, ob ich zu Tampons wechseln dürfe. Ich brauchte Monate, um überhaupt die Courage aufzubringen, das Thema anzusprechen. Wie erwartet war sie zunächst dagegen, erlaubte es aber schließlich sehr widerwillig. Ich spürte, dass sie dachte, Tampons hätten etwas an sich, das für „brave Mädchen" nicht geeignet war, vielleicht etwas Sexuelles. Inzwischen habe ich erkannt, dass ich, wenn es nach ihr ginge, nicht so vertraut sein sollte mit meiner Vagina oder dem Gefühl, dass dort etwas eingeführt und herausgezogen wurde. An ihrer Einstellung spürte ich etwas, das mir das Gefühl vermittelte, ein bisschen schmutzig zu sein. Doch ich war keine Schlampe. Ich wusste, all meine Freundinnen benutzten Tampons, und das war viel besser, als dieses klumpige Ding zwischen den Beinen zu haben, das herausstand und den Rock hinten so hochrutschen ließ, dass jeder – einschließlich der Jungen – wusste, dass man seine Periode hatte.

Wäre ich möglicherweise in sexuellen Dingen selbstsicherer gewesen, wenn meine Mutter ihre Verlegenheit und Unsicherheit nicht an mich weitergegeben hätte? Hätte ich insgesamt gefühlsmäßig eine andere Beziehung zu meinem Körper entwickelt? Erst Jahre später, nach der Pubertät, entwickelte ich einen neuen Blick auf das, was Christiane Northrup unsere „Kraftpunkte" nennt, nämlich als ich nach New York gezogen war und eine neue Freundin kennenlernte, eine wunderbare Wicca-Frau, die erwähnte, sie habe ihre „Pyramide"[15].

[15] Wicca ist eine neureligiöse Hexenbewegung. Wicca-Frauen empfinden die Menstruation als die Zeit, in der die Verbindung zur weiblichen Intuition am stärksten ist. Es heißt, um der eigenen Magie die nötige Kraft zu verleihen, halten Hexen dabei die „Pyramide" ein, nämlich die aufeinander aufbauenden Aspekte: wissen, wagen, wollen und schweigen.

Im Gang schnappte ich mir Dr. Griffo, der das akute Druckgeschwür meiner Mutter behandelte, um mich über ihren Zustand auf den neuesten Stand zu bringen. Er lächelte eine Art New Yorker schiefes Lächeln. „Nun ja, vom Hals abwärts fehlt Ihrer Mutter im Grunde nichts, wenn Sie verstehen, was ich meine. Verzeihen Sie, dass ich es so ausdrücke. Ihre Vitalfunktionen sind ausgezeichnet, sie stirbt nicht." Innerhalb von drei Wochen in der fachkundigen Pflegeeinrichtung hatte ihr Geist begonnen abzuschalten.

Das Heim war voller Menschen, deren Körper und Geist auf parallelen, aber voneinander getrennten Bahnen waren. Maureens andere Klientin, ebenfalls weit über achtzig, brach sich den Knöchel und sofort darauf machte sich auch ihr Geist einfach davon. Mir war nicht klar, was hier Henne und Ei war, doch es bestand kein Zweifel, dass Geist und Körper auf komplexe Weise miteinander verwoben sind. Dr. Griffo wollte meine Mutter wieder in ein physiotherapeutisches Programm bringen, nun, da ihr durch das Wundliegen hervorgerufene Geschwür allmählich abheilte, sagte jedoch, sie müsse bereit sein, die Augen zu öffnen.

Also hielt ich ihr die Rosen unter die Nase. „Hmm, riechen die nicht gut, Mom?" Keine Antwort. Sie löste sich auf. Dennoch wirkte sie friedvoll, und ich dachte daran, wie glücklich sie wäre, wenn sie wüsste, dass sie endlich fünfundzwanzig Kilo abgenommen hatte.

***

Es war still, als ich am Montagmorgen zum Yogastudio in Shibuya ging. Ich überlegte, ob ich den Tag verwechselt hatte – bei Jetlag kann das vorkommen. Für einen Montagmorgen waren einfach nicht genügend Menschen auf dem Fußgängerüberweg am Bahnhof. Die Shibuya-Kreuzung mit in mehrere Richtungen abgehenden Straßen wird „The Scramble" – „Knäuel-Kreuzung" – genannt, und normalerweise dauert es fünf Ampelphasen und zehn Minuten, um sie zu überqueren. Meine japanischen Yogafreunde hatten mit mir geübt, mich gerade auszurichten und sobald die Ampel auf Grün schaltete, einfach loszugehen. Nie durfte ich ausweichen, noch nicht einmal zur Seite schauen, sonst würde ich von der Menschenmenge verschlungen. Doch heute war die Knäuel-Kreuzung leer.

Es war der 14. März, ein kalter, grauer Tag ohne die geringsten Frühlingsvorboten in der Luft. Ich hatte nicht ganz begriffen, dass die Stromausfälle in Tokio so viele Menschen zu Hause hielten und sogar einige große Ladenketten daran hinderten, ihre Geschäfte zu öffnen. Ich wusste nur, dass etwas nicht stimmte, und fühlte mich verunsichert und niedergedrückt, als käme das Kalte und Graue aus meinem Inneren.

Ich war in Japan, um das zweite jährliche OM-Yogalehrertraining zu leiten, das von TokyoYoga ausgerichtet wurde. Dies war meine vierte Lehrreise, und ich hatte mich darauf gefreut. Ich liebe die Kultur – die ansprechende Art, wie Geld auf kleinen Tabletts gewechselt wird; die weißen Handschuhe der Taxifahrer und die spitzendeckchenartigen Schonbezüge der Taxisitze; die Eleganz der täglichen Verbeugungsrituale; die Regel, überall drinnen die Schuhe auszuziehen; der tiefe Respekt für Lehrer und die Dinner-Sitte, die mir beigebracht wurde, dass man nie sein eigenes Getränk eingießen durfte, sondern immer warten musste, dass Freunde die Sake-Becher auf- und nachfüllten.

Drei Tage zuvor hatte ich die feinen Manieren des Einwanderungsbeamten am Narita-Flughafen bewundert. Es gefiel mir, wie er den Pass jedes neuen Besuchers mit beiden Händen ergriff und ihn mit einer Verbeugung zurückgab. Während ich ihm zusah, stand ich aufrechter, schaltete meine Achtsamkeitspraxis einen Gang höher, sodass ich ihm mit ebensolcher Anmut begegnen konnte. Als ich ihm meinen Pass reichte, drehte er sich um und wurde ganz ruhig. „Das ist seltsam." Ein paranoides Angstgefühl ergriff mich. „Will er mich etwa psychisch fertigmachen?" Doch noch während ich dies dachte, erkannte ich, dass der Beamte mit seinem ganzen Körper auf etwas horchte.

Bumm! Ich krümmte mich über dem Rand des Gepäckschalters zusammen und wurde von innerer Panik erfasst, als der Boden sich verzog und die Lampen hin- und herschwangen. Im Raum war es plötzlich laut, er war erfüllt von wilden Brummgeräuschen in Surround-Sound und heftigem Stampfen, wie bei Flugturbulenzen.

Endlose Sekunden später, als die ganze Sache sich noch verstärkte, versuchte ich mich zu selbst beruhigen: „Das muss jetzt der Höhepunkt sein." Genau da fiel eine Deckenplatte herunter, gefolgt von einer riesigen Staubwolke, und der Beamte wies auf die schwankenden Lichter. Ja, klar, ich sollte bei den anderen Leuten drüben bei der Gepäckausgabe stehen.

Niemand sagte ein Wort. Passagiere, Beamte und Flughafenpersonal verharrten allesamt in fassungslosem Schweigen. Ich würde nicht behaupten, dass es mich schockierte, ein Erdbeben in Japan zu erleben. Letztes Jahr, als ich in Shinjuku unterrichtete, fielen mitten im Vinyasa alle Schüler zu Boden. Sie riefen, „Schyndi, Schyndi, Erdbeben!", und sofort warf auch ich mich auf den Boden. Die Reaktionszeit, bis ich ein Erdbeben wahrnahm, war länger als die meiner japanischen Schüler, und dementsprechend auch länger als die des Beamten der Einwanderungsbehörde.

Schließlich hörte das Rumpeln auf. Meiner Erinnerung nach wurde es nicht langsamer, sondern an einem bestimmten Punkt legte sich einfach Ruhe auf die Umgebung, nicht nur auf die Menschen. Ich hörte kein quietschendes Metall mehr und auch nichts, das klang wie ein Lkw, der eine Mauer durchbrach. Ein ganz und gar überwältigendes 3-D-Event war gekommen und wieder gegangen, einfach so. Die Beamten lösten sich aus ihrer Erstarrung und schauten sich an. Offensichtlich kommunizierten sie miteinander, obwohl ich nicht hörte, dass sie irgendetwas sagten. Einige verließen den Raum, andere kamen herein. Minuten vergingen, dann blickte der Einwanderungsbeamte mich an und nickte, um mir anzuzeigen, dass ich zum Schalter zurückkehren und meinen Pass abholen konnte. Ich stelle mir gerne vor, dass wir selbst nach dem stärksten Erdbeben der Geschichte eine letzte elegante Verbeugung hinbekamen, aber um ehrlich zu sein, erinnere ich mich nicht mehr. Ich weiß nur noch, dass ich zittrig und unsicher auf den Beinen war, doch ich riss mich zusammen und ging zur Tür hinaus.

Nach meiner Vorstellung hätte ich nun das getan, was ich bei der Ankunft in Japan immer tue: Geld wechseln und dann die Halle durchqueren, um ein Busticket zu meinem Hotel zu erstehen. Es stand schon eine Menschenschlange vor dem Geldwechselschalter, und es wirkte so, als ginge nun alles wieder seinen gewohnten Gang. Okay, ich verstehe – Unbeständigkeit. Die Dinge sind so, und dann sind sie wieder anders, und die Menschen in Japan sind Erdbeben gewohnt. Yen in der Hand; Zeit, eine Busfahrkarte zu kaufen.

Bumm! Das Erdbeben war zurück, fast genauso stark wie vorher. Zwei Japanerinnen mit rosa Haarschleifen und Kniestrümpfen warfen sich neben mir auf den Boden. Rufen und Schreien überall. Kein *„business as usual“* mehr. Eine solch riesige Bewegungskraft so kurz nach der ersten ist nicht einfach nebenbei zu bewältigen.

Als das Ruckeln abnahm, wurde etwas auf Japanisch ausgerufen. Aus der Reaktion schloss ich, dass die Ankündigung vermutlich besagte: „Keiner rührt sich!“ In dieser Kultur, die auf Gehorsam und Respekt basiert, fügten die Menschen sich einfach und stellten sich darauf ein, zu warten. Doch nach all dem Schütteln, Rucken und Zu-Boden-Fallen nun niemanden zu haben, mit dem ich reden konnte – das war einfach zu isolierend für mich. Ich tat also das, was jeder echte New Yorker täte: Ich beugte mich hinüber zu einem blonden Mann mit Schildpattbrille und fragte: „Also … was meinen Sie, was jetzt passiert?“ Er wandte mir ein offenes Gesicht zu und antwortete: „Keine Ahnung, aber anscheinend wollen sie, dass wir nach draußen auf den Parkplatz gehen, wo nichts auf uns fallen kann.“ Und so gingen wir hinaus.

Brad und ich standen zusammen auf dem Parkplatz. Zuerst versuchten wir herauszufinden, was los war, doch als selbst offiziell aussehende Personen keine Antwort hatten, entspannten wir uns einfach in der Situation. Wir unterhielten uns darüber, warum wir in Japan waren, woher wir kamen und wie sehr wir uns wünschten, dass es hin und wieder englische Durchsagen gäbe. Was blieb uns anderes übrig?

Zwei, drei Stunden vergingen. Wir fotografierten uns gegenseitig mit unseren Handys. Ich hatte keine WLAN-Verbindung, um mein Bild David schicken zu können, aber immerhin könnte ich es gut auf Facebook posten, sobald ich in Tokio ankäme. Es war seltsam, nicht zu wissen, wann das sein würde, doch die Tatsache, wenigstens jemanden zu haben, mit dem ich reden konnte, gab mir eine gewisse Stabilität in dieser vollkommen unsicheren Situation.

Wäre dies ein Film gewesen, dann hätte der Himmel dunkel sein müssen, mit düsteren, bedrohlichen Anklängen. Stattdessen war er klar und sonnig, ein frischer, beinahe frühlingshafter Tag, der uns eine verwirrende Willkommensbotschaft übermittelte. Das Wetter passte offensichtlich nicht zu den Ereignissen des Tages: Schlafmangel, Jetlag und keinen festen Boden unter den Füßen.

Um etwa sechs Uhr am Abend war es so sehr abgekühlt, dass wir wieder hineingehen wollten. Wir hüllten uns fester in unsere Jacken. Eine halbe Stunde später bewegte sich die Menge zurück in den Flughafen. Ich hatte keine Nachbeben mehr gespürt und nahm an, wir könnten bald in einen Bus steigen. Doch wer wusste das schon? Wie Schafe wurden wir einfach ins Innere zurückgetrieben, wo ich mich unter der Ankunft-/Abflugtafel wiederfand, die den Status aller Flüge ohne nähere Angabe als „verspätet" anzeigte. „Gibt's irgendwelche Neuigkeiten?" Ich steckte meine Nase in die Angelegenheiten eines Mannes, dem ich zusah, als er sein BlackBerry checkte. Er sagte: „8,9 auf der Skala, vor der Nordostküste, einen Tsunami hat es auch gegeben."

Das war Joe, und er hatte sich schon mit Maya und Gary angefreundet. Im Nu wurden wir zu einer Fünfergruppe. Maya ist Japanerin, konnte uns also erklären, was die Durchsagen besagten – nicht viel. Gary, ein amerikanischer IT-Experte, der mit seiner Familie in Tokio lebte, erzählte uns von seinen Erfahrungen, wie die Japaner mit Notsituationen umgehen. Er sagte, es fiele ihnen nicht leicht, Sofortlösungen zu finden oder unkonventionelle Wege zu beschreiten. Es würde sicherlich eine Weile dauern, bis die Behörden einen Plan B aufgestellt hatten. Derweil wurde uns mitgeteilt, dass weder Züge noch Busse fuhren, da die gesamte Autobahn jetzt gesperrt war. Japanische Vorsicht erforderte offensichtlich, dass alles geschlossen sein musste, bis alles wieder geöffnet werden durfte.

Das galt auch für Flughafenrestaurants und Geschäfte. Zusammen mit etwa achttausend Menschen und ohne Essen und Trinken würden wir die Nacht in Narita verbringen müssen. Wir erklärten das Gebiet unter einem Leuchtplakat des Fujiyama zu unserem Territorium und schlugen ein Lager auf. Das Gerücht ging um, dass Schlafsäcke verteilt würden, also erboten Joe und ich uns freiwillig, in der langen Schlange zu warten, die fast die gesamte Länge des Flughafens durchmaß. Joe, ein pensionierter Vizeadmiral der US-Küstenwache, hatte eine Unmenge Erfahrung in Rettungsaktionen. Es war gut, ihn, der in einer Notsituation ruhig und geduldig blieb, um sich zu haben. Fünfundvierzig Minuten später, als nur noch etwa zwanzig Leute vor uns standen, wurde uns unter vielen Verbeugungen und Entschuldigungen mitgeteilt, dass es keine Schlafsäcke mehr gab. Es gab auch keine Cracker mehr, aber wir konnten immerhin einige Flaschen Wasser einheimsen.

Zwischenzeitlich hatte Maya einen Getränkeautomaten entdeckt, einen jener komplizierten japanischen, deren Funktionsweise ich nie durchschaue, und es geschafft, ein paar heiße Getränke für uns zu kaufen: „Cohee" (Kaffee), „Milk cohee" (Kaffee mit Milch) und Kakao. Brad sprach ein paar Leute an, die Schlafsäcke übrig hatten, und die Mischung seiner Middle-West-Freundlichkeit und der unerschütterlichen japanischen guten Manieren machte es möglich, dass er einen für jeden von uns ergatterte. Inzwischen war es Mitternacht und sehr kalt.

Die Telefonleitungen waren überlastet und ich konnte meine E-Mails immer noch nicht abschicken. Wir alle wollten unsere Freunde und Familien informieren, dass es uns gut ging, konnten aber nichts weiter tun und machten es uns gemütlich. Gary zog ein paar Kabel und anderen Krimskrams aus seinem Gepäck und versuchte eine Online-Verbindung herzustellen.

Schlafen stand kaum zur Debatte, und am Ende saßen wir alle wie Yogis im Schneidersitz auf dem Boden. Ich überraschte meine Erdbebengefährten mit der Information, dass ich auf der ganzen Welt Yoga unterrichtete. „Oh, toll! Kannst du uns ein paar Dehnübungen zeigen?“, fragte Maya. Das brachte mich zum Lachen, aber ich war froh, dass auch ich etwas zum Wohlbefinden meiner Gruppe beitragen konnte. Maya machte mit, als ich ein paar Drehungen und Seitbeugen ausführte, was ein gutes Gefühl war, doch inzwischen hatten alle Schmerzen in der Hüfte vom harten, kalten Boden, und ich weiß, dass ich nicht die Einzige war, die sich durch die ganze Situation wie betäubt und vom Unbekannten völlig gestresst fühlte.

Da kamen meine „Erdbebenfreunde" ins Spiel. Vielleicht standen wir alle unter Schock, doch keiner von uns klagte auch nur einmal. Heute wird gesagt, ich sei ja so mutig gewesen, aber so war es nicht. Nach den ersten großen Erschütterungen hatte ich gar nicht mehr das Gefühl, unmittelbar in Gefahr zu schweben. Erst später erfuhr ich von der unerhörten Zerstörung, die daher rührte, dass der pazifische Raum mit den Knochen gerasselt und die Erde in ihren Grundfesten erschüttert hatte.

***

Zwölf Stunden, nachdem wir vom Parkplatz hineingegangen waren, stand ich wieder draußen und wartete auf ein Taxi. Um sechs Uhr früh am Samstagmorgen bahnte ich mir einen Weg durch schlafende Menschen zum Fahrkartenschalter im Bahnhof, wo eine Japanerin, trotz allem makellos in ihrer Uniform mit Halstuch und Pillbox-Hut, unablässig wiederholte: „Ja, bitte. Zug später.“ Wir wussten, dass die Straßen immer noch gesperrt waren, also fielen Busse als Option ebenfalls aus. Ich hatte mich auf lange Schlangen wartender Taxis und wartender Taxipassagiere eingestellt, so wie es wäre, wenn wir uns am Newark Liberty Flughafen befänden. Ich sah allerdings nur zehn Personen und kein einziges Taxi. Es war kalt, doch ich war entschlossen. Alle zwanzig Minuten ließ sich ein einsames Taxi blicken. Der Taxizuteiler sagte, die Autobahn nach Tokio sei immer noch gesperrt, doch eine Fahrt nach Chiba sei möglich; sie dauere etwa anderthalb Stunden.

Chiba? Wo ist Chiba? Mann o Mann! Glücklicherweise wartete Hiro ebenfalls auf ein Taxi und bot mir seine Unterstützung an, um dorthin zu gelangen. Als wir in Chiba aus dem Taxi stiegen, ergriff Hiro einfach meinen extragroßen Koffer und marschierte los. Ich hechelte hinter ihm her und drängte mich durch die Menge zu dem einzigen Regionalzug, der nach Tokio fuhr. Einen weiteren Zug, mehrere U-Bahnen und einen kurzen Marsch durch Shibuya später – Hiro hatte meinen Koffer während der gesamten sechseinhalb Stunden getragen – lieferte er mich mit einer tiefen Verbeugung an der Rezeption des Cerulean Tower Hotels ab. Er hatte noch eine weitere Stunde Fahrt bis zu sich nach Hause, aber seine Großzügigkeit hatte ihm geboten, sich zuerst um mich zu kümmern. In solchen Situationen trifft man einige Engel und einige Teufel.

Das Cerulean war die zentrale Anlaufstelle. Die schlimmen Folgen des Erdbebens waren noch immer nicht bekannt; zu jenem Zeitpunkt war es daher ein unerwarteter Urlaub, in Japan festzusitzen. Die riesige Lobby war voller Menschen, die sich cool gaben und die internationale Uniform „cooler" Menschen trugen: Jeans, T-Shirts mit einem blödsinnigen Satz wie LONDON ROCKT!, der eigentlich Insider-Sprech ist für „Ich bin ein linientreuer Hipster-Jetsetter"; schreiend bunte Turnschuhe; einen Porkpie-Hut oder eine Yankees-Mütze, um den Hals ein kariertes Gingham-Tuch. Ich entspannte mich, wieder zurück in der Zivilisation, und fühlte mich langsam wieder sicher.

Nachdem ich mich in meinem Zimmer im 33. Stock eingerichtet hatte, rief ich meinen Mann über iChat an, dankbar, dass es Gary letztendlich doch gelungen war, am Abend zuvor eine Mail an ihn zu schicken. Außer sich vor Besorgnis zeichnete sich sein Gesicht groß auf dem Bildschirm ab. „Hast du die Nachrichten gesehen? Weißt du eigentlich, was da bei euch gerade los ist?"

„Na ja, David, sicher weiß ich das. Ich bin schließlich diejenige, die in das Erdbeben geraten ist." Ich erklärte ihm, dass das, was er in den Nachrichten sah, Hunderte Meilen entfernt war, und dass in Tokio alles normal sei. Das Lehrertraining würde plangemäß stattfinden. Nach dem kalten, harten Fußboden am Flughafen war es einfach toll, in einem schicken Hotelzimmer zu sein, und ich konnte es kaum erwarten, in mein kuscheliges Hotelbett zu sinken. Ich beruhigte ihn und schlief dann neun Stunden durch.

***

Am nächsten Tag begann das Training, und obwohl zwei Teilnehmer wegen Reisekomplikationen nach dem Erdbeben fehlten, war ich in der Lage, den ersten Tag meiner Yogakurse vergleichsweise gelassen und mühelos abzuhalten. An jenem Morgen spürte ich beim Checken meiner E-Mails mehrere Nachbeben, die mich aus der Fassung brachten. Jedes Mal, wenn in meinem Zimmer die Heizung ansprang, schreckte ich hoch, und als das Plastik meiner Perrierflasche plötzlich knallte, fuhr ich beinahe aus der

Haut. Die notwendigen Verrichtungen, wie auf der Toilette sitzen oder duschen – keine Orte, wo ich sein wollte, wenn es zu einem weiteren schweren Erdbeben kam – brachte ich eilig hinter mich.

Während des Unterrichts war ich jedoch nicht im Geringsten nervös. Obwohl ich diejenige war, die den Kurs gab, und nicht selbst Yoga „machte", beeinflussten mich meine klaren Anweisungen und meine beruhigende Stimme ebenso sehr wie meine Schüler, und ich erlebte eine Art Yogahochstimmung. Infolgedessen war ich ausgeglichen, offenherzig und zuversichtlich, als ich zum Hotel zurückging. Ich kam an einer Schlange von etwa hundert Menschen vorbei, die nervös auf den Bus warteten, ihre Taschen umklammernd, die Arme fest vor der Brust. Sie standen schweigend an einer abgedunkelten Haltestelle in Shibuya, normalerweise ein tumultartiges Epizentrum aus Licht und Lärm in Tokio. Das verpasste mir einen Dämpfer.

Nach einem langen Unterrichtstag wieder allein und noch nicht hungrig genug, um zu Abend zu essen, setzte ich mich an meinen Computer und fühlte mich erneut benommen und wirr im Kopf – war das gerade wieder ein Beben oder hatte ich es mir nur eingebildet? Die Bewegung eines Erdbebens zu spüren, wenn keines da ist, wird *jishin yoi* genannt; es bedeutet „von Erdbeben betrunken" oder „erdbebenkrank". Ich wusste nicht, dass es unter anderem dadurch kuriert werden kann, sich hinzulegen, aber genau das tat ich. Ich setzte mich auf den Boden, der Erde so nah wie möglich, und tat, was ich immer tue, wenn ich mich zuhause fühlen will: Ich rollte meine Matte aus.

***

Der Herabschauende Hund ist ein Zaubermittel. Mit Händen und Fersen nach unten zu drücken erzeugt ein erdendes Gefühl und stellt die Organe auf den Kopf. So erhält das Herz eine gesunde Massage.

Hätte ich von der Kernschmelze und der radioaktiven Strahlung gewusst, hätte ich vielleicht gezögert, so tief und voll einzuatmen, aber bislang wusste ich nur von der Erde und dem Wasser.

Ich suche einen Punkt an der Wand, um mich auszubalancieren, und nehme die Baum-, dann die Halbmond-Haltung ein. Ich fühle mich dabei überhaupt nicht wackelig. Die Augen auf ein entferntes Objekt zu richten ist ebenfalls ein Mittel gegen die Erdbebenkrankheit.

Auf dem Rücken liegend rutsche ich herum und ende schließlich in einer Diagonale, die Füße neben dem Fußende des Bettes, die Arme über dem Kopf im Raum zwischen Nachttisch und Schreibtisch. Von da aus kann ich ein Bein gerade zur Decke strecken und über meinen Körper hinwegführen, um in eine wohltuende Wirbelsäulendrehung und Hüftlockerung zu gelangen.

Es tut gut, mich wieder im Körper zu spüren, auf meinen Atem ausgerichtet, durch die Zuflucht zum Üben wieder heil und ganz. Yoga *bedeutet auch „Vereinigung", aber eigentlich ist es „Wiedervereinigung". Wir fallen ständig auseinander; dafür ist kein Erdbeben erforderlich. Hunderte Male pro Tag bemerken wir, dass unser Geist und unser Körper in verschiedenen Bereichen von Raum und Zeit unterwegs sind. Doch das ist kein Problem. Wie Meditation bietet auch Yoga eine Methode, sich wieder zu sammeln, nachdem wir auseinandergefallen sind.*

An jenem Tag rasselte Japan immer noch mit den Knochen, während die gewaltigen Tsunami-Pools sich zu Eis verhärteten. Schon sehr bald sollten wir erfahren, dass es in den Atomreaktoren brannte und dass radioaktiv verseuchtes Kühlwasser ins Meer gelangte;

radioaktive Strahlung breitete sich aus, ungünstige Winde trieben sie nach Süden in Richtung Tokio. Ich wusste, nichts ist beständig, alles ist vergänglich, alles ist im Wandel begriffen. Doch ich versuchte, an all das nicht zu denken, Geist und Körper an einem Ort zusammenzuhalten, in einem sicheren Hafen, den ich in den anderthalb Metern zwischen meinem Bett und dem Fenster kreierte, aus dem ich nicht herauszuschauen wagte, weil es so weit vom Fußboden entfernt war.

Meine Praxis endet, wie immer, mit einem Kopfstand, einem Schulterstand, gefolgt von Shavasana, einer Ruhestellung, bei der ich flach auf dem Rücken liege. Schließlich rolle ich auf eine Seite und lasse dann, während ich jeden einzelnen Wirbel aufrolle und in Sukhasana komme, den Kopf baumeln. Ich lege meine Hände so zusammen, wie Rinpoche es mich gelehrt hatte: Die Fingerspitzen berühren sich, die Daumen sind in die Handflächen eingezogen.

Den ganzen Tag hatte ich mit intensivem Heimweh zu kämpfen. Doch jetzt fühle ich mich besser, habe weniger Angst. Das Gefühl in meinen Knochen und Muskeln, in meiner Lunge und meinem Bauch erinnert mich daran, dass Yoga meine Heimat ist. Es ist ein Ort, zu dem ich stets zurückkehren kann.

Ich schließe immer damit, dass ich den Nutzen meiner Praxis allen Lebewesen überall widme, doch an diesem Tag widme ich meine Wünsche – Mitgefühl, Freisein vom Leiden und Gelassenheit – direkt den Menschen in Japan.

***

Während ich mich für den zweiten Tag des Lehrertrainings anzog, versuchte ich, CNN zu sehen, doch im Kontrast zur ruhigen, herunterspielenden Stimmung von Tokio, schien Anderson Cooper hysterisch, obwohl er noch nicht seinen „Disaster-

Hoodie"-Kapuzenpullover trug. Ich stellte den Fernseher wieder aus und machte mich auf den Weg zum Yogastudio. Die menschenleere Knäuel-Kreuzung überquerte ich sogar, ohne am Bordstein anzuhalten.

Ich war bereits informiert worden, dass noch mehr Schüler fehlen würden, weil U-Bahnen wegen Stromausfall nicht fuhren. Man bat mich, den Unterricht früh zu beenden, damit diejenigen, die da waren, noch vor Einbruch der Dunkelheit einen Zug nehmen konnten. Wir beschlossen, die Mittagspause abzukürzen, was mir sehr gelegen kam. Ich weiß ohnehin nie, was ich in meiner Mittagspause in Japan tun soll, denn ich kann die meisten Menükarten nicht lesen, und mein Gastgeber versucht immer, mich zu den lokalen, verräucherten Denny's, einer amerikanischen Restaurantkette, zu schicken, möglicherweise mit dem Hintergedanken, dass ich mich mit der vertrauten Speisekarte wohlfühlen würde. Doch Denny's typisch unyogische Pommes-frites-Kost ist beim besten Willen nicht das, was ich in Amerika essen will, und schon gar nicht in Japan.

Ich beschloss, zum Seibu zu fahren, einem großen Kaufhaus, das gerade erst vor Kurzem eine neue „Food Show"-Ebene eröffnet hatte. Dort hoffte ich, irgendetwas zu finden, von dem ich wenigstens halbwegs wusste, was sich dahinter verbarg. Nur weil ich meine Mittagspause in einem Kaufhaus verbrachte, so sagte ich mir, ginge ich noch lange nicht shoppen – das hätte ich zu Zeiten einer Katastrophe nämlich unangemessen gefunden. Ich würde mich in diesem Haus einfach nur ein bisschen umsehen und auskundschaften, was in Japan in dieser Saison „in" war.

Die guten Absichten hielten jedoch nicht lange vor und so kam es, dass ich schon bald darum bat, ein Paar spanische Espadrilles aus rotem Gingan anprobieren zu dürfen, die es, wie ich wusste, nirgendwo in New York zu kaufen gab. Der Aufzug zum Restaurant kam an mehreren In-Store-Boutiquen japanischer Designer vorbei, wo ich mich erneut von solch schräg geschnittenen, weiten Baggy Pants und blusen- bzw. hängerartigen Smock-Tops angezogen fühlte, die an der typischen, spindeldürren Japanerin perfekt aussahen. Nichts wird an mir dicker, alter Amerikanerin gut aussehen, rief ich mir in Erinnerung. Selbst die Espadrilles waren zu eng; mein großer Zeh quoll aus dem kleinen Loch vorne, und von den Fersenbändern bekam ich sofort eine Blase. Die Schuhverkäuferin sagte mir, dass sie Größe 39 in ihrem Geschäft noch nicht einmal führten.

Nachdem ich einen seltsamen Salat gegessen hatte, in dem sich auch mysteriöse tentakelähnliche Zutaten befanden, die ich nicht erkannte und lieber wegließ, verließ ich das Seibu. Das Erlebnis hinterließ ein Gefühl der Erniedrigung. Es war nicht nur der trübe Tag oder die fehlende muntere Energie der Stadt. Ich fühlte mich dick … schon wieder. Es spielte keine Rolle, dass ich nicht viel gegessen hatte.

Jetlag bewirkt, dass ich aufgeschwemmt bin, und liefert mir einen Vorwand, meinen üblichen Bestimmungsort zu besuchen: das „Ich-bin-dick-Land". Das Gefühl, dick zu sein, ist für mich nicht unbedingt körperlich. Unter Umständen fühle ich mich auch dick, wenn ich überhaupt nichts gegessen habe. Mich dick fühlen ist im Grunde meine geistige Komfortzone, ein kleines, rundes Nest für meine mürrische Stimme; und die wurde nun immer stärker und rief mir schließlich aufs Neue lauthals zu, ich sei fett … und alt … und es sei aussichtslos; sie schimpfte mich dafür aus, dass ich schon wieder hier war, in Japan, und zu viel herumreiste, um mit meinem Trainingsprogramm jemals richtig in Gang zu kommen und mich konsequent gesund zu ernähren, und außerdem …

Ich blieb an der Kreuzung stehen und gesellte mich zu den Einwohnern von Tokio, die geduldig darauf warteten, dass die rote Ampel endlich auf Grün sprang. Mir war kalt, daher wickelte ich mir den Schal enger um den Hals. Ich starrte ins Leere. Allmählich beruhigte ich mich etwas und begann mich zu langweilen. Während ich wartete, entspannte ich mich. Ich dachte an alles und nichts. Ein Raum in meinem Geist öffnete sich ganz natürlich.

Dann tauchte ein neuer Gedanke auf. „Oh, meine Gewohnheit macht sich aber heute wirklich stark bemerkbar. Das ist interessant." *Ding!* In diesem Moment wachte ich aus meiner Benebelung auf und sah, dass die ganze Sache, das gesamte Ich-hasse-meinen-Körper-Drama, außerhalb von mir lag. Zum ersten Mal war es nicht ich und es war auch keine Wahrheit, sondern einfach eine Sache, die ab und zu aufkam, wie zum Beispiel, wenn ich merkte, dass meine Hüften verspannt waren, weil ich den ganzen Tag am Schreibtisch verbracht hatte, oder wenn meine Schultern vom Yoga wehtaten. Es war ein Teil von mir, aber nicht alles. Und es war auch nur kurze Zeit ein Teil von mir, dann änderte es sich wieder und verschwand – ebenso wie meine verspannten Hüften sich mit ein paar Dehnübungen lockerten, war dieser Gedanke nicht beständig oder feststehend; er entsprach noch nicht einmal der Wahrheit.

So viele Jahre lang hatte ich alles nur Erdenkliche getan, um die Überzeugung zu stärken, dass mein Körper nicht gut genug sei, was bedeutete, dass ich nicht gut genug war, was wiederum bedeutete, dass ich etwas ändern musste, mehr tun, anders sein, etwas unternehmen musste. Ich war mir sicher: Wenn ich nur herausfände, was das Richtige war, wenn ich das richtige Gegenmittel fand, dann hätte ich endlich einen guten Körper und dann würde ich glücklich sein. Wie ständige Wiederholungen von

Hantelübungen hatte ich diese Nervenbahnen im Gehirn so oft trainiert, dass die ganze Angelegenheit sich zu einem muskelbepackten Standpunkt verfestigt hatte.

Doch in den vergangenen Jahren war mir klar geworden, dass dieses Verhaltensmuster eher eine selbst auferlegte Form der Folter war, und ich bemühte mich bewusst darum, es abzubauen. Ich hatte mich lange genug ausgiebig damit auseinandergesetzt – es in alle Richtungen gewendet, überlegt, wie es begonnen hatte, versucht, seine Wirkkraft zu lokalisieren, es beiseitezuschieben, umzukippen – und nun war es schließlich gelockert und hatte mich nicht mehr so fest im Griff.

Hatte das Erdbeben all das in mir losgerüttelt? Oder vielleicht hatte das Gefühl des Verlustes und der Bestürzung in meiner Ehe mir geholfen, all die Löcher in meiner verknöcherten Logik zu erkennen. Wie ein Mini-Satori, eine zen-ähnliche, blitzartige Erkenntnis, kam mir der Gedanke: „Oh ja, ich erkenne dich. Du bist das Denken, das immer kommt, wenn ich niedergeschlagen bin."

Bisher hätte ich auf dieses Denken mit selbstzerstörerischen Strategien reagiert wie Shoppen – selbst wenn die Geschäfte nicht meine Größe führten – oder zu viel essen und trinken. Hatte ich nicht gerade zu kleine Espadrilles anprobiert und mir gewünscht, ich hätte einen dünnen, japanischen Körper, um weite Baggy Pants tragen zu können? Jetzt dagegen reagierte ich einfach nicht. Wie eine fortgeschrittene Yogaschülerin hörte ich zwar die Worte, doch ich blieb standfest. Ich ruhte mich aus und nutzte die Pause, um mir Gelegenheit zu geben herauszufinden, was wirklich los war.

So, wie ich die Ursache eines unguten Gefühls im Bauch herausfinden wollte, so zog auch das vertraute Gefühl des negativen Denkens meine Aufmerksamkeit auf sich. Was beunruhigte mich? Als die Flut der Gewohnheit abebbte, erkannte ich, dass mir die Situation in Tokio Angst machte. Ich dachte: „Gönn dir eine Pause. Du warst gerade mitten in mehreren großen Erdbeben. Du bist in einem Land, dessen Sprache du nicht verstehst, und das Land befindet sich in einer Krise. Du bist allein, und es ist kalt draußen. Kein Wunder, dass du nicht ganz auf dem Damm bist. Du musst jemanden finden, der dir hilft."

Ich hatte festgesteckt und nun war ich befreit. Ich wusste zwar nicht, was ich als Nächstes tun sollte, doch ich fühlte mich stärker als meine Gewohnheit, auf eine befreiende Weise, die mir Feuer unter dem Hintern machte.

Sobald ich wieder im Yogastudio war, bat ich meine Übersetzerin Yukiko, mit John, ihrem kanadischen Mann, sprechen zu dürfen. Sie verdrehte die Augen, als sie die Kurzwahltaste drückte, und sagte den anderen Yogapraktizierenden, er werde mir nur Angst machen. Sie hatte recht. John erzählte mir, dass die Situation sich verschlimmerte. „Es gibt schon kein Brot mehr in den Regalen, und wer weiß, was als Nächstes passiert. Die kanadische und die US-Botschaft empfehlen allen Bürgern, in ihr Land zurückzukehren." John hatte Tokio bereits verlassen und war mit den Kindern nach Osaka gefahren, wo, wie er sagte, das Hotel voller Ausländer war, die sich Sorgen über Nahrungsmangel, Benzinknappheit und radioaktive Verstrahlung machten. Ich dankte ihm ausgiebig, kehrte in mein Hotel zurück und buchte einen Flug nach Newark.

Das Beben der Stärke 6,4, das uns traf, als ich an jenem Abend gerade mit meinen Gastgebern in einem Restaurant im vierzehnten Stock beim Dinner saß, gab mir schließlich den Rest. Soeben hatte mein Gastgeber anerkennend geäußert, wie gut ich am Nachmittag mit den Schülern umgegangen sei. „Sie waren so professionell", sagte er mit einer kleinen Verbeugung. Wir brachten einen Toast aus, doch nach nur einem Schluck Sake fühlte ich mich schwindelig. Verlegen dachte ich: „Du meine Güte, bin ich so hinüber, dass mich ein Schluck Sake schon betrunken macht?" Es war ein weiteres großes Erdbeben, und noch eins gab es zehn Minuten später. Das war's für mich. Ich war mit den Nerven am Ende. Auf keinen Fall würde ich eine weitere Nacht so weit oben mit noch mehr schwankenden Nachbeben verkraften!

Als ich um Mitternacht an meinem verlassenen Hotel ankam, hatte sich die Spaßstimmung in eine nahezu greifbare düstere Vorahnung verwandelt. Die Lobby war leer, alle Restaurants geschlossen, Hotelangestellte in ihren Uniformen warteten darauf, behilflich sein zu können, doch außer mir war buchstäblich niemand da, dem geholfen werden konnte. In der Einfahrt stand ein einziges Taxi und ich schnappte es mir. Fünfundsiebzig Minuten und vierhundert Dollar später verbeugte sich mein Fahrer und ließ mich am Bürgersteig zurück. Fünf Nächte nach meiner Ankunft in Japan war ich wieder am Flugplatz. In der ersten Nacht, die ich in Narita verbracht hatte, war die Neonbeleuchtung durchgehend angeschaltet geblieben, doch jetzt, mit den Stromausfällen, war es ruhig und dunkel.

Ich war nervös und fragte mich, ob der Flughafen überhaupt geöffnet war, doch dann sah ich ein paar Leute, die Gepäck schleppten. Ich folgte ihnen in der Hoffnung, sie wüssten, wo sich der Eingang befand, denn ich wusste es bestimmt nicht. Der Hotelrezeptionist hatte mich gewarnt: „Heute Nacht werden viele Menschen am Flughafen sein. Seien Sie bitte vorsichtig."

Als ich den halbdunklen Eingang zum Abflugterminal betrat, sah ich einen Wachmann auf seiner Runde. Ich hatte vor, aufs Klo zu gehen und es mir dann für die Nacht gemütlich zu machen, also fragte ich ihn nach dem Weg zu den Damentoiletten. Wie Hiro zeigte er es mir nicht nur, sondern eskortierte mich höflich den ganzen Weg bis zur Tür des Waschraums. Als ich wieder herauskam, hatte ich keine Angst; ich fühlte mich nur ein bisschen einsam.

Also tat ich das, was ich vorher auch schon getan hatte: Ich sah mich um, ob ich jemanden finden könnte, der meine Sprache sprach. Und siehe da – direkt vor mir auf einer Bank saß Brad und schlief! Ich rollte meinen Koffer zu ihm hinüber und ließ mich auf den Boden plumpsen, bereit, die ganze Nacht hindurch mit meinem „Erdbebenfreund" zu warten.

Als ich David später meine Erdbebengeschichte erzählte, fragte er: „Wirklich? Genau in der Minute, als du dem Typen deinen Pass gegeben hast, kam das Erdbeben? Wow, Cyndi, du hast wirklich Power!" David scherzte nicht. Von seinem Blickwinkel aus – rund um die Uhr vor dem Fernseher – erfüllte ihn die Hyperaufregung der CNN-Berichterstattung mit Angst und vielleicht einem Gesamteindruck von „mystischen Zusammenhängen".

Manchen erschien das massive Erdbeben und die kontinuierlichen Nachbeben wie eine dringende Botschaft der Erde. Ich las auf der CNN-Website E-Mails von Zuschauern, die argumentierten, die Ursache für das Erdbeben sei Japans Beharren darauf, Haie für Suppe zu töten. Andere erwiderten, so funktioniere Karma aber nicht; wieder andere schrieben, hinter all dem liege überhaupt kein Sinn und alle sollten sich bitte wieder einkriegen.

Vor meiner Abreise nach Japan waren David und ich am Cleveland-Flughafen gewesen und stehen geblieben, um eine bezaubernde ausgestellte Rube-Goldberg-Maschine[16] anzusehen. Es

[16] Eine nach dem US-amerikanischen Cartoonisten Rube L. Goldberg benannte Nonsens-Maschine, die keinen praktischen Nutzen hat, außer dem, bei der Beobachtung Vergnügen zu bereiten. (Anm. der Lektorin)

war eine in leuchtenden Farben angemalte Vorrichtung aus Draht, Spiralen, Waagschalen, Rampen, Leitern und Sprungfedern, durch die Pingpongbälle in verschiedene Richtungen geschickt wurden, abhängig davon, ob oder wann der nächste Ball eintraf. Der erste Ball wurde erst nach einem, zwei, drei, vier, fünf Bällen aus dem Tunnel gestoßen – die Kraft des fünften Balles schob ihn schließlich über die Kante. Von dort aus landete er auf einer Sprungfeder, die ihn oben auf eine Rutsche katapultierte, die er hinabrollte, woraufhin er auf der untersten Sprosse einer mechanischen Leiter landete, die den Ball wieder nach oben beförderte, wo er seine Reise von vorne begann. Als sichtbares Beispiel wechselseitiger Abhängigkeit kam mir nun, in Tokio, dieses motorisch betriebene *Perpetuum mobile* in den Sinn, wo die Situation sich mit jedem Tag, den ich dort verbrachte, weiter verschlechterte. Die Erde bebte, das Wasser stieg, die E-Werke schalteten ab, der Strom fiel aus, die Menschen versuchten, nach bestem Vermögen damit fertig zu werden.

Wir waren in Cleveland gewesen, um unseren Workshop über die „Sechs Vollkommenheiten" bzw. das Handeln eines Bodhisattva (eines „Beinahe-Buddha" mit vollkommenem Mitgefühl) abzuhalten. Doch wie ich feststellte, brauchte in Japan niemand eine Lektion über Freigebigkeit, ethische Richtlinien, Geduld, energisches Bemühen, Meditation oder Weisheit. Es war ganz natürlich für Japaner, sich umeinander zu kümmern, den Geist zu kontrollieren, ruhig zu bleiben, Durchhaltevermögen zu haben, fokussiert zu bleiben und Entscheidungen zu treffen, die für alle gut sind.

Ich hatte meinerseits den Mut aufgebracht, mich in Bezug auf das Lehrertraining zu entscheiden. Gestern nahm ich den Lehrersitz ein, die Beine in Vajrasana, der Haltung des Grundlegenden Gutseins, auch Haltung des Helden genannt. Das bedeutet, der Held ist in uns, in der Person, die ruhig und offen sitzt, mutig genug, um ihren Ängsten gegenüberzutreten. Ich trat meinen japanischen Schülern gegenüber und nahm mir einen Moment Zeit, mich mit meinem Grundlegenden Gutsein zu verbinden. Dann war ich ganz ehrlich und sagte ihnen, es sei am besten, das Training zu verschieben. Es gab viele Tränen auf ihrer Seite, aber keine schlechten Schwingungen. Wenn Grundlegendes Gutsein sich vollständig zeigt, dann spüren das alle. Inspiriert von der Vornehmheit und Eleganz der Japaner gelang es mir, einen guten Führungsstil auf eine Art und Weise zum Ausdruck zu bringen, dass die Tür für meine zukünftige Rückkehr ins TokyoYoga-Studio nicht zugeschlagen wurde.

Im Halbdunkel des Flughafens sitzend, war es wie an einer Schwelle, einem Grenzraum im Übergang zwischen jetzt und gleich, Unbekanntem und Bekanntem. Ich fühlte mich stark und auf seltsame Weise fest verankert in einem Land, wo der Boden hyperbeweglich ist. Es war ein gutes Gefühl, dass ich herausgefunden hatte, wie ich in einer sehr schwierigen Situation mit minimaler Unterstützung und zahlreichen widersprüchlichen Botschaften gut für mich sorgen konnte.

Ich habe gelesen, dass gemäß dem Shinto, der alten Religion Japans, der unsichtbare Raum eines Türeingangs zwei Welten sowohl voneinander trennt als auch miteinander verbindet. Noch heute ist es Tradition, dass ein Besucher, der sich dem Heim eines anderen nähert, ausruft: *„Ojama shimasu."* In vergleichbarer Weise benutzt würden wir vielleicht fragen: „Komme ich ungelegen?" Die wörtliche Übersetzung lautet: „Ich werde Sie stören." Ich wusste nicht, wie mein Leben nach meiner Rückkehr sein würde. Vielleicht voller Unruhe und Wirren. Doch seltsamerweise war ich zuversichtlich, dass ich mit allem, was mich erwartete, fertig werden konnte.

Davids Erleichterung über meine vorgezogene Heimkehr war so groß, dass er einen Wagen mietete, um mich am Flughafen abzuholen. In siebzehn Jahren hatte er das noch nie getan. Er schrieb außerdem eine E-Mail, dass er zu den Wasser- und Erdgöttern und auch zu den Drachen bete, sie mögen mich beschützen. Darüber freute ich mich wirklich.

Noch mehr gefiel mir, dass mein „Erdbebenfreund" Jim sagte: „Es wird eine Weile dauern, bis diese verschobenen Platten wieder zur Ruhe kommen." Noch mehr Drama – nein, danke! Wenn ich es persönlich nähme, wäre da ein Eindruck von Böswilligkeit, der nur Verwirrung, Furcht, Angst, Schuldgefühle nach sich ziehen würde – alles Mögliche, das eigentlich nicht notwendig, nützlich oder zutreffend war. Die Erde war in Bewegung. Das kommt hin und wieder vor. Es hatte nichts mit mir zu tun.

Als der Interkontinentalflug im Anflug auf Newark war, beendete die Chefstewardess ihre Ankündigungen zur Landung mit den Worten: „Von den Stränden Waikikis bis zu den Orangen Kaliforniens, von den majestätischen Rocky Mountains bis zur Freiheitsstatue: Ich möchte die Erste sein, die Sie zu Hause in den goldenen Armen der USA willkommen heißt. Ich freue mich, dass ich Sie alle – 278 Fluggäste – sicher nach Hause begleiten durfte. Unsere Gebete sind mit den mutigen Menschen in Japan." Vielleicht war es kitschig, doch es bedeutete mir viel, und als ich mich in der Kabine umschaute, sah ich, dass ich nicht die Einzige war, die weinte.

***

Ich bin in einer niedrigen Hocke und zeige, wie man einem Yogaschüler hilft, in einer Vorwärtsbeuge Blöcke zu verwenden. Jackie hat hart an ihrer Yogapraxis gearbeitet, doch sie kann sich immer noch nicht nach vorne beugen, ohne ihren Rücken rund zu machen und die Knie zu beugen. Also erkläre ich ihr geduldig, dass sich, wenn sie ihre Hände auf Blöcke legt, ihre Wirbelsäule heben und ihr ermöglichen wird, die Beine gerade zu halten. Dann kann sie die ganze Wirbelsäule strecken und die positive Wirkung dieser wunderbaren Haltung spüren.

Wir sind mitten in einem OM-Yogalehrertrainingskurs und die Schüler sind von diesen detaillierten Erklärungen fasziniert. Sie sehen genau hin, wenn ich mit einem Schüler individuell arbeite, und jedes Mal, wenn jemand sich auch nur schrittweise verbessert, ist es wie ein Sieg für alle. Die Klasse applaudiert!

Ich sage zu Jackie: „Wenn du weiter daran arbeitest, wirst du dorthin gelangen, wo du hin willst. Du kannst keine Stufen überspringen und darauf hoffen, auf magische Weise zur vollen Vorwärtsbeuge zu kommen. Doch mit Blöcken kannst du deine Kniesehnen verlängern, deine Rückenmuskeln stärken, und dann wird es dir schon bald gelingen. Und" – ich mache eine Pause, um zu betonen, dass ich sie ermutigen will und ihre harte Arbeit anerkenne – „du hast schon einen weiten Weg hinter dir. Deine Haltung ist viel offener als zu Beginn deiner Yogapraxis. Du machst das toll!"

Jackie rollt sich über ihre Wirbelsäule ab und kommt wieder zum Stand. Sie lächelt und ich erkenne deutlich, dass sie sich wirklich über das freut, was ich gesagt habe. Doch ich habe das Gefühl, dass sie etwas zurückhält.

Ich schaue sie an. „Möchtest du etwas sagen?"

Prompt gesteht sie: „Ich glaube, meine Arme sind vielleicht zu kurz."

Alle lachen, einschließlich Jackie.

Ich sage: „Oh ja, geben wir ruhig den Armen die Schuld! Ich garantiere dir, in diesem Kurs findet sich eine Person, die zu lange Arme hat, deren Beine zu kurz oder zu dick sind, oder die zu alt, zu steif, zu groß, zu schlaff oder zu angespannt ist …" Der Kurs lacht sich inzwischen kaputt.

„Die Sache ist die, Jackie: Wir denken, Yoga wird unseren Körper so verändern, wie wir ihn gerne hätten – größer, dünner, stärker, geschmeidiger –, und dann, erst dann, sind wir wirklich in der Lage, Yoga zu ‚machen'. Aber wir können Yoga immer nur mit dem Körper üben, den wir genau jetzt, in diesem Augenblick, haben.

Im ersten Yogasutra bzw. in der ersten Zeile der überlieferten Yogaphilosophie heißt es: ‚Jetzt wird Yoga erklärt.' Yoga geschieht immer im Jetzt. Das ist ein Auftrag, uns mit uns selbst, so wie wir wirklich sind, zu verbinden. Wenn wir unsere kurzen Arme, schwabbeligen Schenkel und unseren Rettungsring am Bauch, unsere Ballenzehen und muskelbepackten Schultern nehmen, nicht zu vergessen unsere schlechte Laune, unseren brennenden Ehrgeiz und unser leicht reizbares, konkurrenzorientiertes Wesen, und all das mit uns auf die Matte nehmen, um Yoga mit der Mischung aus all dem zu üben, dann praktizieren wir Yoga. Und wenn dann unsere Arme länger werden und unsere Beine kürzer, kümmert es uns nicht mehr. Wir sind dann ‚integriert' – meine Lieblingsdefinition des Yoga.

Es tut mir also leid, dass ich dir diese Nachricht überbringen muss, aber du kannst deine Arme nicht im Geringsten verantwortlich machen. Und mehr noch," – ich mache erneut eine Pause, sowohl des dramatischen Effektes willen als auch deswegen, weil das, was ich nun sagen möchte, die wichtigste Lektion des Lehrertrainings ist –: „Mit dir ist alles in Ordnung." Der Kurs ist plötzlich ruhig und leise.

„Das war so und wird immer so sein."

Jackies Gesicht ist offen und ein bisschen rosig und erhitzt. Ich halte ihren Blick mit meinem fest. Sie weint nicht, aber ich beinahe.

***

Das Sofa in unserer Wohnung im West Village passte sich an meinen Körper an und vermittelte mir das Gefühl, nie wieder aufstehen zu müssen. Perfekt. Ich nahm die Einladung an und rollte mich zu einem Ball zusammen, blieb so stundenlang, schluchzend, und braute immer mehr Gründe zusammen, warum es mir nicht gut ging. Ich hatte einen totalen Rückfall, weg vom positiven Denken. Wie in jedem Entzugsprogramm, in dem die Süchtige Fortschritte macht und sich dann doch wieder rauchend und trinkend in einer Bar wiederfindet, hatte ich das Vertrauen verloren, dass es möglich war, mich leicht zu fühlen. Mein Herz war schwer, ebenso wie meine Gedanken.

Würde ich je einen neuen Partner finden? Könnte irgendjemand mich noch wollen: eine Grauhaarige über fünfzig mit Fettpolstern? Nein, alle wollen Frauen, die zwanzig Jahre jünger sind als ich. Niemand wird mich je wollen. Mein ganzes Leben ist ein einziges Fiasko. Wie konnte es nur dazu kommen, dass das Versprechen meines jungen Lebens sich zu einem solch riesigen, enormen Schlamassel ausgewachsen hat, dass ich nur noch in einem Pfuhl des Kummers auf meiner Couch liege, mitten am Nachmittag? Diese Gedanken brachten mich noch mehr zum Weinen.

Zurück in meiner vertrauten Umgebung hatte sich das Erwachen, das ich in Japan erfahren hatte, wieder aufgelöst und nichts war an seine Stelle getreten. Ohne eine weitere große Reise oder ein neues Projekt, auf das ich mich konzentrieren konnte, blieb mir nichts anderes übrig, als in meinem in Verwirrung geratenen Leben herumzuhängen. Ich hatte versucht, in einem Zustand des Nichtwissens zu verharren, wie einer meiner Meditationslehrer einmal empfohlen hatte. Er hatte auch freundlich hinzugefügt, dies erfordere viel Beherrschung und Sammlung.

Mein ursprünglicher Plan für diesen Abend hatte nicht darin bestanden, zusammenzufallen und mich nicht mehr zu rühren. Eigentlich hatte ich mich darauf gefreut, zum Shambhala Meditation Center zu gehen, um Jetsunma Tenzin Palmo zu sehen. Jetsunma war wegen ihrer tiefen Hingabe an das Ziel, in einem weiblichen Körper Erleuchtung zu erlangen, eine Inspiration für mich und viele andere. Nachdem sie zwölf Jahre lang in einer Höhle im Himalaya im Retreat gelebt hatte, reiste sie nun um die Welt und lehrte. Damit sammelte sie finanzielle Mittel für das Nonnenkloster, das sie zur Ausbildung indischer Mädchen gegründet hatte.

Vor Jahren war ich ihr bei einem privaten Abendessen begegnet, das zu ihren Ehren stattfand. Ich hatte gelesen, während ihres Lebens in der Höhle habe sie täglich Yogaübungen gemacht, also fragte ich sie bei der Begegnung schüchtern nach ihrer Yogapraxis. Sie lachte nur und sagte: „Oh, ich bin faul! Seit ich die Höhle verlassen habe, habe ich kein Yoga mehr geübt!"

An diesem Abend sollte sie um sieben Uhr sprechen. Um halb sieben war ich immer noch ein Häufchen Elend in Jogginghose auf dem Sofa. Dave schrieb mir eine SMS:

D: Wo bist du?

C: Hier.

D: Kommst du?

C: Ich weiß nicht.

D: Du liebst JTP. Ich finde, du solltest kommen.

C: …

D: Ich bin schon in der Meditationshalle und halte ein Kissen für dich frei. Kommst du nun?

C: Ich weiß nicht.

D: Bitte, bitte, bitte komm.

C: …

Ich wollte wirklich niemanden sehen, weder David noch sonst jemanden. Doch ich wusste, wenn ich nicht zu Jetsunma ginge, würde ich es bereuen. Also schleppte ich mein schweres Herz von der Couch, wusch mir das Gesicht und ergatterte ein Taxi.

Ich schaffte es gerade rechtzeitig zum Center, um auf das Meditationskissen zu plumpsen, das David für mich gesichert hatte, und stand dann sofort wieder auf. Jetsunma kam in die Meditationshalle. Als sie den Raum betrat, verbeugte ich mich, um meine Wertschätzung und meinen Respekt zu zeigen.

Natürlich scherte sie sich nicht im Geringsten darum, und sobald sie vorne im Raum angelangt war, gab sie allen zu verstehen, sie mögen sich doch bitte wieder hinsetzen. Wie alle Anwesenden war ich fasziniert von dieser kahlen alten Dame mit dem breiten Grinsen, die zugleich grimmig und mitfühlend aussah und es definitiv in sich hatte.

Sie begann dort, wo es im Buddhismus stets beginnt: bei der Kostbarkeit des menschlichen Lebens. „Wenn uns nur wirklich klar wäre, wie alles sich in jeder einzigen Millisekunde wandelt …“ Alles, was sie sagte, gefiel mir, obwohl ich geistig ein wenig abdriftete. Dann durchdrang ihre Stimme meine Tagträume.

Sie sagte: „Lasst los. Lasst los. Lasst los.“

Es heißt, man erkenne einen wahren Meister unter den Meditationslehrern daran, dass jeder Anwesende meint, der Lehrer spräche nur zu ihm. In diesem Augenblick wusste ich, dass sie zu mir sprach. Ich wusste, dass ich mich an etwas klammerte, das ich wirklich loslassen wollte, aber nicht wusste, wie. Ich wusste nicht, wo ich wäre ohne diesen Teil von mir, der urteilt und Perfektion erwartet. Wo wäre ich, wenn ich nicht immer diese negativen Geschichten im Kopf hätte? Wo wäre ich ohne meine Wut auf David, wenn ich wegen seines Betruges nicht verletzt wäre? Ich fand keine klare Visualisierung dafür, wusste aber, dass ich eine finden wollte.

Als Jetsunma ihren Vortrag beendet hatte, war ich die Zweite in der Reihe, die sich ihr Buch signieren ließ. Sie hob ihren Füller und begann, ihren Namen in altmodischer englischer Kalligrafie zu schreiben, als ihre Assistentin sagte: „Jetsunma, das ist Cyndi Lee, die Yogalehrerin.“ Sofort hörte sie auf zu schreiben und sah mich an, Erkennen im Blick. Ich war überrascht, dass sie sich an mich erinnerte, und empfand, wie schon zuvor, eine echte Verbundenheit mit ihr. Ihr Gesicht verzog sich zu einem schiefen Lächeln, das mich bezauberte, und sie drückte mir die Hand. Ich war schon völlig leer geweint, sonst hätte ich bestimmt sofort wieder angefangen. Die Freundlichkeit, die durch ihre weiche Handfläche in meine Hand gelangte, war etwas ganz Neues und mir wurde klar, dass ich schon viel zu lange nicht mehr solch echte Fürsorge empfangen hatte; wahrscheinlich, seit meine Mutter und ich diesbezüglich die Plätze getauscht hatten.

An jenem Abend schickte ich eine E-Mail an Jetsunmas Assistentin und bat um ein privates Treffen. Ich wusste, es hatte wenig Aussicht auf Erfolg, und die Antwort entsprach meinen Erwartungen: Es hieß, der Terminplan sei sehr voll, und da

Jetsunma die Stadt verlasse und wichtige Treffen mit hohen Lamas und Sponsoren hätte, sei es sehr unwahrscheinlich, dass sich ein Treffen einrichten ließe. Zwei Tage darauf kam eine weitere E-Mail, die mich einlud, Jetsunma am folgenden Tag um vier Uhr zu treffen. Ich bestätigte den Termin umgehend.

Der Tag war heiß, schwül und diesig. Als überzeugte Bewohnerin von Downtown New York fahre ich zwar nach Moskau, Hongkong oder Rom, gehe aber nie über die Vierzehnte Straße hinaus, wenn es nicht unbedingt sein muss. An diesem Tag pilgerte ich bereitwillig hoch zur Neunundvierzigsten Straße zu der Wohnung, in der Jetsunma sich aufhielt. Es erwies sich als schickes Gebäude, und meine Ankunft wurde vom Pförtner angekündigt, während ich auf den Aufzug wartete. Ich wusste, dass man sich für eine Begegnung mit einer buddhistischen Nonne nicht fein machen musste, aber ich wollte meinen Respekt zeigen, also hatte ich ein hübsches Sommerkleid und goldene Sandalen angezogen und hielt einen Blumenstrauß im Arm.

Als ich aus dem Aufzug trat, erwartete mich Jetsunma im wahrsten Sinne des Wortes mit offenen Armen. Ihre Assistentin, ebenfalls eine Nonne, nahm die Blumen in Empfang, sodass Jetsunma mich umarmen konnte, als seien wir gute alte Freundinnen, und plötzlich waren wir das auch.

„Wie wär's mit einem Tee? Ich werde eine Tasse trinken."

Während die Assistentin in die Küche ging, um Tee zuzubereiten, ergriff Jetsunma meine Hand und führte mich zu einem Zweiersofa, wo wir uns niederließen. Sie saß seitlich auf dem kleinen Sofa in Sukhasana, die Beine unter sich gekreuzt, sodass sie sich mir zuwenden konnte. Mit meinem engen Sommerkleid war es zwar etwas kompliziert, aber es gelang mir, dasselbe zu tun, und so saßen wir uns von Angesicht zu Angesicht gegenüber.

Ich war ein bisschen nervös, aber nicht sehr, denn Jetsunma war so freundlich, dass ich mich wohlfühlte. Verwirklichte Menschen sind immer entspannt. Jetsunma war nicht darauf aus, irgendetwas zu erhalten. Sie hatte keine Agenda. Mit einer so offenen Person zusammen zu sein verändert die Atmosphäre. Es bestand keine Notwendigkeit für Small Talk.

Ich erzählte ihr von meinem Leid und erwähnte auch, dass ich mich betrogen und zurückgewiesen fühlte und dass ich nicht wisse, wie ich weiter vorgehen sollte. Ich gestand, dass ich zwar den Wunsch hatte loszulassen, aber weiterhin in meinen Gefühlen festhing, in so viel Verwirrung, Traurigkeit und auch Zorn.

„Oje!“ Wieder nahm sie meine Hände. Sie mag zwar eine im Zölibat lebende Nonne sein, doch sie erkannte Leiden, wenn sie es sah.

„Ich bin so verletzt und einsam, und anscheinend kann ich nicht zur anderen Seite durchdringen. Ich stecke fest.“

Sie sagte das Naheliegendste und Beste: „Sie müssen es in Ihre Praxis aufnehmen. Machen Sie es zu Ihrem Weg.“ Es war ermutigend, dass sie mir als Dharma-Praktizierende genug zutraute, um das zu sagen. Ich wusste, dass sie recht hatte, und sagte es.

„Ich weiß, dass Sie es wissen. Darum sind Sie hier.“ Ihr Rat war sanft, aber deutlich. „Sie müssen zu Ihrem Mann gehen und sich bei ihm bedanken. ‚Danke, dass du mir etwas gegeben hast, mit dem ich auf meinem Weg arbeiten kann.‘“

Ich atmete einmal tief ein und aus, antwortete aber nicht. Ich fragte mich, ob ich wirklich dazu in der Lage war. Bedeutete das nicht, ihn gewinnen zu lassen? Mein rechtschaffener Zorn auf ihn loderte auf, doch Jetsunma war noch nicht fertig mit ihrem Rat.

„Und den Frauen müssen Sie auch vergeben. Wissen Sie, es sind nur einsame Frauen.“

Inneres Widerstreben packte mich. Sie sah es und sagte: „Oh, das wird hart für Sie."

Sie raschelte und nestelte ein wenig an ihrer Robe herum, sodass sie sich vorbeugen und erneut meine Hand halten konnte.

„Sie müssen Maitri für sich selbst praktizieren. Liebende Güte. Tun Sie das jeden Tag. Kennen Sie die Übung?"

„Ja."

„Nun ja, normalerweise praktizieren Sie sie für andere, aber jetzt müssen Sie es für sich selbst tun. Wiederholen Sie diese Sätze:

Möge ich in Sicherheit sein.
Möge ich gesund sein.
Möge ich glücklich sein.
Möge ich leicht durchs Leben gehen."

Ich wiederholte sie gemeinsam mit ihr, und sie nickte. „Ja, tun Sie das für sich selbst. Das wird Ihnen wirklich helfen."

Auf Anhieb wusste ich, dass sie recht hatte. Diese alte buddhistische Praxis, Gefühle der Liebenden Güte hervorzubringen, hatte ich seit vielen Jahren praktiziert. Sie war auch bei meinen Schülern beliebt, weil sie das Denken durchtrennt und unmittelbar zum Herzen vordringt. Immer, wenn ich sie als Teil meines Workshops *Yoga für den Körper – Buddha für den Geist* lehrte, sorgte ich dafür, dass viele Packungen Taschentücher zur Hand waren. Maitri nutzt die Konzentration, die aus der grundlegenden Achtsamkeitsmeditation erwächst, um sich auf eine positive Einstellung anderen gegenüber zu konzentrieren. Die Texte weisen Praktizierende an, für alle Lebewesen auf der ganzen Welt, ohne Ausnahme, bestimmte Gedanken des Wohlwollens, des

Mitgefühls und der bedingungslosen Freundlichkeit zu kultivieren. Man lernt, die Aufmerksamkeit auf diese Gedanken ausgerichtet zu halten, mit weichem Herzen. In den Schriften wird dies als Praxis der Achtsamkeit und der Tiefen Einsicht bezeichnet.

Die Anleitung, die ich ursprünglich erhalten hatte, besagte, dass man die vier Zeilen für drei Arten von Wesen bzw. Menschen sprechen soll: für jemanden, den man liebt; jemanden, mit dem man Probleme hat, und schließlich für jemanden, dem man neutral gegenübersteht. Es ist leicht, denjenigen Glück, Gesundheit, Sicherheit und ein leichtes Leben zu wünschen, die man liebt; schwerer fällt es dagegen bei Personen, die man nicht mag; und überraschenderweise ist es oft am schwierigsten bei jenen, denen man neutral gegenübersteht. Diese Praxis macht uns die Tatsache bewusst – und darin liegt ihre Stärke –, dass jedes Lebewesen wie wir ist; alle Wesen wollen glücklich sein und geliebt werden. Es ist tatsächlich so einfach. Ist diese Art von Sensibilität erst einmal in uns geweckt, erleben wir, wie unser Herz auf eine schöne Weise bricht. Dieses offene Herz lässt es nicht mehr zu, dass wir andere ignorieren oder ihnen Schlechtes wünschen, wenn wir so klar erkennen, dass wir alle schon auf die eine oder andere Weise leiden.

Eine Vorstellung, die mit hineinspielt, wenn wir irgendetwas Gutes in uns kultivieren, ist die, dass wir ein bisschen wie ein Schwamm sind. Werden wir gequetscht oder ausgedrückt, kommt das aus uns heraus, was wir praktiziert haben. Wie die Prägungen im Yogaunterricht zeigen sich auch diese Prägungen der Liebenden Güte, wenn es hart auf hart kommt.

Natürlich geht das nicht von heute auf morgen, und darum wird es als Praxis bezeichnet. Aber *tropf, tropf, tropf,* steter Tropfen höhlt den Stein, und am Ende führt die Maitripraxis, wie es heißt, zum Erwachen im Herzen des Meditierenden – traditionell eine Voraussetzung, um den Zustand eines Bodhisattva zu erlangen.

Viele Male hatte ich diese vier Zeilen wie Gebete mit dem Wind geschickt: zu meinen Lieben, zu Personen, mit denen ich Schwierigkeiten hatte, und zu Personen, denen ich neutral gegenüberstand. Ich habe definitiv das Gefühl, dass die Maitripraxis liebevolle Prägungen in mir geschaffen hat. Doch das war nicht dasselbe, wie die Praxis direkt auf mich selbst anzuwenden. Wieso hatte ich noch nie vorher daran gedacht? Ein Bodhisattva muss auch daran arbeiten, selbst Befreiung zu erlangen.

Jetsunma und ich sprachen noch über andere Dinge, ihr Bedürfnis, sich jetzt, mit über sechzig, mehr körperliche Bewegung zu verschaffen, und wie wundervoll es wäre, wenn ich ihr Nonnenkloster in Indien besuchen könnte. Vielleicht könnte ich für die Nonnen ein Yogalehrerinnentraining abhalten; eine tägliche Yogapraxis hatten sie bereits. Doch dann wandte sich das Gespräch erneut mir zu, und sie blieb bei ihrem Ratschlag: „Machen Sie es zu Ihrem Weg. Sie wissen, wie man mit einem Hindernis als Weg arbeitet, nicht wahr, meine Liebe? Und vergessen Sie nicht, Maitri für sich selbst zu praktizieren."

Großzügig bemessene anderthalb Stunden später umarmten wir uns zum Abschied, und als ich wieder auf der Straße war, kümmerte es mich nicht mehr, dass es ein heißer, schwüler, diesiger Tag war. Es scherte mich nicht, dass es halb sechs war, dass ich mich in Midtown Manhattan befand, wo es in einen gnadenlosen Kampf – jeder gegen jeden – ausarten kann, ein Taxi zu erwischen. Ich lief in Richtung Innenstadt, und meine goldenen Sandalen rieben meine von der Hitze geschwollenen Füße auf, ebenso wie in Hongkong. Doch diesmal achtete ich nicht darauf.

Es würde nicht ewig anhalten, und ohnehin hatte sich das Bedürfnis, etwas außerhalb von mir zu finden, das als Landeplatz für meine verletzten Gefühle dienen könnte, offenbar gelegt.

Jetsunmas echte Fürsorge und ihre einfühlsame, direkte Art waren das sanfte Messer gewesen, das ich gerade jetzt gebraucht hatte, um Verwirrung zu durchtrennen und die Tür zur Klarheit zu öffnen. Sie half mir nicht nur, mein Möbiusband aufzudrehen, sondern gab mir eine neue Richtung, die ich einschlagen konnte. So wie wir manchmal der Helligkeit des Tages eher gewahr werden, wenn wir aus einem dunklen Kino kommen, so hatte ich eine neue Perspektive für mein Leben gewonnen und eine andere Art, es zu leben. Es ging natürlich darum, loszulassen. Meine Gewohnheiten loszulassen, die mich daran hindern, mich sicher, glücklich und gesund zu fühlen oder das Leben mit Leichtigkeit anzugehen.

Es würde harte Arbeit erfordern, die Knochen solcher alter Denkweisen zu brechen, doch ich war bereit, mit Hindernissen als meinem Weg zu arbeiten. Ich war bereit, den Stöpsel zu ziehen und meinen emotionalen Tsunami-Wasserstrudel in den Abfluss fließen zu lassen. Und ich wusste, dass ich dazu in der Lage war, denn Jetsunma hatte es mir zugetraut, und ich hatte Vertrauen in sie, und das wiederum war gleichbedeutend damit, dass ich Vertrauen in mich selbst hatte.

Diese Inspiration kam mir, während ich die Second Avenue entlangging, die Dreiundzwanzigste Straße überquerte und an meiner alten Wohnung in der Vierzehnten Straße vorbeikam. Als ich nach rechts auf die Zwölfte Straße abbog und wieder mein Studio ansteuerte, merkte ich, dass meine feuchte Haut von einem Film aus Stadtschmutz bedeckt war. Doch genau wie ich nach der Dusche, die meine nahe Zukunft für mich bereithielt, äußerlich gereinigt wäre, fühlte ich mich jetzt innerlich gereinigt. Endlich waren mein Körper und mein Herz leicht.

***

Maitri gab mir einen Aufhänger, mit dem ich arbeiten konnte. Die Praxis wurde meine Zuflucht, anstelle des Ortes, den ich sonst ansteuerte: das „Land der Negativität und der Selbstverurteilung". Das Loslassen der Gedanken, wenn sie aufkamen, war nur der erste Schritt gewesen, selbst wenn es mit der freundlichen Einstellung geschah: „Oh, da seid ihr ja wieder, aber euch brauche ich nicht mehr".

Es war das, was ich vor so vielen Jahren im Hirschpark und von Rinpoche gelernt hatte. Zuerst müssen wir unser Leid erkennen. Dann erkennen wir die Ursache des Leidens an – diese liegt immer in der Tatsache, dass wir die Dinge nicht so annehmen, wie sie sind. Dieses Verstehen weist den Weg zur Beendigung des Leidens, sodass wir den Weg eines weisen und mitfühlenden Lebens einschlagen können. Ich hatte einfach die Straße nicht erkannt, die aus meinem selbstkritischen Perfektionismus herausführte, bis Jetsunma sie aufgezeigt hatte.

Ob es meine Ehe, mein Yogastudio, eine Anfrage für ein berufliches Engagement oder ein Treffen mit einem Mitarbeiter betraf, ich begann, viel mehr auf die Empfindungen in meinem Körper zu hören. Wenn Signale des Unwohlseins aufkamen, wie zum Beispiel ein ungutes Bauchgefühl oder grundlose Erschöpfung, dann praktizierte ich Maitri. Ich kam selten über die beiden ersten Sätze hinaus.

„Möge ich in Sicherheit sein" erwies sich als sehr viel wirksamer, als ich gedacht hätte. Als ich mich fragte, was ich benötigte, um mich sicher zu fühlen, ging es nicht um physischen Schutz in einer dunklen Straße. Ich fühlte mich eher in manchen Beziehungen zu Hause und bei der Arbeit gefährdet. Ich stellte mir vor, wie es aussähe, wenn ich mich in solchen Situationen sicher fühlte, und das allein war schon ein solch großer Akt der Freundlichkeit mir selbst gegenüber, dass alles sich änderte.

Ebenso arbeitete ich mit „Möge ich gesund sein". Ich erkannte die ungesunden Gewohnheiten in meinem Leben: Überarbeitung, zu viel reisen, übertriebenes Engagement und übertriebene Sorge darum, was andere von mir denken mochten. Ich gestand mir ein, dass ich Angst hatte, dass meine Kurse überbucht sein würden und ich wieder ein Magengeschwür bekommen könnte wie im Jahr davor. Ich hatte Angst, nach Tokio zurückzukehren. Bislang hatte ich mir solche Ängste nie eingestehen wollen, weil ich dachte, wie eine Dampfwalze durchs Leben zu gehen bedeute, stark und leistungsfähig zu sein. Doch es war eine riesige Erleichterung, anzuerkennen, dass es ungesund für mich war – ein natürlicher erster Schritt in Richtung besserer Fürsorge für mich selbst in jeder Hinsicht. Ich ging wieder ins Fitnessstudio, wie ich es mir vorgenommen hatte, was mir half, besser zu schlafen, was mir wiederum half, mich besser zu ernähren, was wiederum bewirkte, dass es mir mit mir selbst besser ging.

Diese alte, mürrische Stimme war das Einzige, was nicht genährt wurde. Als sie sich allmählich auflöste, kam mir eine andere Einsicht. Die wichtigste sichere, gesunde Umgebung befand sich in meinem Kopf. Ich war nicht mehr bereit, an einem Ort zu leben, an dem es Gesetz war, dass ich perfekt zu sein hätte. Und ich wollte nicht mehr mit jemandem zusammenleben, der mich nicht mochte, mich nicht respektierte oder nicht richtig für mich sorgte, also brach ich mit dieser Person – der Frau, die ihren

Körper hasste – und beschloss, der Mensch zu werden, mit dem ich leben wollte.

Glück und Leichtigkeit zu finden schien ganz natürlich daraus zu erwachsen, dass ich mir selbst Sicherheit garantierte und meinen Geist zum besten sicheren Hafen machte. Ich war entspannter mit einem Ich, das mich liebte – mit Warzen und allem Drum und Dran.

Louise Hay sagte: „Sieh in den Spiegel und sage ‚Ich liebe dich.'" Ein anderer meiner Lieblingslehrer, Sakyong Mipham, sagte: „Sieh dich jeden Morgen im Badezimmerspiegel an und wiederhole dreimal: ‚Es geht nicht um mich.'" Gelek Rinpoche sagte: „Gelassenheit beginnt bei uns selbst. Behandle dich besser. Du kannst dich nicht durch zwei teilen und einen Teil hassen und den anderen lieben – beide Teile gehören zu dir."

Mir war klar geworden, dass all diese Äußerungen dieselbe Botschaft vermittelten. Ich war es leid, traurig und wütend zu sein, weil ich betrogen worden war, aber ebenso war ich es leid, so viel über mich selbst nachzudenken. Ich verstand: Wenn ich gut für mich selbst sorgte, würde ich auch für alle anderen gut sorgen, auch für meinen Mann und meine Mutter. Ich musste mir Zeit für mich frei schaufeln und mir eine eigene geistige Zuflucht schaffen, einen Ort, an dem ein paar wabbelige Stellen egal waren, wo ein freudloses Leben aber sehr wohl etwas ausmachte. Ich sah, dass ich nun einen Pfad hatte – einen, der mich nicht einfach von Altem wegführt, sondern in Richtung Mitgefühl lenkt. Als ich mit achtzehn mein Elternhaus verließ, sagten meine Freunde: „Du musst deine Eltern wirklich gehasst haben", aber das hatten sie völlig missverstanden. Ich liebte meine Eltern. Ich bin nicht fortgegangen, um ihnen zu entkommen. Ich verließ sie, um auf etwas anderes zuzugehen, ein Unternehmen mit allen möglichen Unwägbarkeiten: die ganze große Welt. Mitgefühl mit mir selbst als Grundlage für Mitgefühl für andere war nun mein neues, großes Abenteuer.

An diesem Abend sah ich David und sofort erkannte er, dass ich glücklicher und offener war. Er fragte mich, was Jetsunma gesagt hatte, aber darüber sprach ich nicht mit ihm. Ich brachte es noch nicht über mich, ihm zu sagen: Danke dafür, dass du mir etwas gegeben hast, mit dem ich auf meinem Weg arbeiten kann. Aber die Leichtigkeit war noch da und hob meine Stimmung.

***

Der Workshop Yoga für den Körper – Buddha für den Geist *war zu Ende. Als Kern des OM-Yogaunterrichts bietet dieses Wochenendprogramm eine detaillierte Zusammenführung von Achtsamkeitsmeditation und Yogapraxis. Nachdem die Schüler am Freitagabend gelernt hatten, wie sie sich mit sich selbst anfreunden, praktizierten sie am Samstag „Dynamisches Gleichgewicht" und wendeten sich dann mutig „Hindernissen als Weg" zu. Am Sonntagmorgen hieß die Sitzung „Erwachtes Herz" und die Schüler des Lehrertrainings saßen wieder im Kreis mit mir zusammen. Wir hatten uns im Raum mit dem Namen „Space-Studio" versammelt, dem unbeliebtesten der fünf Yogaräume in meinem Center. Die Gestaltung jedes Studios basiert auf einem natürlichen Element: Das Erde-Studio hat eine terrakottafarbene Decke; die blaue Decke im Himmel-Studio steht für das Luftelement; das Sonne-Studio hat eine safranfarbene Decke für Feuer; die avocadofarbene Decke des Wald-Studios stellt das Holzelement dar, und die Flure und Durchgangsbereiche zwischen den Studios sind blau gestrichen und repräsentieren Wasser.*

Manche finden das Space-Studio mit seiner niedrigen weißen Decke und ohne Fenster beengend, aber genau deswegen mag ich es. New Yorker wollen unbedingt immer mehr Platz, aber natürlich spielt es keine Rolle, wie viel äußeren Raum wir bewohnen, wenn wir keinen Raum in unserem Geist haben. Dieses unverfälschte Studio ist meine kleine Aussage zum „inneren Raum". Es ist eine Meditationshöhle, in der einen nichts daran hindert, zu tieferen Aspekten der Yogapraxis vorzudringen, wie zum Beispiel zu lernen, wie man Yoga beim Unterrichten weitervermittelt.

Die angehenden Lehrer wirkten anders aus als zu Beginn des Kurses, fortgeschrittener, weiter. Ihre Haltung war aufrecht, ihre Augen klar. Sie wussten genau, wie sie ihre Yogaprops verwenden konnten, jeder saß auf mindestens einem Meditationskissen oder einer Decke, manche nutzten Blöcke, um ihre Oberschenkel zu unterstützen und die Hüften zu entspannen. Als Gruppe strahlten sie mehr Würde und dennoch mehr Offenheit aus.

An diesem Sonntagnachmittag hatten sie mich ganz für sich. Sie hatten keine Scheu mehr vor mir, stellten viele Fragen – meistens solche, die mit „was, wenn …" anfangen.

Eric begann: „Ich habe eine Frage zu etwas, das ich neulich gesehen habe. Was ist, wenn eine Schülerin die Lehrerin völlig ignoriert und im Unterricht einfach ihr eigenes Ding macht?"

Alle lachten, froh, dass er diese Frage gestellt hatte. Sie hatten alle schon erlebt, dass Schüler sich so verhielten, und wussten, dass es heikel sein kann. Erwartungsvoll blickten sie mich an.

„Nun, du kannst verschiedene Dinge tun. Zuerst musst du dich vergewissern, dass sie keine Verletzung hat. Wenn das der Fall ist, musst du ihr natürlich helfen, ihre Praxis zu verändern."

Maggie nickte. „Ja, natürlich. Aber wenn sie keine Verletzung hat?"

„Nun, statt die Schülerin vor der Gruppe bloßzustellen, kannst du etwas zur gesamten Gruppe sagen. Zum Beispiel könntest du darauf hinweisen, wie schön es ist, an diesem Tag zusammen zu sein. Denn einer der Hauptgründe, zum Yogaunterricht zu kommen, ist der, dass man mit anderen zusammen sein will, um Wachsamkeit, Mitgefühl und Neugier in einer Gruppensituation zu praktizieren, als eine Vorlage für das Verhalten draußen in der Welt. Oder" – ich hatte eine Idee – „wie wäre es damit? Steht mal alle auf."

„Wir? Jetzt sofort?"

„Ja, alle stehen auf und tun so, als wäre das hier kein Lehrertraining, sondern ein ganz normaler Yogakurs."

Sie standen vor ihren Kissen in Tadasana: Füße zusammen, die vorderen Oberschenkelmuskeln angespannt, die Schultern direkt über der Hüfte ausbalanciert, fester, wacher Blick. Sie waren bereit, meinen Instruktionen zu folgen.

„Atmet ein und streckt dabei den linken Arm gerade vor euch aus. Und ausatmen; lasst den Arm wieder nach unten neben den Körper sinken."

Diese Schüler waren so sehr mit Yoga befasst, dass selbst eine simple Bewegung wie diese ihr intensives Interesse weckte. Sie führten sie sehr achtsam und präzise aus.

„Jetzt atmet ein und streckt den rechten Arm vor euch aus. Und" – ich machte eine Pause – „geht herum und gebt drei Personen hier die Hand, denen ihr noch nie begegnet seid." Es folgte Gelächter, denn natürlich hatten sie seit Monaten jeden Tag zusammen verbracht, doch die Aussage war deutlich geworden. Während sie sich die Hände schüttelten, sagte Parker: „Ich hab's! Man bildet eine Gemeinschaft."

„Genau! Und ihr alle werdet in der Lage sein, eigene kreative Methoden dafür zu finden." Deutlich inspiriert, setzten sie sich auf die Kissen und machten sich Notizen.

„Obwohl" – ich zögerte, denn mir kam eine Situation in den Sinn, die Jahre zurücklag – „ich hatte einmal einen Schüler, der regelmäßig in meinen Kurs kam und tat, was er wollte. Eines Tages machte er Spagatübungen, während ich eine stille Sitzmeditation leitete! Nach dem Unterricht versuchte ich, ihn ohne die geringste Aggressivität zu fragen, warum er die Anleitungen für die Gruppe nicht befolgte. Er gestand, dass er lieber eine eigene Yogapraxis üben wollte, seine Wohnung aber zu klein dafür sei, also musste er in einen größeren Raum kommen. Es war nicht leicht, ihm zu sagen, dass er nur dann wieder am Kurs teilnehmen durfte, wenn er bereit war, die Anleitungen zu befolgen. Es liegt aber in der Verantwortung des Lehrers oder der Lehrerin, die Atmosphäre so zu halten, dass sie die gesamte Gruppe unterstützt."

Die Hände flogen nach oben für die nächste Frage. „Was ist, wenn Schüler sich in einen verlieben?"

„Nun, man kann ihnen auf jeden Fall sagen, dass viele Praktizierende Gefühle der Liebe entwickeln, wenn sie mit Yoga beginnen, und es ist ganz natürlich, dass sie meinen, diese Gefühle gelten dem Lehrer oder der Lehrerin. Doch was meiner Meinung nach wirklich geschieht, ist, dass die Schüler sich in sich selbst verlieben."

„Ahhh!" Die angehenden Lehrer nickten und sahen sich auf eine Weise an, die mich daran erinnerte, wie sehr sie sich in dieser intensiven Ausbildungszeit wertschätzen und lieben gelernt hatten. Ihre Ausbildung war fast vorbei, und sie waren sehr liebevoll zueinander. Vielleicht war das der Grund für die nächste Frage:

„Was ist, wenn jemand anfängt zu weinen?"

Ich wusste, dass dies nicht nur eine theoretische Frage war. Sie hatten am Morgen die Maitripraxis kennen gelernt, und es waren zahlreiche Taschentücher benutzt worden. Ich gab die Frage an sie zurück: „Was meint ihr denn?"

„Man gibt ihnen ein Taschentuch."

„Man lässt sie in Frieden."

„Bringt ihnen etwas Wasser."

„Man sagt ihnen, es sei ganz in Ordnung, beim Yoga zu weinen; dass oft Gefühle an die Oberfläche kommen und es ein sicherer Ort ist, um diese Gefühle zu äußern."

Ich ließ sie all diese Optionen durchgehen und als ihnen nichts mehr einfiel, stellte ich ihnen eine unangekündigte Testfrage: „Was ist das Erste, wonach ihr schaut, wenn ihr im Yogaunterricht Korrekturen vornehmt?"

Sie verstummten eine Minute in dem Wissen, dass sie diesen wichtigen Punkt schon einmal gelernt hatten und sich nicht vertun wollten. Renate sagte ruhig: „Die Person."

„Ja. Denkt daran, wir unterrichten Menschen, nicht Haltungen."

„Stimmt, ja."

„Ihr habt eure Ausbildung fast hinter euch. Damit habt ihr einen ausgezeichneten Werkzeugkasten, um mit allen möglichen Schülern zu arbeiten. Doch die Antwort auf jede Frage, die ihr gestellt habt, lautet: ‚Es kommt darauf an.' Für gutes Unterrichten gibt es kein Patentrezept. Was ihr tut, hängt vom Menschen ab, den ihr an dem betreffenden Tag vor euch habt, und von dem, was ihr empfindet, wenn ihr mit diesem Menschen in Verbindung tretet. Jede Antwort, die ihr gegeben habt, könnte unter den gegebenen Voraussetzungen die richtige sein. Das herauszufinden ist der Punkt, an dem euer Unterricht lebendig wird. Wenn man Yoga lehrt – und lebt – geht es nicht darum, etwas zu reproduzieren. Es geht darum, was gebraucht wird, hier und jetzt."

Gedankenvolles Nicken.

Plötzlich wurde das Schweigen unterbrochen, weil sich die Tür des Raum-Studios öffnete. Cherie, die Studiomanagerin, steckte ihren Kopf herein. „Tut mir wirklich leid, dass ich unterbreche, Cyndi, aber deine Mutter ...“

Bestrebt, ruhig und gesetzt zu bleiben, entschuldigte ich mich, doch sobald ich aus dem Raum-Studio heraus war, raste ich den blauen Flur entlang, um den Anruf in meinem Büro anzunehmen. Der Puls meiner Mutter war gesunken und gefährlich niedrig, und die Vertretungsärztin, die am Wochenende Dienst hatte und nicht das Geringste von meiner Mutter wusste, empfahl ihre Verlegung auf die Notfallstation.

„Nein! Nicht in die Notaufnahme. Ich bin in zwanzig Minuten da.“ Ich wusste, die Ärztin sicherte damit sich selbst ab, und ich wollte nicht, dass meine Mutter an jenen höllischen Ort musste, der als New Yorker Notaufnahme bekannt war.

Mein Herz schlug wie wild, als ich den Highway am East River entlangsauste und mich fragte, ob dies nun das Ende war. Meine Gefühle waren verworren und komplex. Es gab verführerische Empfindungen der Erleichterung, dass hier die schmerzliche Reise meiner Mutter vorbei sein könnte und ich hinterher vielleicht mein Leben wiederhätte. Doch mir war ebenso klar, dass mein Leben nach dem Tod meiner Mutter gar nicht dasselbe sein konnte wie früher. Es wäre ein anderes Leben in einer Welt, die meine Mutter nicht mehr mit einschloss. Dieser Gedanke machte mich tieftraurig. Wenn diese Gedanken aufeinandertrafen, riss ich mich von ihnen los, zog die Beine – immer noch in Yogahosen – unter mich und setzte mich gerade und aufrecht auf dem Rücksitz hin. Ich versuchte, meinen Geist zu stabilisieren, indem ich tiefer atmete, woraufhin ich sofort merkte, dass es in diesem Taxi nach Schweiß roch. Zu den körperlichen Empfindungen zurückzukehren, wenn der Geist abschweift, weckt uns auf und bringt uns in die Gegenwart zurück – genau wie das Yogaüben. Ich kurbelte das Fenster hinunter, was mich schockartig aus meiner Tunnelperspektive riss. Meine Mutter mochte zwar in einem Zustand der Auflösung sein, doch die Schlepper auf dem Fluss, die Angler am Pier und die Kinder, die an diesem schönen Sonntagnachmittag auf der Straße Brezeln aßen, waren trotzdem noch da.

Das Taxi hielt vor dem Pflegeheim und ich sprang hinaus in den sonnigen Tag. Auf beiden Seiten des Vordereingangs kauerten ältere Menschen in ihren Rollstühlen, umsorgt von Pflegerinnen wie Maureen. Es fiel mir schwer, sie anzusehen, denn sie wirkten so leblos. Selbst die stilvoll gekleideten Uptown-Ladies, die von ihren Töchtern in Mäntel mit Pelzkragen und in Kaschmirschals gehüllt worden waren, wirkten zerzaust, was allerdings weniger an ihrem Aussehen lag als am fehlenden Bewusstsein in ihrer Aura. Ich lächelte ihnen trotzdem zu, erhielt jedoch keine Reaktion und eilte weiter ins Gebäude.

Millie reagierte ebenfalls nicht auf mich. Es war unklar, ob sie schlief oder im Koma lag, doch die Schwester sagte, ihr Zustand habe sich bereits stabilisiert. Maureen saß an ihrem Bett und häkelte. Sie beugte sich herüber und nahm Millies Hand. „Sie hätten sie vorhin einmal anfassen sollen. Ihre Haut ist ganz kalt geworden." Sie begann, die vertrauten Hände mit Lotion einzureiben. Maureen hatte Millies Haar bereits ordentlich hinter die Ohren gesteckt und rieb ihr Vaseline auf die Lippen. Heute hatte sie meiner Mutter jedoch kein nettes T-Shirt anziehen können, denn sie war intubiert worden; Schläuche für Flüssigkeiten und Sauerstoff ragten aus ihren Nasenlöchern.

Maureen blickte mich an und sagte: „Sie gibt auf."

Millie hatte zwar tatsächlich zwei Wochen lang keine Nahrung mehr zu sich genommen, doch mir wäre es lieber gewesen, wenn Maureen so etwas nicht laut vor ihr gesagt hätte.

„Gestern habe ich eine Frau am Fußende des Betts gesehen. Einen Geist in einem altmodischen Rock und mit Bluse. Sie war hübsch."

Sie schwieg kurz, um sich zu vergewissern, dass ich sie nicht für verrückt hielt. „Klingt das so, als könnte das Ihre Großmutter sein?“

„Ich weiß nicht, Maureen. Vielleicht.“

„Ich glaube schon. Ich glaube, Ihre Großmutter besucht Millie. Sie will, dass sie nach Hause kommt.“

„Vielleicht, Maureen. Ich weiß es nicht.“

David sagt, ich müsse meine Mutter gehen lassen, und ich weiß, dass er recht hat. Aber gehen lassen ist nicht dasselbe wie aufgeben, und ich bin nicht bereit, sie aufzugeben. Ebenso wenig wie Dr. Griffo. Er erklärt mir, sie leide wieder an akutem Nierenversagen, und es sei möglich, dass sie am Sonntag einen kleinen Schlaganfall gehabt hatte. Wenn die Infusionen und der Sauerstoff sie wieder auf das Niveau bringen, auf dem sie war, als sie zuerst in das Pflegeheim kam, werde er die lebenserhaltenden Maßnahmen wieder absetzen.

Dr. Griffo hat mich überredet, in diesem Punkt meiner Mutter die Führung zu überlassen. Wenn sie keine Nahrung annimmt und die Augen nicht öffnet, wird sie sich nicht mehr erholen und sehr wahrscheinlich in wenigen Tagen sterben. In ihrem derzeitigen Zustand kann sie nicht gehen, nicht richtig sprechen, keine feste Nahrung zu sich nehmen, und sie kann nicht sterben. Was sie kann, ist, sich aufzulösen, Stück für Stück. Ihre Knochen sind brüchig, ihre Haut ist trocken, ihr Atem flach und ihr Bewusstsein schwindet. Doch wie Dr. Griffo sagt, ist ihr Herz immer noch sehr stark.

Millie rutschte seitlich von ihren übereinandergeschichteten Kissen. Maureen erhob sich, um sie wieder richtig zu betten, und steckte noch ein zusätzliches Kissen unter ihre rechte Seite, was sie offenbar wieder in die Balance brachte. Ihr Haar breitete sich aus, und ihr Nachthemd glitt ihr über die Schulter. Würde ich sie nicht kennen, wäre es mir schwergefallen, sie anzusehen. In meiner Vorstellung wäre sie keine Person, die einst lebendig, klug und hübsch gewesen war, eine lustige Mom, die ihrer fünfjährigen Tochter am Strand das Radschlagen beibrachte. Aber ich kenne sie und für mich ist sie schön. Je zerbrechlicher, konfuser und verwirrter sie wird, umso klarer sehe ich sie als Mensch.

Ich weiß, dass sie nicht perfekt war. Wie jeder Tochter fallen mir Dinge ein, die sie hätte besser machen können. Sie hätte offener mit mir umgehen können, hätte mehr von dem preisgeben können, was in ihr vorging, und mich ebenfalls danach fragen sollen. Sie hätte weniger Angst vor ihrer Sexualität haben können und weniger beschützerisch-abwehrend in Bezug auf meine. Aber sie war auch eine coole Mom, die mir, wenn es abends spät wurde und ich am nächsten Tag zur Schule musste, die Autoschlüssel zusteckte; die es komisch fand, dass sie Kondome in meiner Highschool-Tasche fand und mir glaubte, als ich beteuerte, ich hätte keine Ahnung, was das sei und wie es dort hineingekommen war.

All diese Mütter war meine Mutter für mich, und alle lagen hier vor mir im Sterben. David empfahl mir, ich solle ihr sagen, dass sie gehen dürfe, aber ich glaube nicht, dass sie es nötig hat, diese Worte von mir zu hören. Sie hat mir nie angedeutet, dass sie „aussteigen" will, und außerdem ist sie meine Mutter. Ich sage ihr nicht, was sie tun soll, sondern sie sagt mir, was ich tun soll. Sie hat immer viel mit mir gesprochen, und immer häufiger sprach sie auch mit Leuten, die gar nicht da waren. Doch jetzt hat sie „abgeschaltet" und ich erinnere mich nicht, wann sie das letzte Mal ein Wort zu mir gesagt hat. Trotzdem redete ich mit ihr und dann, nachdem ich bis zum Anbruch der Dunkelheit bei ihr gesessen hatte, gab ich ihr einen Kuss und fuhr nach Hause.

Auch im Pflegeheim war es wie in einer Höhle. Als ich draußen auf der York Avenue stand, pumpte Manhattan wieder Leben in mich hinein. Ich lief ein wenig durch die Straßen, bevor ich ein Taxi nahm, das mich heimfuhr. Dort fiel ich ins Bett. Ich war erschöpft, konnte aber nicht einschlafen. Was, wenn Millie in der Nacht stürbe? Als ich endlich Schlaf fand, hatte ich verstörende Träume, die mir Schuldgefühle vermittelten. Ich erwachte und fühlte mich zerschlagen, quälte mich aus dem Bett und begab mich erneut auf die gefürchtete Fahrt in den Norden Manhattans.

Ich verlangsamte meinen Schritt, als ich das Pflegeheim am nächsten Morgen betrat, nervös, was ich in Millies Zimmer vorfinden würde. Bitte kein leeres Bett! Maureen kam erst um elf Uhr vormittags, und ich vertraute nicht recht darauf, dass die Schwestern auch das Richtige taten, Millie zartfühlend genug behandelten und mich verständigten, sobald sich eine Veränderung zeigte. Ich fragte mich, ob sie Patienten behandelten oder Menschen.

Doch da lag sie und alles war unverändert. Sie war allein. Ihre Augen waren geschlossen und sie sah friedlich aus. Man würde kaum glauben, dass sie sechsundachtzig war. Auf eine sonderbare Weise war es ein Geschenk, dass ich in der Lage war, für Millie zu sorgen. In dem Maße, wie ihre Krankheit sich verschlimmerte, vertiefte sich unsere Beziehung. Wir sind uns näher gekommen, sind vertrauter, ehrlicher miteinander. Vermutlich passiert das, wenn man seine Mutter auf die Toilette begleiten, ihr mit den Windeln helfen und dafür Sorge tragen muss, dass sie nicht stürzt. Und das wirklich enorm Überraschende an all dem ist: Je mehr ich darüber nachdenke, wie meine Mutter mich aufzog, umso mehr Fehler entdecke ich, und je mehr Fehler ich entdecke, umso mehr liebe ich sie. Ich kann nur hoffen, dass sie das weiß.

Ich trat an ihr Bett. Sie war nicht in der Lage zu antworten, das wusste ich, doch vielleicht hörte sie mich noch. Ich flüsterte: „Hi, Mom.“ Habe ich da ein winziges Heben ihrer Mundwinkel gesehen oder habe ich mir das Lächeln nur eingebildet? „Kann ich dich einmal drücken?" Ich beugte mich über das Krankenhausbett und schob meine Arme unter ihre zerbrechlichen Schultern. Als ich mein Gesicht zärtlich neben ihres brachte, fühlte es sich fast so an, als seien wir derselbe Mensch. Und dann, zum ersten Mal seit vielen Tagen, sagte sie klar und laut: „Liebe. Es gibt nur Liebe." An diesem Tag starb sie nicht, aber sie sprach klar zu mir und gab mir diese Worte als ihr letztes Geschenk.

***

Ein letzter Schluck Kaffee, ich musste mich sputen. Es war Zeit, mich für den Yogaunterricht fertig zu machen. Ich beugte mich hinunter, um die Kissen auf der Couch aufzuschütteln, die Falten in der Seide und dem Samtstoff zu glätten. Die Seide mit dem farbenfrohen Muster hatte ich aus Indien mitgebracht, wo ich sie in einem Stoffladen an der Straße gekauft hatte. Sie war sehr zart. Es war nicht leicht gewesen, diese beiden glatten Stoffe aneinanderzunähen und ich war wirklich stolz darauf, wie elegant meine Kissenkreationen letztendlich geworden waren. Ich mochte diesen Stoff sehr und wollte nicht, dass er riss. Er war es wert, dass ich mir einen Augenblick Zeit nahm, die Kissen mit der angemessenen Sorgfalt zu behandeln.

Um in die Dusche zu gelangen, musste ich an der Badezimmertür vorbei, was bedeutete, am Ganzkörperspiegel vorüberzugehen. Früher hatte ich beim Anblick meines Spiegelbildes immer „Igitt!" gesagt, oder, wenn es ein guter Tag war, enttäuscht geseufzt. Heute blickte ich auf und lächelte mich an. Das brachte mich zum Lachen.

Seit Kurzem wog ich mich nicht mehr. Stattdessen erhielt ich das Feedback über mein Befinden, na ja, eben dadurch, wie ich mich fühlte. Gut auszusehen war wirklich nicht besser, als mich gut zu fühlen. Wenn es mir gut ging, sah ich fast immer gut aus, doch wenn ich gut aussah, hieß das nicht unbedingt, dass es mir auch gut ging. Allmählich wurde mir bewusst, dass das Leben zu kurz ist, um es damit zu verschwenden, sich schlecht zu fühlen.

Ich hatte die Zahlen nachgeschlagen.

2011 hielten sich schätzungsweise siebenundsiebzig Prozent der amerikanischen Frauen und Mädchen für unattraktiv und hatten ein geringes Selbstwertgefühl. Studien zeigten, dass eine derartige Denkweise zu destruktivem Verhalten führt wie Alkohol- und Drogenmissbrauch. An jedem beliebigen Tag waren in Amerika fünfundvierzig Prozent der Frauen auf Diät; einundachtzig Prozent der zehnjährigen Mädchen fürchteten, dick zu sein; einundneunzig Prozent der College-Studentinnen hatten versucht, ihr Gewicht durch Diäten zu kontrollieren; und fünfunddreißig Prozent derjenigen, die eine „normale" Diät machten, wurden zu pathologischen Fällen.

Mädchen mit geringem Selbstwertgefühl haben früher Sex als andere – nicht aus Vergnügen, sondern weil es ihnen das Gefühl gibt, attraktiv zu sein und geliebt zu werden.

Warum lächelte ich also den Spiegel an? Weil eine Veränderung in mir vorging. Ich schaute in den Spiegel und sah mich und meinen Körper – nicht nur *einen* Körper, sondern *meinen*, der zu mir gehört. Mit vierzehn hatte ich es gehasst, meine neuen Kleider den Kirchendamen zu zeigen. Ich mochte es immer noch nicht, nur wegen meines Aussehens geschätzt zu werden. Es erzeugte zu viel Druck und war, wie ich inzwischen erkannt hatte, eine unvollständige Wertschätzung für ein komplexes weibliches Wesen.

Ich beklagte es, dass Frauen zu Objekten gemacht werden und dass eben dies von Pornos und „Herrenclubs" – zusammen mit weiteren sozialen Übeln – propagiert wird. Es schafft eine Geisteshaltung, der zufolge Frauen austauschbar sind, und es unterstützt letztendlich eine Welt, in der Vergewaltigung, Menschenhandel und Zwangsprostitution gedeihen. Doch wenn ich ganz ehrlich bin, muss ich zugeben, dass auch ich dazu beigetragen habe, aus Frauen Objekte zu machen: dadurch, dass ich den Fokus in übertriebener Weise auf meinen Körper richtete, verbunden mit harter Selbstverurteilung, ständigen Vergleichen mit anderen Frauen und Eifersucht auf diejenigen, die jünger, dünner oder hübscher sind als ich.

Ich ging unter die Dusche und das heiße Wasser half mir, mich noch mehr auf meinen Körper einzustellen. Jeder Tag ist anders, erkannte ich, und je nachdem, ob ich mich leicht oder schwer fühlte, locker oder angespannt war, müde oder erfrischt von erholsamem Nachtschlaf, aß ich ein Ei zum Frühstück oder kochte mir Haferflocken. Ich war allmählich ganz gut darin, angemessen für mich zu sorgen – ein unmittelbares Ergebnis der Tatsache, dass ich mich selbst mindestens so gerne mochte wie meine Sofakissen.

Als ich aus der Dusche kam, dachte ich an meine Pläne für diesen Nachmittag. Ich würde meine liebe Freundin Diane bei ihrer Ärztin treffen. Sie war wegen Brustkrebs operiert worden und hatte mich gebeten, sie zu der Nachuntersuchung zu begleiten. Nur wenige Monate zuvor hatten wir diskutiert, ob sie sich besser einer Chemotherapie unterziehen oder eine beidseitige Mastektomie vornehmen lassen sollte, eine tief greifende Entscheidung, doch eine, die das Risiko verringerte, dass sich Lymphödeme entwickelten, was ihre Karriere als Spitzen-Hairstylistin gefährden könnte.

Wir trafen uns zum Dinner, lachten, als wir uns umarmten, und grüßten uns mit unserem gegenseitigen Spitznamen.

„Hallo, meine Dzolly!"

„Hallo, meine Dzolly!"

Sie hatte vorgeschlagen, bei Souen zu essen, da das dortige Menü eine reiche Auswahl an gesunden, vegetarischen Bio-Gerichten bereithielt. Auf unkomplizierte, unaufdringliche, nicht mit Schuldgefühlen belastete Art und Weise sorgte Diane einfach für sich: durch Ernährung, Gebete, Yoga und dadurch, dass sie sich mit lieben Menschen umgab. Ich traf mich sehr gerne mit ihr, um zusammen bei Souen zu essen, und überlegte, warum ich nicht auch so gut darin war, meine Bedürfnisse zu äußern, ohne mich selbstsüchtig zu fühlen.

Ich habe immer schon viel von Diane gelernt, und das ist einer der Gründe dafür, warum wir seit den späten, tollen Achtzigern im East Village befreundet sind. Sie hatte mir für meine erste Hochzeit die Haare gemacht – eine schwarze Kurzhaarfrisur mit abstehenden Spitzen und einer Tiara. Bei einer anderen Gelegenheit hatte sie mein fünf Zentimeter langes Haar blond gefärbt, mit einem türkisfarbenen, bauschigen Pony vorne. Mehrere Ehen, viele Wohnungen und noch mehr Gigs später suchten wir immer noch Hilfe beieinander, wenn wir vor wichtigen Entscheidungen standen. Wir hatten uns in unserem Testament jeweils gegenseitig als Vollstreckerinnen eingesetzt und waren stets füreinander da, egal worum es ging, ohne zu fragen und ohne zu urteilen.

„Kann ich Ihnen schon mal etwas zu trinken bringen?" Die Kellnerin kam im richtigen Moment. Nachdem sie die Optionen für ihre bevorstehende Operation noch einmal durchgegangen war, hatte Diane gerade gefragt, was es in meiner Welt Neues gebe. Ich hatte bei keiner meiner Freundinnen erwähnt, dass ich ein Buch schreibe, obwohl Mary es beinahe erraten hatte. Wenn ich zu viel über ein neues Projekt redete, konnte dies meiner Erfahrung nach dazu führen, dass meine Konzentration und meine Energie zerstreut wurden. Doch ich wollte Diane davon erzählen, weil ich darauf vertraute, dass sie ein Geheimnis für sich behielt. Außerdem war sie meiner Meinung nach die ideale Gesprächspartnerin für Diskussionen über Körperhass und in Verwirrung geratene Selbstwahrnehmung. Im Lauf der Jahre hatte sie mit einem breiten Repertoire an Kleidungsstilen experimentiert, darunter auch dem, sich in der Öffentlichkeit wie ein Mann anzuziehen. Heute Abend sah sie attraktiv und schlank aus in ihren Jeans und einer hübschen Frühlingsbluse.

Gerade als ich ihr von meinem Buchprojekt „Ich hasse meinen Körper" berichten wollte, unterbrach uns die Kellnerin. Diese kurze Pause in unserem Gespräch war lang genug, dass meine Intuition und mein Mitgefühl sich einschalten konnten. Ich erkannte, dass ich dieser Frau, die gegen Brustkrebs kämpfte, keinesfalls erzählen konnte, wie viel Energie ich in all den Jahren dafür aufgewendet hatte, mich über mein Aussehen, meine Beine und andere Körperteile zu beklagen, die eigentlich völlig in Ordnung und ganz gesund waren. Was hatte ich mir nur dabei gedacht?

Als Diane ruhig Mu-Tee bestellte, kämpfte ich mit den Tränen. „Für mich bitte auch Mu-Tee", sagte ich. Die Kellnerin ging und ich erzählte Diane von den spannenden Yogaaktivitäten, die bei mir anstanden. Ohne es zu merken, hatte Diane mich gerade etwas Neues gelehrt. In all den Jahren des Tanzens, Workouts und Yogaübens hatte ich nie wirklich den Ehrgeiz überwunden, damit zu bewirken, dass mein Körper besser aussah; hatte die Unzufriedenheit mit meinem Körper nie aufgegeben. Doch beim Anblick ihres offenen Gesichts, voller Güte in einer Zeit solch harter Entscheidungen, wurde mir klar, wie viel Glück ich eigentlich hatte!

Es gibt eine berühmte buddhistische Geschichte über einen Mann, der all sein Vermögen verloren hatte. Er suchte es überall, merkte aber nie, dass es die ganze Zeit unter den Dielen in seinem Haus verborgen war. Dahinter steht die Botschaft, dass wir bereits alles haben, was wir brauchen, jedoch im Kreislauf des Leidens feststecken, in einem durchdringenden Gefühl des Unwohlseins, das wir für unveränderlich halten und nicht loslassen können.

In jedem von uns ist ein Schatz verborgen. Unsere spirituellen Praktiken – Yoga, Achtsamkeitsmeditation, Maitripraxis – bieten uns Wege, den inneren Schatz zu entdecken, unser Grundlegendes Gutsein. Die pappige Masse in uns, die wir zunächst für einen Dreckklumpen hielten, beginnt zu glänzen und erweist sich als Goldstück. „Staub wegfegen, Schmutz wegfegen."

***

Seiko will unbedingt einen Handstand machen. Sie nimmt regelmäßig dienstags an meinem Fortgeschrittenenkurs teil, in dem wir an Umkehrhaltungen arbeiten. Sie ist so verrückt nach dem Handstand, dass sich ihr Geist und ihr Körper bei meiner Aufforderung „okay, nehmt euch jetzt alle eine Matte für den Handstand" regelrecht verkrampfen. Ihr Fokus ist in seiner Art nicht nützlich, sondern ähnelt eher einer Obsession.

Ich arbeite jede Woche mit ihr und versuche, ihr beizubringen, langsamer zu werden, Achtsamkeit in ihre Anstrengungen einzubringen, sich für ihren Prozess zu interessieren. Ich weiß, dass sie genau das braucht, um sich selbst zu verstehen – wo sie klar ist und wo verwirrt, wo ihr Bein in der Luft ist und warum sie das so nicht in eine Umkehrhaltung bringt, wie sie es gerne hätte.

„Bleib hier für einen Moment, Seiko, und spüre einfach, wie es ist, jetzt in dieser Haltung zu sein." Sie seufzt laut, fast wie mein Hund, wenn ich ihm sage, dass er „sitz" machen und sich nicht von der Stelle rühren soll.

Ich erzähle eine persönliche Geschichte in dem Versuch, Seiko und den gesamten Kurs zu inspirieren: „Mein Vater brachte mir das Autofahren am Einkaufszentrum bei. Damals schlossen Einkaufszentren noch um sieben Uhr abends. Nach dem Abendessen fuhren wir zum dortigen Parkplatz, der leer war und darum der perfekte Ort, zu lernen, unseren deutschen Wagen mit dem schweren Schaltknüppel und den klobigen Pedalen zu fahren. Wieder und wieder würgte ich den Wagen ab, um ihn dann erneut einen Ruck nach vorn machen zu lassen; und während mein Dad mit den Zähnen knirschte, brachte ich die Gangschaltung zum Knirschen. Doch irgendwann hatte ich den Bogen heraus. Bald schon erlaubte er mir, auf ruhigen Seitenstraßen zu fahren. Und jetzt? Ich bin erwachsen und kann ganz allein auf der Autobahn fahren! Habt ihr's verstanden? Ja, genau: Weil ich zuerst langsam gefahren bin, war ich später in der Lage, auch bei hundertdreißig Stundenkilometern genauso bewusst zu fahren."

Ich versuche meinen Schülern klarzumachen, dass wir langsam durch das Vorbereiten jeder Haltung gehen, um herausfinden zu können, wann und wo wir vom Weg abkommen. Später, wenn Geist und Körper klarer ausgerichtet sind, kann man sich einfach direkt in den Handstand hochschwingen. Doch im Moment üben sie, auf ihre Gewohnheiten zu achten, wahrzunehmen, wenn diese sich bemerkbar machen, und sich genau dann zu entscheiden, wie sie mit solchen Verhaltensmustern umgehen wollen.

Ich glaube, das geht Seiko zu einem Ohr hinein und zum anderen wieder hinaus. Sie springt immer wieder hoch und fällt wieder nach unten, hoch und runter, was frustrierend für sie ist. Ich könnte darüber sprechen, wie wir alle unser eigenes Leid schaffen, doch vielleicht würde das nicht gut aufgenommen. Auch Lehrer müssen die richtigen Gelegenheiten mit Bedacht wählen.

Ich frage mich, wie ich Seiko helfen kann, so langsam zu werden, dass sie spürt, was sie tut. Täte sie das, dann wäre sie überrascht festzustellen, dass sie schon einen Handstand macht. Sie hat das, was sie wollte, bereits erhalten. Sie kommt allerdings mit so viel Schwung nach oben, dass sie jedes Mal mit dem Fuß gegen die Wand schlägt, was sie wieder von der Wand abprallen lässt und zurück auf den Boden befördert. Und all das geht so schnell vor sich, dass sie noch nicht einmal merkt, dass sie oben ist, bevor sie wieder unten ist. Sie denkt, sie müsse härter arbeiten, noch mehr tun, obwohl ich ihr sage, sie solle es lockerer angehen und weniger tun. Ich weiß, dass dies der einzige Weg ist, wie sie die Zusammenhänge spüren kann. Momentan ist sie jedoch auf den Endpunkt fixiert, und darum war sie auch so hyperaufgeregt, als sie es neulich richtig nach oben in den Handstand schaffte. „Cyndi, ich bin oben! Ich bin oben!“, kreischte sie im Kurs und fiel prompt wieder herunter.

Ich bin die Lehrerin, meine Aufgabe ist es, zu unterstützen. Was Seiko jetzt braucht, ist ein Ansporn, wie Louise ihn mir gegeben hatte. Ich gehe zur Wand hinüber, bereit, ihre Beine zu fangen, wenn sie sich das nächste Mal hochschwingt. Ich halte sie lange genug in der Balance, um sie spüren zu lassen, dass sie bereits hat, was sie so dringend wollte. Wenn sie hier einen Bewusstseinsblitz, ein Satori im Kleinformat bekommen kann, dann wird das eine Saat säen, die ihr helfen könnte, ihr Leid aufzulösen, zumindest ein paar Atemzüge lang.

***

Der Ficus in meinem Eckfenster hat es geschafft, jahrzehntelang am Leben zu bleiben. Er steht am Fenster in dem Haus, das früher Davids Mutter gehörte, am Ostende von Long Island. Heute ist es unser privater Rückzugsort; wir nennen ihn unseren Glücksort. Wir New Yorker sind daran gewöhnt, in einem Dampfkochtopf zu leben, wo wir uns schon allein zum Überqueren der Straße fortwährend mit Bussen, Motorrädern, Schirmen und viel zu vielen Menschen auseinandersetzen müssen. Die vorherrschende Naturerfahrung der Stadt ist die der menschlichen Natur und – selbstverständlich – die der Hundenatur. Hier draußen gibt es weiten, offenen Raum und mehr als nur ein Fleckchen Himmel. Schon in der Minute meiner Ankunft spüre ich, wie meine Haut sich dehnt und mein angespannter Geist sich entspannt.

Ich öffnete die Tür zum Garten hinter dem Haus, damit Leroy hinauskonnte, und begann dann mit meinen wohltuenden Ankunftsritualen. Dazu gehörte auch, dass ich unsere Pflanze versorgte. Da es die einzige ist, die wir haben, hätte ich ein schlechtes Gewissen gehabt, wenn sie aus Mangel an Pflege eingegangen wäre. Darum war es eine gute Pflanze für mich. Manchmal vergingen Wochen zwischen unseren Besuchen hier, doch ich brauchte bei meiner Rückkehr nur langsam eine volle Kanne Wasser über der Pflanze auszugießen, und schon gedieh sie wieder.

Ich ging in die Küche, wo die rot-gelb-gestreifte, altmodische Gießkanne, die David und ich zusammen auf einem Flohmarkt entdeckt hatten, auf dem Fensterbrett stand. Während ich sie mit Wasser füllte, dachte ich zurück an mein Erlebnis während des schweren Erdbebens. Ich war inzwischen wieder lange genug zu Hause, um einen Teil davon zu verarbeiten, und ich war dankbar, dass mir nichts weiter zugestoßen war als ein paar Unannehmlichkeiten und ein bisschen Aufregung. Ich hatte mir Sorgen um meine Freunde in Japan gemacht, doch sie hatten geschrieben, es ginge ihnen gut und alles sei größtenteils wieder beim Alten.

David ging nach draußen, um im Garten nach dem Rechten zu sehen und zu prüfen, ob der Zaun noch intakt war, damit Leroy nicht ausbüchsen konnte. Gerade ging die Sonne zwischen den noch kahlen Ästen unter. Traurigkeit stieg in mir auf. Ich rührte an dieses Gefühl und beobachtete dann, wie es sich allmählich wieder auflöste.

Dann ging ich zum Eckfenster, versenkte den Schnabel der Kanne in dem Dickicht faseriger Stränge, die den Mini-Stamm des Ficus‘ umgaben, und ließ ihn trinken. Der Ficus schien mir nicht böse zu sein, dass ich nicht früher gekommen war. Er hatte offenbar weder Verlustängste, noch hegte er Groll gegen mich. Er akzeptierte das Wasser. Als ich die Kanne auf die andere Seite des großen Tontopfes hielt und goss, sah ich frische grüne Knospen hervorlugen. Ich stellte die leere Gießkanne auf dem Boden ab, kniete mich hin und entfernte behutsam die vertrockneten Blätter und Stängel, sodass die Babys die Nahrung erhielten, die sie brauchten.

Dieses eine habe ich von dem Erdbeben, dem Tsunami und all den erfolglosen Versuchen, die Feuer in den Reaktoren zu löschen, gelernt: Gegen eine Situation ankämpfen ist nicht so wirksam, wie sich auf sie einzustellen. Unser erster Impuls mag vielleicht der sein, zu kämpfen, zurückzuschlagen, Aggression mit Aggression zu erwidern. Doch die Erde und alle anderen Elemente – Wasser, Feuer, Luft und Raum – sind nicht aggressiv. Sie versuchen nicht, uns wehzutun. Sie tun einfach das, was sie tun. Den Mut finden, beständig zu bleiben und so mit der

Situation umzugehen, wie sie ist, ohne wegzulaufen oder auf sie zuzulaufen: Das war die Botschaft, die ich versucht habe, nach Hause zu bringen.

Gerade als ich in die Küche zurückkehrte, kam David herein, wartete einen Moment, bis Leroy ihm gefolgt war, und schob die Tür zu. Er folgte mir hinein und wir umarmten uns, ein weiteres unserer Ankunftsrituale, das sich ganz natürlich ergibt, weil wir so glücklich und dankbar sind, hier an diesem erholsamen, schönen Ort zu sein.

Beinahe sofort versteifte ich mich, weil mir wieder einfiel, dass ich wütend auf David war. Ich hatte meine Gefühle durchgearbeitet und verstanden, dass ich mich nicht immer sicher fühlte, wenn ich ihn umarmte. Mit der eigenen Körpervorderseite die Körpervorderseite eines anderen Menschen zu berühren ist eine Situation, in der man sich preisgibt und die beängstigend sein kann, auch wenn es der Körper des eigenen Mannes ist. Ich flüsterte mir zu: „Möge ich in Sicherheit sein. Möge ich gesund sein. Möge ich glücklich sein. Möge ich leicht durchs Leben gehen." Das entspannte mich.

Ich wusste immer noch nicht, was in meinem Leben geschehen würde, aber andererseits: Wissen wir das überhaupt jemals? Niemand wusste, dass ein Erdbeben stattfinden würde oder dass es zu all den anderen bekannten und unbekannten Folgen dieses Ereignisses käme, die sich immer noch weiter entfalten und noch über Jahre hinweg entfalten werden. Es ist ein großes Vinyasa; alles, was geschieht, setzt eine Saat, und alles, was geschieht, ist die Frucht einer früheren Saat. Die Samen, die ich säe, werden mir zunehmend bewusst, und auch diejenigen, die meine derzeitigen Erfahrungen kreiert haben, sind mir bewusster. Das bedeutet auch, dass ich mir aussuchen kann, welche Samen ich gießen will. Wechselseitige Abhängigkeit schließt alles ein, also spielt alles stets eine Rolle, jeder Gedanke, jedes Wort und jede Handlung in der Bandbreite von „Entstehen, Halten und Auflösen". Ohne Auflösung, so rief ich mir in Erinnerung, können wir nicht wieder wachsen.

Meine Maitripraxis hat eine neue Autobahn in meinem Geist/Herzen entstehen lassen, und ich habe mir mehr oder weniger vergeben, dass ich so gemein zu mir gewesen war. Diese Gewohnheit löst sich auf. Und ich bin in der Umarmung geblieben. Louise Hays Stimme kommt mir wieder in den Sinn: „Wenn Sie es schaffen, dann schaffen Sie es für alle."

Möglicherweise schloss „alle" auch David ein. Wenn ich mir selbst vergeben kann, dann vielleicht auch ihm. In seinen Armen war es wie in einer anderen Art von Zuhause, einer anderen Art von Glücksort. Mit meinen Armen um seinen starken Körper fühlte ich mich wie eine menschliche Gebetsmühle, als ich ihm zuflüsterte: „Mögest du in Sicherheit sein. Mögest du gesund sein. Mögest du glücklich sein. Mögest du leicht durchs Leben gehen."

***

Der Grund dafür, dass ich so viele Kurse abhalten kann, liegt darin, dass ich meine eigene Yogapraxis aufrechterhalte. Schließlich kann man den Boden nicht mit einem schmutzigen Lappen wischen. Fast jeden Tag findet man mich auf Händen und Knien oder im Kopfstand; ich dehne und stärke mich auf jenem besonderen Stück Gummi, das einige als Yogamatte bezeichnen und das ich meinen Zauberteppich nenne.

Obwohl es jedes Mal anders ist, fängt es immer gleich an: mit einatmen. Dann atme ich aus und beginne meine Praxis, zum Beispiel mit einer ausgleichenden Atemübung oder einem achtsamen Bodyscan.

Doch heute beuge ich mich hinunter und betätige den Einschaltknopf des DVD-Players. Nachdem ich in letzter Zeit so viel unterrichtet habe, brauche ich eine Pause.

Die DVD war vor acht Jahren aufgenommen worden und bevor ich den Gedanken fassen konnte, dachte ich schon: „Oje! Ich bin so alt geworden! Damals war ich so fest, glatt und fit." Nicht aggressiv, aber bestimmt, entfernte ich den Gedanken aus meinem Kopf und wandte mich wieder meinem Üben zu, mit dem Körper, den ich genau jetzt hatte.

Wie von meinem Video-Ich angewiesen, lenkte ich meine Aufmerksamkeit auf die physischen Empfindungen, die stets aufkommen, verweilen und sich verwandeln, während ich nach einfachen Dehnungen im Sitzen zu einer Reihe von Sonnengrüßen überging. Das natürliche Gefühl anständiger Erhitzung, das mit der kontinuierlichen Bewegung immer mehr zunahm, tröstete mich. Die ausstrahlende Wärme löste die Steifheit in meinem rechten Handgelenk und im linken Knie, eine Auswirkung alter Tanzverletzungen. Die Anspannung in meinem Nacken erinnerte mich an die Überdehnung, die ich mir bei einem sexy Tanzvideo-Move zugezogen hatte, aber ich atmete hinein, und auch dieser verhärtete Punkt löste sich allmählich.

Eine weitere Erinnerung stieg in mir auf. Ich entsann mich, dass ich während des Drehs zu dieser DVD eine große Szene gemacht hatte, weil ich das Mikrofon am Bund meiner Yogahose tragen sollte. Mindestens sechs Wochen vorher hatte ich Zucker, Alkohol, Brot, Getreide und Milchprodukte gestrichen, um gut auszusehen an diesem Drehtag. Und dann wies mich der Regisseur an, einen breiten, dicken Gürtel mit einem schweren Metallkasten zu tragen, wodurch meine Taille dick wirkte. Das Gewicht des Kastens zog meine Hose vorne herunter und ließ mich, wie ich dachte, aussehen, als hätte ich einen Bierbauch. Und, wie immer, war ich mit der Form und

Größe meines Körpers ohnehin nicht zufrieden. Ich achtete darauf, mein Gesäß zu verbergen, indem ich rückwärts oder seitwärts ging, während ich mich zwischen den Yogaschülern bewegte. Ich stellte mich seitwärts hin, damit man meine Reiterhosen nicht sah.

Doch jetzt, acht Jahre später, erkannte ich, dass das Mikrofon meine Taille überhaupt nicht dicker aussehen ließ. Ich sah blendend aus. Der gewohnte Moment, auf meinen früheren Körper eifersüchtig zu sein, wandelte sich schnell in Mitgefühl für diese Frau, mein damaliges Ich, das so unglücklich wegen all der falschen Dinge gewesen war.

Könnte ich dieses Mitgefühl auf mich, genau jetzt, anwenden? Das erste Brennen der Muskelanspannung in meinen Beinen machte sich während der Abfolge kraftvoller Standhaltungen bemerkbar. Dieses Gefühl war mir so wohlvertraut, dass ich mich darin entspannen konnte, als wären wir alte Freunde. Mein Körper und ich waren schon immer ein Team, und diesen Tanz führen wir schon seit mehreren Jahrzehnten aus. Zum Glück gehörte Kämpfen nicht mehr zu meiner Yogapraxis.

Für einen kurzen Augenblick schweifte ich ab und geriet deswegen aus dem Gleichgewicht. Als ich aus der Baumhaltung kippte, sagte mein DVD-Ich: „Es macht nichts, wenn wir umfallen, ok? Bäume fallen ständig um.“ Hey, woher wusste sie, das ich genau diese Aussage jetzt gerade brauchte?

Die DVD-Yogalehrerin ist ziemlich gut, dachte ich. Einfühlsam, klar und mitfühlend. Einen Teil dieses Materials benutzte ich immer noch in meinen Kursen, aber ich wusste auch, dass ich jetzt eine viel bessere Lehrerin war. Ich hatte das Selbstvertrauen von acht zusätzlichen Jahren an Erfahrung in der Tasche.

Etwas anderes, das ich in diesen Jahren hinzugewonnen hatte, war die Entschlossenheit, mich nicht mehr selbst zu kritisieren. Wenn ich dachte, dass ich damals schlecht aussah, als ich offensichtlich gut aus-

sah, dann würde ich mir jetzt bestimmt nicht sagen, dass ich schlecht aussah, nur um es in acht Jahren zu bedauern.

Diese Arme, die meinen Körper fünf Minuten kopfüber zu tragen vermochten – ich würde sie nicht schlaff nennen.

Und diese Beine, die eine kraftvolle Kriegerposition halten konnten – warum sollte ich sie als schwabbelig bezeichnen? Und wie sah es mit meinem Bauch in der Bootstellung aus? Es war dieselbe V-Sit- oder Schwebesitz-Haltung, die wir als John F. Kennedy President's Fitness Club bezeichnet hatten, und ich wusste, dass ich diese Übung für eine feste Körpermitte noch immer bis zum Abwinken halten konnte.

Nun waren die Rückbeugen dran und ich beschloss, meine Anweisungen zu ignorieren. Statt drei Anfänger-Rückbeugen auszuführen, machte ich mich an zehn fortgeschrittene Varianten. Rückbeugen werden oft als Herzöffner bezeichnet, also entschied ich mich, sie mit der Maitripraxis zu verbinden. Jedes Mal, wenn ich meine Brust gen Himmel drückte und meinen Körper in eine nach außen gekehrte Version von Brunelleschis Kuppel des Doms von Florenz verwandelte, sprach ich einen Namen laut aus.

Beim ersten Mal sagte ich meinen Namen: Cyndi. Zwischen den Rückbeugen lag ich auf dem Rücken und flüsterte:

*„Mögest du in Sicherheit sein.
Mögest du gesund sein.
Mögest du glücklich sein.
Mögest du leicht durchs Leben gehen."*

Bei einer Einatmung richtete ich mich wieder auf und sprach beim Ausatmen den Namen meines verehrten Lehrers: „Gelek Rinpoche."

Die dritte Aufrichtung ist für jemanden, den ich bedingungslos liebte. Das war leicht. „Millie." Ausatmen, und ich war wieder unten.

Während ich mich fünf Atemzüge lang ausruhte, legte ich meine Hand vorne auf meinen Körper und fühlte, wie mein Blut in meinem Bauch und meiner Brust pulsierte. Es fühlte sich an, als sei mein ganzer Körper mein Herz.

Und wieder kam ich nach oben und versuchte dieses Mal beim Ausatmen an den Namen einer für mich schwierigen Person zu denken, aber hier blieb ich stecken. In diesem Moment fühlte ich mich nicht negativ und ich fragte mich, ob meine Theorie zutraf, dass wir weder Hass, Eifersucht noch Zorn empfinden können, wenn die Brust offen und verwundbar ist. Ich atmete aus und kam wieder nach unten.

Die Rückbeuge, die ich ausführte, gemeinhin „Rad“ genannt, ist eine starke Stellung für den ganzen Körper. Die meisten Menschen brauchen ein paar Jahre, bis sie sie beherrschen, weil sie Koordination, Kraft und Beweglichkeit in der Wirbelsäule, Hüfte und in den Schultern erfordert. Gerade jetzt war all das bei mir aktiv. Körper, Atem und Geist waren in einem Rhythmus, und meine Haut, Muskeln und Knochen wirkten harmonisch ausgerichtet zusammen. Jedes Rad wurde leichter, lockerer und gleichzeitig stärker.

Die letzten sechs Rückbeugen widmete ich Menschen, denen ich neutral gegenüberstand. Ich wusste ihre Namen nicht, aber mir kamen viele in den Sinn, die mir im Laufe des Tages flüchtig begegnet waren. Im weiteren Verlauf der Rückbeugen kam mir der Gedanke, dass es unzählig viele Lebewesen gab, denen ich Sicherheit, Gesundheit, Glück und Leichtigkeit wünschen wollte. Aber zehn Rückbeugen waren genug für heute, und außerdem dachte ich daran, was Louise Hay mir gesagt hatte: „Man kann nicht für alle da sein.“

Ich kam wieder auf den DVD-Yogaunterricht zurück und arbeitete mich weiter durch Drehungen, Vorwärtsbeugen und einen Schulterstand. Dann wies mich meine Yogalehrerin an, ich solle mich für eine

Entspannungsphase auf den Rücken legen. Ich zog das Haargummi aus meinem Pferdeschwanz, und mein glänzendes, dickes, graues Haar breitete sich wie ein Fächer um meine Schultern aus.

Das heißt Shavasana, die Totenstellung, traditionell eines der wichtigsten Asanas der Yogapraxis. Meine Lehrerinnenstimme sagte mir, Shavasana ermögliche es dem Körper, sich abzukühlen und die positiven Auswirkungen der Praxis gründlich zu verarbeiten. In dieser Haltung absorbiert der irdische Körper die Saat, die in den vorhergehenden Haltungen gesät wurde, und beginnt, Früchte zu tragen. Auf einer tieferen Ebene gibt uns die Totenstellung auch die Gelegenheit, für den Moment zu üben, dem wir alle einmal gegenüberstehen werden: für die Erfahrung, ein Leichnam zu sein. Wenn wir die Totenstellung praktizieren, erkennen wir an, dass wir diesen Körper nur vorübergehend innehaben haben und ihn eines Tages aufgeben müssen. Paradoxerweise geht es bei Shavasana darum, die Erfahrung zu verkörpern, keinen Körper mehr zu haben.

In dieser Haltung dazuliegen war eine gute Gelegenheit, um über die Saat nachzudenken, die ich gesät hatte. Indem ich meine Übungszeit mit Shavasana beendete, konnte ich umfassender verstehen, dass ich dazu bestimmt bin, zu altern und mich zu verändern, und erkennen, wie viel Glück ich doch habe, dass ich so viel mit diesen Knochen erleben durfte. Während mein Körper sich auf dem Boden entspannte, entspannte sich mein Geist in das Annehmen der Tatsache hinein, dass mein Leben, wie jedes Leben, ein fließendes Vinyasa ist, das entsteht, verweilt und sich schließlich auflöst.

Ich hatte die Haltung noch nicht ganz eingenommen. Ich lag auf dem Rücken. Meine Beine waren ganz natürlich in eine etwas geöffnete Stellung gesunken, und ich hatte mich an die „Arbeit" dieser Haltung gemacht, nämlich jegliche physische Anstrengung loszulassen. Ebenso umfassen die Instruktionen für Shavasana, jede geistige Fokussierung aufzugeben. Also ließ ich meine Gedanken schweifen und beobachtete sie, rührte sie nur ganz leicht an, als würde ich Vögel beobachten, die sich am Himmel vergnügten. Ich nahm mir jedoch Zeit, die Arme in die traditionelle Stellung seitlich neben den Körper zu bringen.

Ganz von selbst kamen die Hände im oberen Brustbereich zu liegen und meine Aufmerksamkeit folgte ihnen. Ich mochte das Gefühl meiner Hände auf der Brust. Es war beruhigend, meinen gleichmäßigen Atem zu spüren, ebenso wie das Heben und Senken der Hand, während sie auf den Wellen dieses Ozeans aus Luft ritt.

Und ich mochte es, wie sich meine Brust unter meiner Hand anfühlte. Die Muskeln waren fest und meine Haut war weich. Während ich die Hände über diesen Bereich bewegte, stieg eine vertraute Empfindung auf. Ich berührte mein Schlüsselbein, einen Ort, der sich immer elegant angefühlt hatte, und die Empfindung des Vertrautseins verstärkte sich. Dieser schöne Ort, so stark und verwundbar; die Empfindung der Feuchtigkeit auf meiner Haut nach dem Yoga, die Art, wie sich mein Atemrhythmus beruhigte – das fühlte sich heimelig an.

Natürlich! Dies war der Körper, mit dem ich arbeitete, mich vergnügte, mich ausruhte. Dieser Körper war das Gefährt – das einzige Gefährt –, das mich auf meinem spirituellen Weg weiterbringen konnte. Ich konnte nicht erleuchtet werden – oder freundlicher, mitfühlender, ausgeglichener, wahrhaft glücklich –, wenn ich nicht damit aufhörte, den Körper, den ich hatte, loswerden zu wollen.

Ich erkannte, dass ich beschlossen hatte, die Aufgabe anzunehmen, mit diesem Körper zu arbeiten; ihn nicht loswerden zu wollen, mich nicht über ihn zu ärgern, mir nicht zu wünschen, ich sähe aus wie jemand anders, sondern diesen Körper auf den Weg zu mehr Güte so zu nehmen, wie er jetzt, in diesem Moment, war.

Ich wusste, er brauchte nicht perfekt zu sein, aber genau in diesem Moment fühlte er sich perfekt an, und ich war zufrieden. Alle Körper, die ich je hatte, waren genau jetzt bei mir. Der junge Körper, der zu dünne Körper, der Aerobic-Lehrerinnen-Körper; der Körper, der nach dem Sex im Bett liegt, der alternde Körper, der Körper, der zu viel Party gemacht hat, der Muskelkaterkörper – sie alle waren die ganze Zeit bei mir.

Ich lag ruhig und still da, ließ den Yoga mich heilen, wie er es stets tat, weil es nie um das Denken, sondern immer ums Fühlen, ums Empfinden geht. Und was empfand ich? Ich empfand Liebe. Ich liebte meinen Körper. Vielleicht würde ich nicht immer so empfinden, doch genau in jenem Moment tat ich es.

Ich wollte nicht anders sein, weil ich wusste, dass mit mir alles in Ordnung ist. Das wusste ich, weil meine Knochen und mein Blut und mein Atem es mir sagten, durch die Haut meiner Hand hindurch, die meinen Herzschlag fühlte. Ich fühlte mich richtig und gut in meinem Körper, diesem Körper, der mir für dieses Leben gegeben wurde – danke dafür! Er hatte mir bis jetzt gute Dienste geleistet. Da dies das einzige Gefäß ist, in dem ich die Erfahrung des Glücklichseins machen kann, will ich gut für ihn sorgen, egal welchen Umfang oder welche Form er hat. Wenn ich ihn bedingungslos liebe, dann lerne ich vielleicht auch, mich selbst bedingungslos zu lieben und diese bedingungslose Liebe auch auf andere auszudehnen. Das ist die Yogapraxis eines guten Tages.

ein kleiner om-yoga-kurs

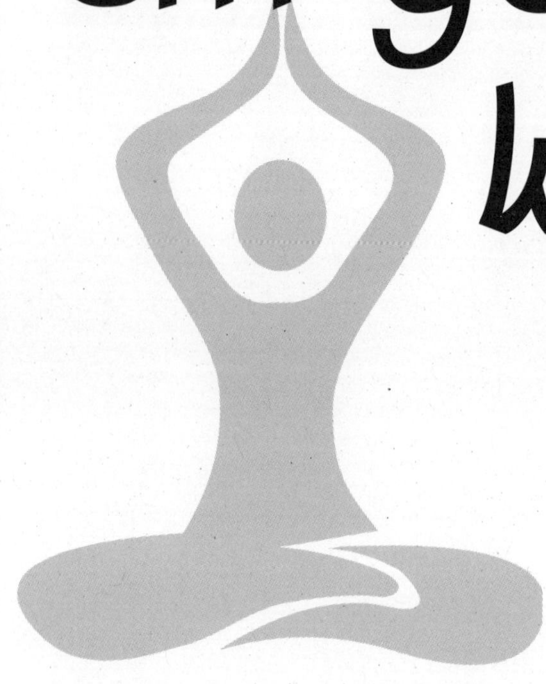

Siggy hatte schon seit ein paar Jahren private Yogastunden genommen, doch als sie an jenem Tag in meine Wohnung kam, stand sie vor einem Problem. Die Sache war die, dass sie häufiger Yoga üben wollte, besonders am Wochenende, wenn sie in ihrem Landhaus war. Am letzten Wochenende hatte ihr Mann ihr gesagt, sie sei sehr reizbar und sie deswegen gebeten, ins Nebenzimmer zu gehen und etwas Yoga zu üben. Obwohl er selbst kein Yoga praktizierte, war ihm aufgefallen, dass Yoga Siggy umgänglicher machte, und sie wusste, dass er recht hatte. Also ging sie nach nebenan, machte eine Vorbeuge, atmete ein paarmal ein und aus, hob dann das Bein und stellte ihren Fuß auf das Fensterbrett. Dann stand sie da und fragte sich: „Und was zum Teufel soll ich jetzt tun?"

Mehr Motivation brauchte ich nicht, um damit zu beginnen, für Schüler Yogasequenzen aufzuzeichnen, die sie allein für sich praktizieren konnten. Das einzige Problem war, dass ich eigentlich nicht zeichnen konnte. Also tat ich mein Bestes und entwickelte einfache Strichmännchen, die ihren Zweck erfüllten, denn sie vermittelten die Form und Energie der jeweiligen Haltung.

Nachdem diese Strichfiguren zu einigen Büchern verarbeitet worden waren – *Om Yoga: A Guide to Daily Practice* und *OM Yoga Today* –, wurde ich oft gefragt, ob ich Strichmännchen zeichnete, um zu verdeutlichen, dass jeder Yoga üben kann. Das ist zwar nicht der Grund, warum ich mich anfangs für sie entschieden habe, aber es ist einer der Gründe, warum ich weiterhin Yoga-Strichmännchen zeichnete.

Beim Anblick von Fotos göttinnengleicher Yoginis mit einem Bein über der Schulter, in Stellungen, die für einen normalen Menschen mit einem Durchschnittskörper und bescheidenem yogischen Ehrgeiz unerreichbar sind, kann man sich leicht eingeschüchtert fühlen. Die Strichfiguren sollen jegliche Tendenz im Keim ersticken, sich mit einem anderen Menschen vergleichen zu wollen, insbesondere wenn dieser Mensch eine Yogaexpertin oder ein professionelles Yogamodel ist.

Hier also ein Geschenk von mir für Sie: eine grundlegende Yogaübungsreihe, die von fast allen Menschen, unabhängig von ihrer Kleidergröße, Figur und Erfahrung ausgeführt werden kann – auch von denen, die noch nie etwas mit Yoga zu tun hatten.

Anleitung für eine OM-Yoga-Aufwärmsequenz

Setzen Sie sich bequem im Schneidersitz
auf ein kleines Kissen oder eine gefaltete Decke.

Atmen Sie langsam *ein*, während Sie bis vier zählen.

Atmen Sie langsam *aus*, während Sie bis vier zählen.

Wiederholen Sie das dreimal. Atmen Sie dabei
immer durch die Nase ein und aus.

Beginnen Sie die Aufwärmsequenz, indem Sie
bei jeder neuen Haltung im Wechsel ein- und ausatmen.

1. Atmen Sie ein, verschränken Sie die Hände, und strecken Sie die Handflächen zur Decke.
2. Atmen Sie aus, beugen Sie die Ellenbogen, legen Sie die Hände an den Hinterkopf, und blicken Sie nach oben. Öffnen Sie dabei die Brust.
3. Atmen Sie ein, strecken Sie wieder die Handflächen zur Decke.

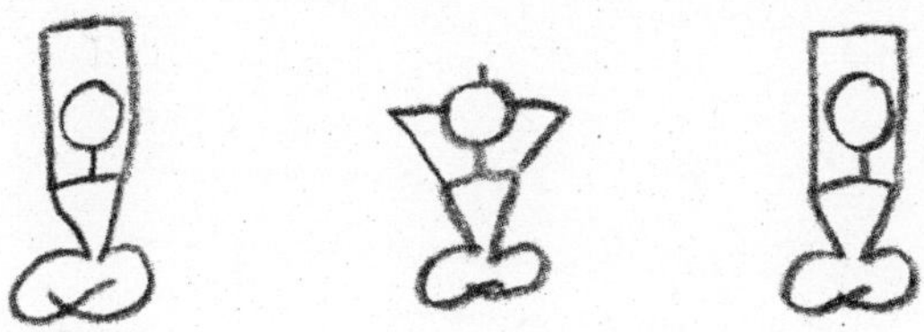

4. Atmen Sie aus, machen Sie den Rücken rund, während Sie die Handflächen nach vorn drücken, weg von der Brust.
5. Atmen Sie ein, die Arme neben den Ohren nach oben gestreckt, Finger strecken sich zur Decke.
6. Ausatmen, nach rechts drehen.

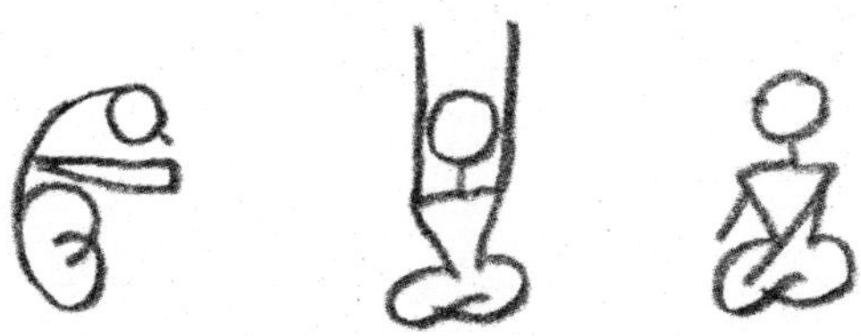

7. Einatmen, Arme Richtung Decke.
8. Ausatmen, nach links drehen.
9. Atmen Sie ein, verschränken Sie die Finger hinter sich auf dem Rücken und heben Sie die Brust Richtung Himmel.

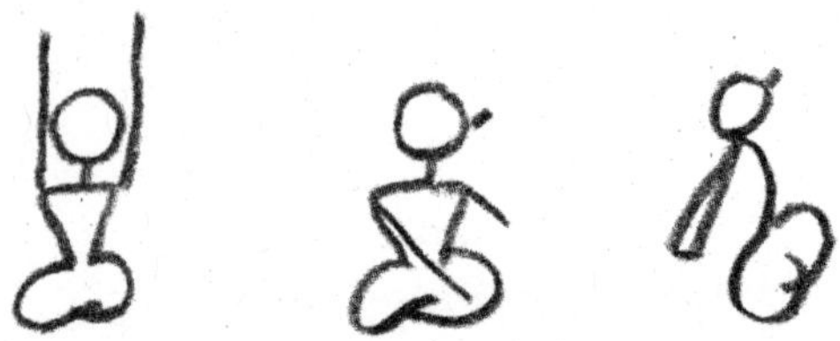

10. Atmen Sie aus, lassen Sie die Arme frei nach vorne sinken und beugen Sie sich über die Beine.
11. Atmen Sie ein, rollen Sie sich über die Wirbelsäule auf, lehnen Sie sich zurück und balancieren Sie auf den Gesäßknochen; die Fingerspitzen sind auf dem Boden hinter Ihnen.
12. Atmen Sie aus, setzen Sie sich aufrecht hin, die Hände in Gebetshaltung vor der Brust.

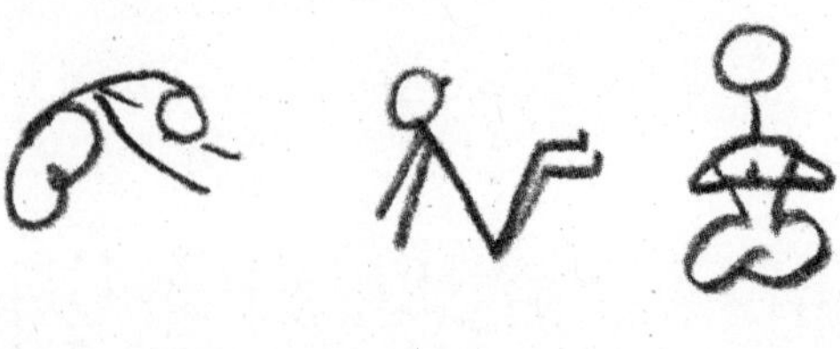

Danksagung

Dieses Buch hat sich von einem Frühstücksgespräch in ein Dharma-Buch und dann wiederum in ein Buch mit Lebenserinnerungen verwandelt. Das bedeutet, über lange Zeit haben mir viele zugehört, wenn ich darüber sprach.

Mein Dank gilt zuallererst Amy Hertz, meiner Dharma-Schwester und Lektorin von *Yoga für den Körper – Buddha für den Geist*, dafür, dass sie in meinem Essay *I Hate My Body* die Keimsilbe für ein Buch erkannte, das ich schreiben sollte.

Eine Krieger-Verbeugung für meine Freundin und Agentin Stephanie Tade, die mit mir über die stürmischen Wogen des Samsara geritten ist und mir half, mit diesem Projekt ans andere Ufer zu gelangen.

Große Wertschätzung, viel Dankbarkeit und Respekt möchte ich meiner Lektorin, Denise Roy, aussprechen, nicht nur dafür, dass sie mich anstachelte, mehr zu schreiben, und mich auf Kurs hielt, sondern auch dafür, dass sie mitten im Zimmer einen tollen Handstand hinlegte!

Eine Anjali-Verbeugung für die liebe Brenda Rosen, die dieses Projekt zum Abgabetermin geführt hat, indem sie meiner Arbeit den letzten Schliff gab und, mehr noch, indem sie eine inspirierende Dharma-Lehrerin und liebevolle Freundin ist.

Meine Strickgefährtin und Autorin, Adrienne Martini, erklärte sich bereit, mein in Arbeit befindliches Buch zu lesen. Mutig mailte ich ihr eine frühe, unvollständige Rohfassung zu, die sie ausdruckte und mir mit Anmerkungen zurückschickte, denn sie ist auch Lehrerin für kreatives Schreiben. Diese Anmerkungen machten mir vieles bewusst und haben das Schreiben sehr bereichert. Danke!

Danke an Jetsunma Tenzin Palmo für die Erinnerung, dass Hindernisse kein Problem darstellen; sie sind immer Teil des Weges, und eigentlich *sind* sie der Weg.

Danke an Dr. Christiane Northrup. Sie hat mich so zum Lachen gebracht, und sie hatte mit allem recht. Die Zeit für die fließende Shakti ist da!

Danke an meine Freundin Jamie Lee Curtis – für ihr smartes, großherziges und absolut ehrliches Selbst und für die Erinnerung daran, dass wir aufhören sollten, uns über Dinge Sorgen zu machen, die nicht wichtig sind.

Danke an Louise Hay dafür, dass sie dies auf sehr heftige und auf die freundlichste Weise auf den Punkt gebracht hat.

Ich weiß: Der beste Weg, mich bei meinem verehrten Guru, Gelek Rinpoche, für all das zu bedanken, was er mir gegeben hat und immer noch gibt, besteht darin, dass ich meine Verpflichtungen und Entschlüsse einhalte und täglich praktiziere. Ich verspreche, eine bessere Schülerin zu sein, Rinpoche.

Vielen Dank auch meinen „Erdbebenfreunden", besonders Brad Bateman, für eure natürliche Kraft, Beständigkeit und Klarheit.

Namaste und danke den Tausenden von Yogaschülern auf der ganzen Welt, die sich bereitwillig für die OM-Yoga-Praxis des Vinyasa und der präzisen Ausrichtung wie auch für die buddhistischen Meditationsmethoden der Achtsamkeit und des Mitgefühls geöffnet haben. Ihr seid meine Gewahrseinspunkte und die Saat meiner Inspiration.

David erhält mehr als ein Dankeschön, mehr als dankbare Anerkennung, mehr als eine bodentiefe Verneigung dafür, dass er mir weiterhin wie immer begegnet, und doch niemals gleich.

Mögen alle fühlenden Wesen
Glück und die Ursache des Glücks
besitzen.

Mögen alle fühlenden Wesen
frei sein von Leiden und von den
Ursachen des Leidens.

Mögen alle fühlenden Wesen
nie von der wahren, leidfreien Freude
getrennt sein.

Mögen alle fühlenden Wesen
Gleichmut erfahren, frei von Anhaftung
und Abneigung.

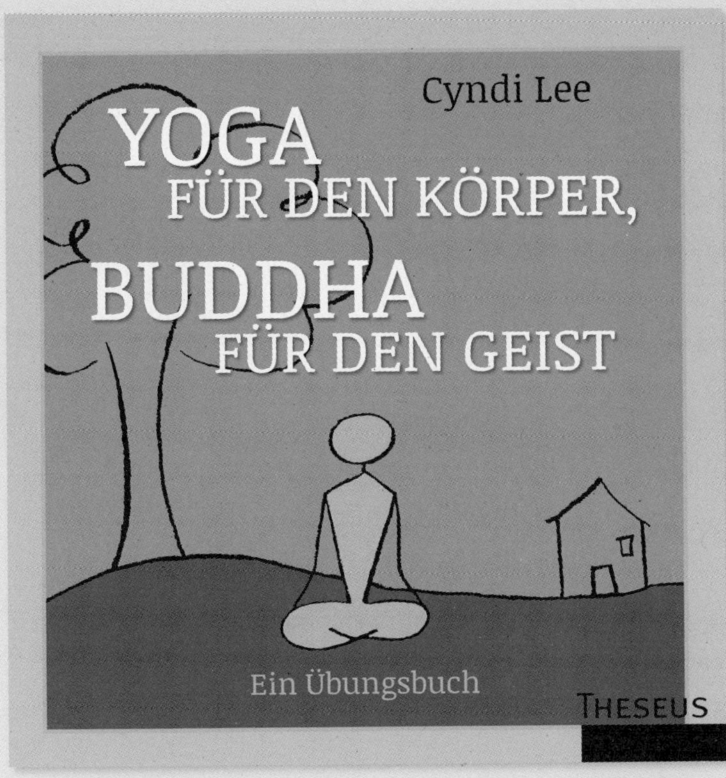

ISBN 978-3-89901-544-7 [Broschur, 216 Seiten]

Über den Verlag